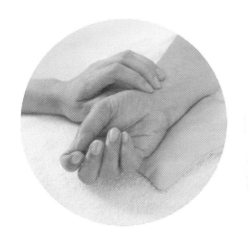

U0325495

临床常见**脾胃病**的中西医诊断和治疗

主编 王宇亮 孙晓娜

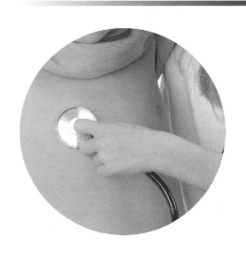

郑州大学出版社

图书在版编目(CIP)数据

临床常见脾胃病的中西医诊断和治疗 / 王宇亮，孙晓娜主编. — 郑州：郑州大学出版社，2023.4

ISBN 978-7-5645-9269-1

Ⅰ．①临…　Ⅱ．①王…②孙…　Ⅲ．①脾胃病 – 中西医结合 – 诊疗　Ⅳ．①R57

中国版本图书馆 CIP 数据核字(2022)第 224045 号

临床常见脾胃病的中西医诊断和治疗

LINCHUANG CHANGJIAN PIWEIBING DE ZHONGXIYI ZHENDUAN
HE ZHILIAO

策划编辑	李龙传	封面设计	曾耀东
责任编辑	薛　晗	版式设计	苏永生
责任校对	刘　莉	责任监制	李瑞卿

出版发行	郑州大学出版社	地　　址	郑州市大学路40号(450052)
出 版 人	孙保营	网　　址	http://www.zzup.cn
经　　销	全国新华书店	发行电话	0371-66966070
印　　刷	河南龙华印务有限公司		
开　　本	710 mm×1 010 mm　1 / 16		
印　　张	18.25	字　　数	310 千字
版　　次	2023 年 4 月第 1 版	印　　次	2023 年 4 月第 1 次印刷

书　　号	ISBN 978-7-5645-9269-1	定　　价	69.00 元

作者名单

主　编　王宇亮　孙晓娜

副主编　方景帅　马之溪　李正洁　申炫梓
　　　　赵莉萍　张　翼　张静晓　施云松

编　委　张广玉　王光昀　朱沛文　梁志涛
　　　　王亚杰　钤培国　黄停停　宗露露

前　言

　　脾胃病是临床常见病,其发病因素深受个人或地域饮食习惯的影响,与人们的日常生活息息相关,脾胃功能的正常与否,将直接关系到人们生活质量的高低。中医和西医是目前存在的两大医学体系,通过二者全面了解脾胃系统疾病的防治,有助于我们更好地服务于临床。

　　中医是中国传统医学,几千年来一直为中国人民的健康保驾护航。中医认为,脾胃为人的后天之本,气血生化之源,人体诸脏腑皆依赖其传输气血,充养精气,故调养好脾胃是我们减少相关疾病的关键一步。胃为水谷之海,是消化饮食物的主要脏腑,一切饮食物皆需经过胃的受纳腐熟,最终才可转化为水谷精微,经脾运化转输被机体吸收,故脾胃受损,功能异常,则水谷不化、精微不输,百病乃生。中医对脾胃系统有全面的认识,千年的传承形成了系统的理论,留下了众多的方药,对脾胃疾病的预防和治疗起到了至关重要的作用。

　　西医作为现代主流医学,将人体分为八大系统,从细胞、神经等微观方面着手,探究人体生理病理。胃是消化系统的一部分,是储存食物的器官,通过自身有节律的蠕动,搅磨食物,并通过分泌黏液、盐酸和胃蛋白酶等物质参与饮食物的消化过程。随着科技的进步,相关的检查更加全面,目前对胃相关疾病的检查主要有胃功能、消化内镜和幽门螺杆菌检测等,这些方法可以使我们更好地诊断胃部疾病。

　　本书通过总结目前现有医学对脾胃病的预防和治疗方法,更系统和全面地阐述了对脾胃系统疾病的认识,为更有效地治疗脾胃疾病提供了理论基础,鉴于水平不高和资料有限,敬请批评指正。

编　者
2023 年 1 月

目　录

第一章　脾胃病的临床基础

第一节　脾胃的基本功能与脏腑联系

气血是构成人体和维持人体生命活动最基本最重要的物质，《素问·调经论》："人之所有，血与气耳。"血气的化生赖于脾胃运化水谷精微的功能。《周慎斋医学全书》："脾胃者，气血之原也。"脾属五脏之一，是人体非常重要的脏腑器官，中医根据其运化水谷精微，化生气血的功能与胃一起称为人的后天之本。脾五行属土，根据其阴阳属性，分属阴中之至阴，与自然界长夏相应。脾胃同居中焦，是人体对饮食物进行消化、吸收并经行输布其精微的重要脏器，《黄帝内经》称之为"仓廪之官"。脾胃以一脏一腑之力为人体的生长发育、功能活动提供能量支持和修复转化。倘若脾胃功能受损，将直接影响身体健康和疾病的转归。脾为太阴湿土，主运化水液，故喜燥恶湿。脾主要的生理功能是主运化、化生气血、主升清、主统血，与胃相表里，在体合肌肉而主四肢，开窍于口，其华在唇，在志为思，在液为涎。

一、脾脏的生理功能

（一）脾主运化

脾主运化是指脾具有把饮食物转化为水谷精微和津液，并把水谷精微和津液吸收、转输到全身各脏腑的生理功能。这是整个饮食物代谢过程的中心环节，也是后天维持生命活动的主要生理功能。

运化水谷是指脾对饮食物的消化吸收和对水谷精微的转输作用，饮食物的消化吸收，实际上是在胃和小肠内进行，但必须依赖脾的运化功能才能完成。其运化过程可分为 3 个阶段:一是消化,帮助胃的腐熟及小肠的化物,将饮食物分解为精微和糟粕两个部分;二是吸收,帮助胃肠道吸收水谷精微;三是输布,通过散精作用,将水谷精微上输于肺,再经肺的宣发肃降而输布至全身,以营养五脏六腑、四肢百骸。

　　中医的脾在具体脏器上一直没有明确的定义,不能简单地等同于现在解剖学上的脾脏、胰脏或脾与胰。中医的脾是功能集团,与神经、内分泌、血液循环、免疫等各系统均有密切联系,目前还不能一一对应到形态学上。脾主运化水谷的功能,在现代医学中主要表现为消化、吸收、胃肠运动代谢、胃肠道激素且与多种酶与微量元素密切相关,有些学者甚至提出了"脾不主运化,酶主运化";研究表明,脾运化水谷在现代医学中主要有 4 个方面:消化、吸收、胃肠运动代谢、胃肠道激素。祖国医学"脾主运化"的生理功能,其运化水谷精微功能相当于消化酶对食物的消化,而肠道的消化酶类主要来自胰腺。胰液是胰腺的外分泌产物,含有碳酸氢盐、胰蛋白酶与糜蛋白酶、胰脂肪酶、胰淀粉酶、羧基肽酶原、核糖核酸酶、脱氧核糖核酸酶、胰蛋白酶抑制因子等。碳酸氢盐可中和胃酸,保护胃黏膜,提供小肠内多种消化酶活动所必需的 pH 值环境,以保证"脾胃"升降功能的正常;糜蛋白酶、胰脂肪酶、胰淀粉酶则可消化蛋白、脂肪、碳水化合物"三大营养素"以生产"水谷精微",随着三大营养物质的消化吸收,多种维生素如维生素 A、维生素 D、维生素 E、维生素 K……亦同时被吸收利用。这些应为"脾主运化"功能的基本内容。这也体现了"脾"在现代生理功能上主要包括胰腺的外分泌等功能。

　　运化水液是指脾气的吸收、转输水精,调节水液代谢的功能。其功能主要体现在两方面:一是将胃和小肠消化吸收的津液,以及大肠吸收的水液,由肾气的蒸腾气化作用回吸收的水液,经脾气的转输作用上输于肺,再由肺气宣发肃降输布于全身,使"水精四布,五经并行"。二是在水液代谢的过程中其起枢转作用。肺为水之上源,肾为水之下源,而脾居中,为水液升降的枢纽。脾在水液代谢的过程中,起上腾下达的作用。脾气散精,将水精和部分谷精一同上输于肺,其中清纯的部分经肺气的宣发,输布于皮毛、肌腠和头面诸窍而润泽之;浓厚的部分经肺气的肃降,下行濡润五脏六腑。同时又把脏腑组织器官代谢和利用后的水液和多余的水液及时地转输给肾,通过肾的气化作用形成尿液,输送至膀胱,再排出体外,从而维持体内水液代谢的平衡。因此,脾运化水液的功能正常,则既能使体内各脏腑组织器官得到充分的滋润和濡养,又不致使水液潴留。反之,若脾运化水液的功能失常,水液不能正常布散,则会导致水液在体内停聚而产生水、湿、痰、饮等病理产物,《素问·至真要大论》说:"诸湿肿满,皆属于脾。"

脾主运化水液失调不仅能导致下消化道的腹泻,也会出现上消化道的嗳气、上腹部疼痛、胀满与纳呆等症状,从现代在医学角度来看,现代研究证实,其发病机制是离子通道功能异常导致。活体细胞不停地进行新陈代谢活动,就必须不断地与周围环境进行物质交换,而细胞膜上的离子通道就是这种物质交换的重要途径。大多数对生命具有重要意义的物质都是水溶性的,如各种离子、糖类等,它们出入的通道就是细胞膜上的离子通道,如对胃肠动力和内脏敏感有重要作用的 Ca^{2+}、与分泌和吸收有重要关系的 Na^+ 和 Cl^- 等。

脾运化水谷和运化水液两方面的作用相互联系,一方面的功能失常,可导致另一方面的功能失常,所以在临床上两方面的病证常常共见。

(二)化生气血

化生气血是指脾所运化的水谷精微是气血化生的物质基础。气与血的生成均与脾密切相关,如宗气、营气、卫气的生成,离不开脾所运化的水谷之气,元气亦有赖于脾所运化的水谷精微的不断充养。《灵枢·邪客》曰:"营气者,泌其津液,注之脉中,化以为血。"《景岳全书·血证》也说:"血者,水谷之精也,源源而来,生化于脾。"由此可见,化生血液的营气和津液均来源于脾所化生的水谷精微,故说脾为气血生化之源。脾气健运,化源充足,则气血生化旺盛,则元气充沛,血液充盈,脏腑强盛。反之,则气血生化减少,临床可见少气懒言,神疲乏力,头晕眼花,面色萎黄,唇、舌、爪淡白无华等气血亏虚的症状。

据现代研究表明,胚胎期脾髓质能产生红细胞,出生后即失去这一功能,主要产生单核细胞、淋巴细胞、浆细胞等。疾病状态下,如骨髓造血功能严重受损时,脾又可恢复造血功能,成为髓外造血器官。脾内有大量静脉窦和脾髓,含血丰富,大出血或严重应激状态,有效循环血量锐减时,脾将储存的血液释放入循环,维持血容量稳定,发挥调节血量的作用。脾储存大量血小板,正常人输入一定量血小板后,约30%储存于脾中备用,血小板黏附于网状纤维上不受破坏,可反复进入血液循环。

(三)脾主统血

脾主统血,是指脾气具有统摄、控制血液在脉中正常运行而不溢出脉外的功能。明代薛己《薛氏医案》明确提出:"心主血,肝藏血,脾能统摄于血。"脾统摄血液的功能,实际上是气的固摄作用的体现。脾气是一身之气分布到脾脏的部分,一身之气充足,脾气必然充盛;而脾气健运,一身之气自然充足。脾主运化,为气血生化之源,脾运化的水谷精微是气血生成的主要物质基础;而气为血之帅,气既能推动血液运行,又能统摄血液,使之在脉管内正常循行。因此,脾气健运,水谷精微化源充足,气足则固摄作用健全,血液循脉循行而不溢出脉外。反之,气衰则气的固摄功能减退,血液失去统摄而溢出脉外。

近年研究发现,脾主统血的功能与凝血因子及微循环密切相关。在止血机制中起着最重要作用的血小板有 1/3 位于脾脏,脾大时大约有 90% 停留于脾脏。现代研究通过对脾虚、脾不统血者进行了血小板功能及超微结构形态的观察,发现这类患者的血小板数量基本正常,但由于机体能源物质不足及利用障碍,特别是蛋白质代谢障碍,使血小板的膜糖蛋白 I、II、III 及骨架收缩蛋白中的 α-辅肌动蛋白和肌动蛋白结合蛋白生成减少,结构变异,造成血小板黏附、聚集、收缩功能下降,血小板对毛细血管的支持、营养作用降低,毛细血管脆性增加,导致出血。出血相关因素除了凝血因子之外,还有血管本身的因素。研究表明,较正常人而言,脾不统血患者普遍存在血细胞比容降低、红细胞沉降率增快、血液呈低黏性和低压积状态。

二、脾脏生理特性

1. 脾气具有上输水谷精微于心肺和维持内脏位置稳定的功能　进入人体的水谷精微等营养物质,需要经过脾气的升腾作用,将其上输心肺,并通过心、肺的作用化生气血,以濡养全身。若脾气虚弱或被湿浊所困,升动失常,则致水谷精微和水液的输布运行失常,气血的化生和输布障碍,脏腑经络形体官窍因得不到精气、血液和津液的滋润、濡养和激发、推动等作用而致其功能不能正常发挥,因而出现各种各样代谢失常的病变,如脾气不升反降,则会导致便溏、泄泻、神疲乏力、头晕目眩等症状。脾气的升清,实际是脾气运化功能的体现。脾的升清与胃的降浊相对而言,二者相互为用,相反相成。《临床指南医案》说:"脾宜升则健,胃宜降则和。"

人体的内脏能维持在相对的位置,需要脾气升举作用的维持。脾气上升而胃气下降,升降协调平衡,是维持脏器位置稳定的重要原因。由于脾气是主升的,因而脾气上升是防止内脏下垂的重要保障。若脾气虚弱,无力升举,可导致某些内脏的下垂,如胃下垂、肾下垂、子宫下垂等。

2. 喜燥恶湿　喜燥恶湿是脾的生理特性之一,与胃的喜润恶燥相对而言。脾为太阴湿土之脏,胃为阳明燥土之腑。脾之所以有喜燥恶湿的特性,是与其运化水液的生理功能密切相关的。脾气健旺,则运化水液功能发挥正常,水精四布,无痰饮水湿停聚。脾气升动,才能将水液上输于肺,而脾气升运的条件之一就是脾体干燥而不被痰饮水湿所困。众所周知,脾主运化不只运化水谷,同时也运化水湿,脾运化水湿功能正常可以保证体内水液代谢平衡,一旦脾失健运,运化失常,则会导致体内水液代谢平衡失常。脾恶湿之"湿",系指内湿与外湿。内湿者乃脾失健运致水湿停滞而生痰饮之病理状态,即"脾虚生湿"。临床可见纳呆、腹胀、便溏、水肿、四肢困倦等症。外湿者,系由冒雨涉水或久居湿地等外界之湿邪侵袭人体致湿胜困脾,《临证指南医案》所谓:"湿喜归脾者,以其同气相感故也",外湿引动内湿,脾阳被困,失其温运而湿痰内生,即"湿困脾土"。临床可见头重如裹、口黏不渴、脘腹胀闷等症。故《灵枢·九针论》说:"脾恶湿。"

根据以上两个生理特性,可以推测脾气下陷的病机主要有二:一是脾气虚衰,无力升举,治当健脾益气;二是脾气被湿气所困,不得上升反而下陷,治当除湿和健脾兼用。

三、脾与形、窍、志、液的关系

(一)在体合肉

人体肌肉的丰满及四肢的正常活动,都与脾的运化功能有密切的关系。脾在体合肉,是指脾气的运化功能与肌肉的壮实及其功能发挥之间有着密切的关系,如《素问·痿论》说:"脾主身之肌肉。"全身的肌肉,都有赖于脾胃的运化和水谷精微及津液的营养滋润,才能壮实丰满,并发挥其收缩运动的功能。脾胃的运化功能失常,水谷精微及津液的生成和转输障碍,肌肉得不到水谷精微及津液的营养和滋润,必致消瘦,软弱无力,甚至萎废不用。适度地活动四肢肌肉,有促进脾胃受纳、运化的作用。健脾胃、生精气是治疗痿证的基本原则。

四肢与躯干相对而言,是人体之末,故又称"四末"。人体的四肢,同样需要脾胃运化的水谷精微及津液的营养和滋润,以维持其正常的生理活动,故称"脾主四肢"。脾气健运,则四肢的营养充足,活动有力,若脾失健运,转输无力,则四肢的营养缺乏,可见倦怠乏力,甚或萎废不用。所以《素问·太阴阳明论》说:"四肢皆禀气于胃而不得至经,必因于脾乃得禀也。今脾病不能为胃行其津液,四肢不得禀水谷气,气日以衰,脉道不利,筋骨肌肉皆无气以生,故不用焉。"说明四肢的功能正常与否与脾气的运化和升清功能是否健旺密切相关。

近代有相关研究表明,六君子汤对受损伤的线粒体有保护作用,20世纪80年代,有学者对脾虚证患者胃黏膜细胞线粒体变化进行电镜观察,首先报道了脾虚患者胃黏膜壁细胞线粒体数目减少、超微结构受损、能量代谢障碍,提出了中医脾-线粒体相关学说。

(二)脾开窍于口,其华在唇

人通过口腔进食并辨别味道,口味与脾气的运化功能密切相关,故脾开窍于口。口腔在消化道的最上端,主接纳与咀嚼食物。食物经咀嚼后,便于胃的受纳和腐熟。脾的经脉"连舌本,散舌下",舌又主司味觉,所以,食欲和口味都可反应脾的运化功能是否正常。脾气健旺,则食欲旺盛,口味正常。如《灵枢·脉度》所说的"脾气通于口,脾和则口能知五谷矣。"《诸病源候论·口舌疮候》曰:"足太阴,脾之经也,脾气通于口。"《诸病源候论·紧唇候》曰:"脾与胃合,胃为足阳明,其经脉起于鼻,环于唇,其支脉入络于脾。"脾开窍于口和脾经的循行存在着密切的关系。若脾失健运,湿浊内生,则食欲缺乏,口味异常,如口淡乏味、口腻、口甜等。脾之华在唇,是指口唇的色泽可以反映脾精、脾气的盛衰。脾气健旺,气血充足,则口唇红润光泽;脾失健运,则气血衰少,口唇淡白。

还有一些关于脾经热盛所致口唇疾病的文献记载。如《诸病源候论·热病口疮候》曰:"此由脾脏有热,冲于上焦,故口生疮也。"脾脏受热邪侵袭,热邪上冲,则发为口疮。因此临床常常将口疮的发病归结于脾热炽盛所致。口唇是窥测肌肉荣枯的依据。足太阴经脉不能供给营养物质,则会使肌肉不能滑润充满光泽。肌肉不润滑光泽,会使口唇肿胀而呈现口唇外翻,是肉先死的征象。

（三）在志为思

脾在志为思,是指脾的生理功能与思志有关。思即思虑,属人体的情志活动或心理活动的一种形式,与思维、思考等概念有别。《素问·阴阳应象大论》说:"在脏为脾……在志为思。"指出了人的思维活动与脾有关。人的精神思维活动不仅仅是脾的生理功能而且与心也有密切关系,即中医学说的"心主神明",故有"思出于心而脾应之"之说。正常限度内的思考,是人人皆有的情志活动,对机体并无不良影响。但思虑过度或所思不遂,则会影响机体正常的生理活动,并且主要影响气的运动,导致气滞或气结。从影响脏腑的生理功能来说,思虑太过,最易妨碍脾气的运化功能,致使脾胃之气结滞,脾气不能升清,胃气不能降浊,因而出现不思饮食、脘腹胀满、头晕目眩等症。

现代研究为探讨脾胃与神志间的关系提供了新的线索和思路。研究认为"脾胃"实质上是一个多元性功能单位包括神经系统的部分功能。现代医学过去将神志活动主要归结为神经系统尤其是脑的功能这无疑是正确的,但它还不够十分全面。近20年来神经内分泌学科发展迅猛,活性脑肽的发现及其研究工作的进展丰富了我们对神经内分泌控制机制方面的知识。还发现生物活性肽类在神经系统和消化道中双重分布的现象,这些肽类具有激素与神经递质的双重作用,由此而提出了脑肠肽的概念。

（四）在液为涎

涎为口津,即唾液中较清稀的部分,由脾精、脾气化生并转输布散,故说"脾在液为涎"。涎具有保护口腔黏膜、润泽口腔的作用,在进食时分泌旺盛,以助谷食的咀嚼和消化,故有"涎出于脾而溢于胃"之说。在正常情况下,脾精、脾气充足,涎液化生适量,上行于口而不溢于口外。若脾胃不和或脾气不摄,则导致涎液化生异常增多,可见口涎自出。若脾精不足,津液不充,或脾气失去推动激发之能,则见涎液分泌量少,口干舌燥。

脾居中宫,执中央以运四旁。其所化生的水谷精微布散于全身各处,同时参与调节全身水液代谢,而涎恰恰为人体津液的组成部分,因此其也必然参加全身水液代谢。脾化液为涎,涎为脾所摄。其权在脾,脾脏生理功能正常,脾气健旺则涎液正常上行分泌于口腔,使口中濡润适度,食欲旺盛,咀嚼时涎液分泌增多,味觉良佳。反之,脾脏罹患疾病,则出现涎液或满溢流出于口,或寡少而致口咽干燥。如脾经实热,火旺煎熬,令水沸腾,则涎唾满口,色白略稠,伴口臭唇红或口角糜烂。如脾经阳虚失约,涎水清澈,常自溢于口,即"滞颐"之谓。如气虚阳微,升清失司,水津不得上承,或阴伤津涸,水津无以输布,均可见口舌干涸,甚则焦枯龟裂。针对以上病机,治疗时应注意温运脾阳以升津,或滋润脾阴以养液。

四、脾胃经脉功能

脾胃经脉的生理功能,主要为联络脏腑与肢节、运行经气与传递信息三大功能。

(一)联络功能

脾胃经脉,内联脏腑,外络肢节。足太阴脾经起于足大趾内侧端,起始于足大趾的末端,沿大趾内侧赤白肉分界处,通过第1跖趾关节后,上行至足内踝的前面,再上行入小腿肚内侧,沿胫骨后方,穿过足厥阴经,复出足厥阴之前,此后再上行经过膝部、大腿内侧的前缘,进入腹内,属脾络胃,再上穿过横膈膜,挟行咽喉,连舌根,散于舌下。它的支脉,在胃腑处分出,上行穿过膈膜,注入心中,而与手少阴心经相接。因此,脾胃经脉下起于足,上连咽喉,旁涉脏腑,通过经脉联系,使脾胃与脏腑、肢节相连,形态结构与生理功能相互依存、相互协调,从而保证脾胃系统生理功能的完整。

在脾胃疾病状态下,脾胃病证可外映于经脉,亦可沿经脉而累及相关脏腑与肢节。经脉病证在不同程度上亦可累及脾胃。这种经脉联络功能作用,在疾病状态下对脾胃及经脉病证的防治,特别是在针灸学的应用上具有重要意义。

(二)运气功能

运行经气是经脉的主要功能之一。经气发源于脏腑,行于脾胃经脉,以助营血之运行,发挥调节营血与疏调气机的功能。脾胃健盛,经气充沛,则气功能调,营血畅利,内能温养脏腑,外以温濡筋肉肢节,激发食欲,润泽口唇,是为常态。反之,脾胃病损,或早衰或自衰太过,脏体失健,经气生发失源,经气不足,则营血失利,诸疾乃生;或因经气郁滞或郁结,亦可沿经脉之所过所及而变生诸多病证。故保持经气生发有源,经气充沛,经脉畅利,是保证脾胃系统正常生理功能的重要因素之一。

(三)传递信息

人体内在与外在的信息传递,主要通过经脉系统得以实现。脾胃的正常生理活动与病态信息传递于外,外在信息包括针灸与按摩等的治疗信息传递于内,使之内外能相互适应与协调。内病则有诸内必形诸外,故言"视其外应,以知其内脏,则知所病矣"(《灵枢·本藏》),特别是外在的经穴,如脾病时的脾俞、三阴交,胃病时的胃俞、足三里、丰隆穴等,不仅能反映出一定的病证,同时也是常用于治疗脾胃疾病的穴位,这都是内病信息经经脉传递于外的征象。

近代研究认为,经络系统是人体自动控制的信息感传系统,是传递电信息的自控通路,经络系统的特点是具有低阻抗、高电位、高发光线、感受敏锐的隐性感传系统。脾胃经脉,是其感传系统的组成之一,其特性侧重于脾胃生理与病理信息的传递,其见解与中医理论基本相符。

五、脾胃与相关脏腑

脾胃与其他脏腑之间,通过经脉与气血的联系,在结构上构成协调的整体,在生理上相互为用。病则亦可相互累及,多表现为以脾胃经脉病证为主,这对指导脾胃及其经脉病证的防治具有重要的理论指导意义。

(一)脾胃与心

心与脾主要体现在血液生成的相互依存及血液运行的相互协同两个方面。脾主运化水谷,水谷精微通过脾的转输升清作用,上输于心肺,贯注于心脉而化赤为血,两脏共同参与了血液的生成。脾气健运,化源充足,则心血充盈;而心血充盈,脾得濡养,则运化健旺。心主行血,脾主统血,血液在脉中正常运行,有赖于心气的推动而通畅无阻,依靠脾气的统摄以行于脉中而不逸出。心气充足,脾气旺盛,推动有力,统摄有权,则血行有序。血液能正常地运行,有赖于心脾之间的协调。脾气虚弱,运化失职,血的化源不足;或脾不统血而致心血亏耗;或思虑过度,耗伤心血,影响脾的健运,均可形成心悸、失眠、食少、肢倦、面色无华等为主症的心脾两虚证。

(二)脾胃与肺

脾与肺的关系主要体现在气的生成和水液代谢两个方面的协同与促进。肺主气,脾生气,脾为生气之源,肺为主气之枢。肺司呼吸而纳清气,脾主运化而化生水谷精气,清气和水谷精气是生成气的主要物质基础。只有肺脾两脏协同作用,才能保证气的生成充沛。肺主通调水道,脾主运化水湿,脾肺二脏均为调节水液代谢的重要脏器。肺气宣降以行水,使水液正常地输布与排泄;脾气运化,散精于肺,使水液正常地生成与输布。病理状态下,若脾气虚弱,常可导致肺气不足,而见体倦无力、少气懒言等症;脾失健运,水湿不行,聚而为痰饮。影响肺气的宣降出现喘咳痰多等症,所以有"脾为生痰之源,肺为贮痰之器"的说法。反之,肺病日久,也可影响到脾脏,如肺气虚衰,宣降失职,可引起水液代谢不利,以致湿停中焦,脾阳受困,出现水肿、腹胀、便溏等症。

(三)脾胃与肝

肝与脾的关系主要体现在两脏对血液的调控以及消化吸收功能的协同作用等方面。肝主疏泄,脾主运化,脾胃的气机升降有赖于肝的调节;肝分泌胆汁,促进饮食物消化。肝的功能正常,疏泄调畅,则脾胃升降适度,运化健全。脾气健旺,生血有源,则肝有所藏,贮血充足,调节有度。肝主藏血摄血,脾主生血统血,肝主藏血,为血之府库;脾主生血,为血之化源。脾主统血,能统摄血液,防止出血,肝脾两脏相互协作,共同维持血液在脉管内的正常运行。病理上肝气郁结,疏泄失职,就会影响脾胃功能,从而形成"肝脾不和"或"肝胃不和"之证。如大怒之后,出现胸胁胀痛、食欲缺乏、腹胀、嗳气等症。反之,如脾气不足,运化失司,血液生化之源不足或脾不统血,可累及于肝,形成肝血不足。又如脾失健运,水湿内停,日久蕴而化热,湿热蕴蒸,使肝胆疏泄不利,可发生黄疸。

(四)脾胃与肾

脾与肾的关系主要体现在先后天相互资助与水液代谢过程中相互协同等方面。肾为先天之本,脾为后天之本,肾主藏精,为先天之本,脾主运化,为后天之本。脾阳要依靠肾阳的温煦才能发挥其运化功能;肾的精气也有赖于脾气化生的水谷之精的充养。脾与肾,两者相互资助,相互促进,即所谓"先天促后天,后天滋先天"。脾主运化水湿,肾主水液代谢,脾气运化水湿功能的正常发挥,须赖肾气的蒸化和肾阳的温煦作用的支持,肾主水液输布代谢,又须赖脾气及脾阳的协助,即所谓"土能制水"。脾肾两脏相互协作,共同完成水液的新陈代谢。若肾阳不足,不能温煦脾阳,或脾阳久虚,进而损及肾阳,最终均可导致腹部冷痛、下利清谷、五更泄泻、水肿等脾肾阳虚证候的发生。

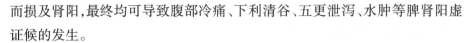

第二节 脾胃病的致病因素

脾胃系统在一定条件下受外邪与内生两大因素的作用和影响,都可能导致脾胃及经脉病证的发生。由于历史的原因,中医对于细菌学与病毒学认识甚为粗略,远不能适应当今对病因学在疾病过程的发生与论治的需要,但在先天禀赋、情志与自衰致病等因素方面,又具有其独特的理论特点。因此,本书在保持传统中医理论的基础上,特融入现代认识与研究成果,以补充中医理论的不足。现对相关问题,论述如下。

一、先天致病因素

先天致病因素是指人体在孕育过程中,受到父母体质、年龄、营养及一些疾病等因素的影响或作用,是致成疾病的因素之一。常见于以下几个方面。

(一)禀赋不足

禀赋不足,是由于父体或母体或父母双方因发育未盛,精气未充,而早婚早育;或父母体弱多病,精气亏虚;或因年过四十之后,气已衰,精气不足;或因老年自衰已甚而生育等,而致子女禀赋不足,出生后形体不壮,脏腑不荣,体质虚弱,常成为其后染病或自身发病的因素之一。

凡因禀赋不足者,其体自幼形体瘦弱,发育迟缓,脏腑失健,智力低下,筋肉松弛,抗病能力减弱,致脾胃系统功能失调而致病。

(二)妊娠失养

妊娠失养,多是由于母体体弱多病,阴血亏虚,精气不足,胎儿失养;或因年过四十,其体已衰,精气亏虚;或因孕期劳伤太过,损伤胎气;或因妊娠反应期过长,反复恶心呕吐,纳食减少,气血化源不足;或因孕期未至而早产等,导致气血不足,精气失充,胎儿失养,脾胃失健,经脉失荣,亦可致易于发病。亦可因近亲结婚,或妊娠前或妊娠中外感邪毒,或因误食有毒污染食物或药物等,可致胎儿生长发育障碍;或脏腑孕育不全,出现某些脏腑畸形,如胃重复畸形病等病证。

(三)疾病遗传

遗传性疾病,是因父体或母体的某些疾病遗传给后代,而成为致病因素之一。近代常见的胃癌变等,都可能与遗传因素相关。

综上所言,先天禀赋不足,或妊娠失养,或疾病遗传等,其因于先天,发病于后天,因此是不可忽视的重要致病因素。父母保持身体健康,杜绝近亲或带病结婚,有计划地生育,注意妊娠期调养,是预防先天性致病的重要方法。如出生之后,发现儿童体质虚弱或已染疾病,应及时调治,多数患者如能在肾气平均(男 24 岁,女 21 岁)之前获得治疗,对某些以发育障碍为主的疾病具有重要的意义。其治疗年龄越小,疗效越佳。对通过母体感染所致的疾病,关键在于妊娠前的治疗或出生后的及时调治,使损害降低到最小程度。对已致畸形者,则药物难以奏效,多以手术纠正,而后调治。对于失其时机,待已成年之后治疗,虽可缓解某些症状或症候,但难以改变已形成的体质,且对于后天疾病的易患性、病机转归与防治方面均增加其难度与复杂性,甚至贻患终生。

二、外邪致病因素

外邪,是指人体出生之后,所感受体外致病因素的泛称。脾胃疾病常见的致病因素有以下几种。

(一)外感邪毒

邪毒,是指能作用于肝胆致病的细菌、病毒、原虫、寄生虫等的泛称。这类致病因素可以通过接触破损肌肤、血液、淋巴、胃肠、血制品、性接触等途径,感染于肝胆,且具有一定或较强的传染性,其危害亦大。如:真菌可导致真菌性胃炎;溶血性链球菌侵犯胃可导致化脓性胃炎;幽门螺杆菌可致萎缩性胃炎、胃癌等病证。一方面,邪毒致病,具有危害性大且能相互传染的特点,是脾胃致病的主要因素之一。但另一方面,此类致病因素又有可预防性的特点,只要注意防护,增强体质,讲究卫生,就可避免其危害。

(二)饮食因素

饮食因素,是指饮食不足或食量太大所致。饮食不足,多因饮食偏食或节食不当,或因脾胃虚弱、纳呆食少,或运化失常,或久泻失治,饮食精微丧失等,皆可致饮食精微不足,脏器失养,脾胃失荣,甚或胃体萎变,升降失调,表现为以脾胃及其经脉虚损为主导的病证。

饮食过量,多由于肥甘厚腻过量,特别是脂肪与糖食摄入超量,可致胃肠气机壅滞,气机不利,升降失常;甚或食物留滞胃肠,阻滞经脉,乃至胃肠功能损害等。因此,保持充足的营养,但又勿太过与不足,是保持脾胃免受病袭的因素之一。

(三)气候因素

气候因素对脾胃并不直接构成致病因素,但对已病脾胃及其经脉具有一定的影响或致病作用,其中以湿邪尤为明显。具体表现为:一为湿邪主重浊黏滞,湿邪犯脾胃,可致运化失司,升降失调,气机不利,特别在脾脏阳虚状态下,往往能加重胃胀,肢体困重,畏寒怕冷等。二为湿为阴邪,易伤阳气,尤以损伤脾阳,发生泄泻、水肿等为主的病证。

三、情志致病因素

情志,包括喜、怒、忧、思、悲、恐、惊,又称为"七情"。七情是人体对外界变化的正常生理反应,但因太过与不及,又可成为致病因素。经言:"人有五脏,化五气,以生喜怒悲忧恐。"(《素问·阴阳应象大论》)。五脏的正常生理活动是情志生发的基础,并与气血的运行与调节相关。但如情志受到突然,强烈或持久的刺激,超过人体脏腑所能承受的生理应激能力的情况下,就可能导致脏腑失调,气机动乱,从而导致疾病,特别是引发脾胃经脉病证尤为突出。情志失调作用于脾胃者,以其脾"在志为思……忧思伤脾"(《素问·阴阳应象大论》)。在病态情况下"脾气虚则四肢不用,五脏不安,实则经溲不利"(《素问·调经论》)。皆可作用于脾而致病或加重病势。

思则气结,作用于脾,思虑过度,可导致脾气机运行不畅,从而重现纳呆、脘腹胀满、便溏等脾失健运的症状。思发于脾而成于心,故有"思虑伤心脾"之说,思虑过度,严重者可出现失眠、多梦等。

情志致病,虽各有属性,但又常是综合作用的结果。以心脏主血脉而藏神,肝脏藏血调血而主疏泄,脾脏主饮食精微之转输运化而为气血之源,故凡情志失调所致病证,当以心、肝、脾三脏及气血受累最为多见,其致病特性以暴喜暴惊过度伤心,心气耗散,心神失宁;怒则伤肝气逆,动乱气机,疏泄失调;忧思气结则伤脾。三脏之间若有所伤致病,其结果往往互为因果,而致病势与病机转归更为复杂。因此,讲究心理健康,保持情志调畅,是预防情志致病或疾病治疗过程中不可忽视的因素。

四、劳逸致病因素

劳者,是指体力或脑力活动而言;逸者,是指休闲或睡眠而言。二者均属人体正常生理活动状态:劳则即是情绪激奋,脏腑与气血活动加速,同时又是耗损津液气血与阴精阳气的过程;逸则为情志宁静,脏腑安定。气血平和,同时又是津液营血与阴精潜藏、阳气复生的过程。故以劳则阴精营血生阳化气而为用,逸则储备津液营血与阴精而为化源,劳逸相宜,动静适度,从而保持正常生理活动状态。

过劳,则可过度消耗阴血,耗伐阳气,脾胃失养,四肢失荣,特别是在已患脾胃或经脉疾病的情况下,可以加重病势或促使其恶化。因此,应注意未伤而失防,病则注意休息,常是配合治疗和康复的重要措施。

过逸,包括过度闲适和嗜卧,久卧伤气,可致气血郁滞;特别是久卧或嗜睡者,可致胃肠气滞,肢节不利。在脾胃病变时,由于脾失运化,气机不畅,升降失调,久则气滞血瘀,可导致胃痛、呕吐等疾病。因此,脾胃病的治疗,要适当增加体力劳动,有益于胃的受纳,中焦气机的调畅、脾的运化等。

五、内生致病因素

内生致病因素,是指脾胃运化失司,升降失调或其他脏腑功能受损,致使体内水谷精微不能正常输布,从而产生痰饮、瘀血等致病因素。具体表现如下。

(一)痰饮内生

痰饮是由于多种致病因素作用于人体后,引起机体水液代谢障碍形成的病理产物。痰饮一旦形成,便作为一种致病因素作用于机体,阻滞经络,阻碍气血,影响气血功能,继而引发各种复杂的病理变化,导致各种新的病证出现。

脾胃为气血生化之源,主运化水谷,运化水湿,为机体提供营养并调节机体水液代谢。若脾失健运,则吸收消化输布功能失常,水液代谢障碍,水湿在体内停聚产生水湿痰饮等病理产物。《素问·至真要大论》说"诸湿肿满,皆属于脾。"

　　痰饮形成后,饮多留积于肠、胃、胸腔、腹腔及肌肤;痰则随气升降流行,内而脏腑,外至筋骨皮肉,无处不到,造成各种复杂的病变。正如《杂病源流犀烛·痰饮源流》所说痰之为物"流动不测,故其为害,上至巅顶,下至涌泉,随气升降,周身内外皆到,五脏六腑俱有。"痰饮的致病特点有以下几个方面。

　　1.阻滞气机,阻碍气血　痰饮为有形的病理产物,一旦形成,既可阻滞气机,影响脏腑之气的升降,又可以流注经络,阻碍气血的运行。如痰饮停留于肺,使肺失宣降,可出现胸闷、咳嗽、喘促等症;水湿困阻中焦脾胃,则可见脘腹胀满、恶心呕吐、大便溏泄等。痰浊流注经络,易使经络阻滞,气血运行不畅,出现肢体麻木、屈伸不利,甚至半身不遂等。痰若结聚于局部,则形成痰核、瘰疬或阴疽流痰等。

　　2.易影响水液代谢　痰饮本为水液代谢失常的病理产物,但形成之后,便作为一种致病因素作用于机体,进一步影响肺、脾、肾三脏的功能,使水液代谢障碍更为严重。如痰湿阻脾,可致水湿不化;饮停下焦,阻遏肾阳,可致水液停蓄等。

　　3.易于蒙蔽神明　心主神明,痰饮为浊物,若痰饮内停,尤易蒙蔽清窍,扰乱心神,出现一系列神志失常的病证。如痰迷心窍可见胸闷心悸、或呆或癫;痰火扰心则见心烦不安、夜不能寐、喜笑不休,甚则发狂等症。

(二)瘀血积聚

　　瘀血积聚,是指营血郁滞或瘀积于血脉,或脏腑组织之内而言。其成因除外伤之外,主要见于脏腑或血脉病变,营血运行功能障碍阻滞所致。究其程度而论,凡营血在血脉或脏腑之内运行迟缓,尚未成积着,谓之"血郁";血郁进而停滞,聚而成积,阻遏血脉,或积于脏腑之内者,谓之"血瘀"或"瘀血"。中医文献中,将其称为"恶血""败血""蓄血"等。

　　脾胃血瘀的成因及主要表现可分为:一为脾脏久病失治迁延,或其病损重笃,脏体伤损,脾脏血络阻滞,甚或扭曲变形,营血运行不畅或留聚成积所致,临证早期以血郁为主,后期或晚期则以血瘀为主;二为脾与肝之间血脉相连,当肝脏病损至衰,营血运行迟缓,留滞于脾,久则脾大,但多以"血郁"为主,经治肝病好转后,脾血瘀滞亦可随之好转;三为外力或脾脏手术伤损,血络损伤,亦可致瘀血积聚;四为胃腑疾病,如胃息肉、萎缩性胃炎等病变时,都可能致胃腑血络受阻,血运不畅,而致胃腑血郁或瘀血;五为脾胃经脉疾病,或营血不畅,亦可致经脉血郁或瘀血而变生病证。

瘀血作用于脾胃及其经脉,在疾病的发生、转归与治疗中,具有极重要的意义。近代应用活血化瘀法治疗脾脏及其经脉病证,特别是早期适时配合活血化瘀药,可防治肝硬化导致的脾大;晚期以活血化瘀为主配合养肝扶脾,亦能获得较理想的疗效。至于胃腑及其经脉病证之治,其理亦同。

第三节 脾胃病证诊察内容与方法

脾胃病证的诊察内容与方法,既具有诊断学的普遍规律,又具有脾胃病证诊察的特殊性。对脾胃系统病证的诊察,是在保持中医传统诊察方法的基础上,结合近代实验与仪器检查的方法,并以中医理论为指导,从而为辨证与诊断、论治与预后提供依据。现就其具体诊察内容与方法,分析如下。

一、病史内容收集

病史资料的获得,主要是通过问诊。其方法主要有:①患者口述,这对神志清醒而又能陈述病情者尤具有意义;②幼童或陈述困难,或意识不清,或危重难以陈述者,可由亲友或知情者代述;③患者既往病案或近期发病的经过、诊断与治疗、病情转变等的记录,这对旧病复发或新病的诊断往往具有决定性的意义。在多数情况下,可以将上述几种方法获得的资料,加以综合整理分析。

在病史收集过程中,当陈述者表达杂乱或无重点时,医者可以系统询问引导。但在询问过程中,应避免暗示性提问。医者的误导,可使部分患者出现"医源性疾病"。

(一)自觉症候

自觉症候,又称"主诉",是患者对最主要的症状和(或)体征的叙述。症状是患者主观感觉到的不适,体征是医生通过检查或患者自己发现的异常。因此,主诉是患者本次就诊最主要的原因和持续时间的概括,应体现症状、部位、时间三要素。根据主诉可初步估计疾病所属的系统、病情的缓急轻重,以做针对性检查。脾胃病证的主诉,主要包括病程、不适感或疼痛的部位与性质,食欲与食量,恶心或呕吐,呃逆嗳气,口苦口干,反酸烧心,痞满或胀满,倦怠或乏力,大便性状,小便色泽等。脾胃经脉病证中,常见的视力减退,头痛或头晕,神志疾病,耳鸣或耳闭,口眼歪斜或面痛,皮肤疾病等症候,常为病证的定位、病性与病势的进一步诊察提供线索。

(二)发病经过

发病经过,又称"现病史",是记述患者病后的全过程,即发生、发展、演变和诊治经过。包括起病情况与患病的时间,主要症状的特点,病因与诱因,病情的发展与演变,伴随病状,诊治经过,病程中的一般情况等。

在脾胃疾病中,应注意疼痛的部位、程度及性质;痞满的范围;呕吐物的颜色、气味、呕吐量;食欲及饮食情况;呃逆的声响、气味等;排泄物的颜色、气味、性状等以明确诊断指导治疗。

疾病过程中治疗与否、用药的有效与无效,对疾病和久病患者,既能协助辨证与诊断,又能为拟定进一步的诊察与治疗提供借鉴。

(三)既往病史

既往史又称过去病史,即就医时医生向患者问询的患者既往的健康状况和过去曾经患过的疾病等方面的问题。包括外科手术史、预防注射史、过敏史及系统回顾等。患者既往所患某些疾病,可能与现患病证有着密切关系。如哮病、痫病、中风等病,经治疗之后,症状虽已消失,但尚未根除,某些诱因常可导致旧病复发。其中与脾胃相关者,尤需详细询问。

既往病史的询问,一般多从幼时开始,乃至父母及亲属,某些疾病可能由幼时所患病证迁延,或由父母遗传所致。脾胃手术治疗,虽可除却病邪,但同时又可因组织损伤或结构改变,而遗患术后病证。某些有毒药物的应用,特别是化疗或放疗,都可能对脾胃甚至全身造成损害而发病。因此,既往病史对于诊察脾胃及经脉病证,以及预测病势的转归,亦具有重要的意义。

(四)患者经历

患者经历,亦称"个人史",记录出生、生长、生活习惯、职业等。这些因素在脾胃病证发病与转归的过程中,常密切相关。

1.生活环境　生活环境对某些脾胃疾病具有多发性和易感性,如血吸虫病等。

2.过饥　脾胃生成的气血减少,久则出现乏力、消瘦、头晕、面色苍白、心慌、气短、手足不温、怕冷等症状。

3.过饱　容易饮食停滞,损伤脾胃,导致消化吸收功能障碍,往往会出现脘腹胀满或疼痛拒按、嗳腐吞酸、口臭、牙龈红肿疼痛、呕吐泄泻等症状,食物与中药一样,有辛、甘、酸、苦、咸五味之分,不同的食物、不同的味的功效不同,对人体的作用也不相同。

4.饮食的偏食　日久均可致病。过食肥甘油腻厚味的食物,会生"痰""火",出现血脂升高、肥胖等病症。中医认为,五味入五脏,酸入肝,苦入心,甘入脾,辛入肺,咸入肾,以此保持机体的阴阳平衡。饮食不洁也会致病,有不少胃肠道疾病是由于饮食不洁净所致,比如腹泻、痢疾等疾病。饮食时间不稳定,唐朝的孙思邈在《备急千金要方》提出:"先饥而食,先渴而饮,食欲数而少,不欲顿而多,多则难消也。常欲令如饱中饥,饥中饱。"这是保护脾胃不受损伤的重要习惯。过时不吃,容易出现过饥,脾胃没有水谷消化,无法化生气血。

(五)家族病史

家族病史,简称"家族史",是指在直系或密切接触的亲属中,对某些疾病的发生具有遗传性或相染性为主,所导致的疾病。

在已知的因素中有:①父母体质虚弱或妊娠失养,致子女禀赋不足,又复后天失养或失治,易致早衰或自衰太过,脾胃及经脉亦相应受其累。②某些疾病,如"口-口传播、粪-口传播"的某些疾病,共用餐具或饮食,以致亲属圈内互染致病,如幽门螺杆菌感染等。③某些疾病,具有易发性的特征,如胃肠息肉等。

此外,情致失调致病与脾胃及经脉病证的发病密切相关。脾在志为思,思虑常在,最易致病。

(六)相关病史

相关病史,是指因其他脏腑、津液、气血与阴阳失衡所生病证,累及脾胃与经脉所致的病证而言。此类病证在脾胃及经脉发病中具有相当大的比例,盖因"脾胃为后天之本,气机升降之枢纽"。肝失疏泄,气机郁滞,易使脾失健运,形成精神抑郁,胸闷叹息,纳呆腹胀,肠鸣泄泻等肝脾不调之候;心气虚衰,行血无力可致血行失常的病理状态;"肺为主气之枢,脾为生气之源",肺气虚累及脾(子病犯母)致肺脾两虚;肾精亏损,肾阳的资助与促进不足,脾气虚弱与肾精亏虚可见生长发育迟缓或未老先衰。

因此,在收集脾胃及经脉病证病史的同时,除系统询问与脾胃有关病史外,还必须询问和回顾其他脏腑相关病史,以获得准确而全面的病史资料,为进一步诊察,辨证与辨病,提供支持。

二、诊察内容与方法

脾胃系统病证诊察的内容,包括望诊的神态、体型、五官与肢节,以及舌脉;结合西医消化彩超之脾胃形态与结构、内镜检查、胃功能检测等;脾胃疾病检查除中医传统的四诊合参外还应密切结合现代医学,更加全面地诊治疾病。就其相关内容与方法,现分述如下。

(一)整体诊法

1.形态诊法 形态,是指人体的形体状态。脾胃系统疾病患者,形体状态一般多无特殊改变。久病患者可有纳食减少,或食后难化,或伴泄泻,致化源不足,脏腑失养,肌肤不荣,可出现形体逐渐消瘦,体重减轻,肌肤干涩,甚或枯瘦,精神萎靡,嗜卧少动等症。多数患者,经治疗调养后常随病情好转而体重逐渐增加,精神亦随之好转。但某些脾胃疾病,如脾胃癌变,虽经多方治疗,仍消瘦渐甚,病势亦增,乃至形枯神败,终至绝其生机。

2.神态诊法 神态,是指人的精神状态,一为脾胃病初起,精神状态大多正常,病久不愈,常表出现精神抑郁,多愁善感,抑郁不乐或忧思疾苦,悲观失望。二为情绪波动异常,狂躁妄动,呼笑怒骂,打人毁物,不避亲疏,甚或登高而呼,弃衣行走,力逾常人等阳明腑实之狂证。三为表情痛苦,或神气虚衰,甚或目光呆滞,神志恍惚,意识不清,意识昏迷之危证,特别在年老、重病后期,是生机耗喝,阴阳将欲离绝之危象。

神态的改变,常与病势的轻重缓急相关。脾胃病证,脏腑虽病而未败伤者,多精神尚可,目光有神,意识清楚。但如脏腑急速败伤,如上消化道大出血、脾心痛、脾疝等,则往往精神急剧衰减、神识涣散、意识不清,甚或昏迷,而致危症;特别在邪毒深重的体弱或老年患者,此点尤为突出。在慢性脾胃病证中,精神的衰减多表现为渐进性,常随病势的迁延加重而精神衰减亦增,但亦可随治疗奏效而精神好转。因此,诊察神态的改变,可以判别病势的进退,以及治疗是否有效。

3.动态诊法

动态,是指人体的活动状态。人体的活动与肌肉相关,脾在体合肉,主四肢,全身肌肉都有赖于脾胃运化水谷津液的营养滋润,才能丰满壮实,并发挥其收缩运动功能。凡脾胃及经脉久病或重病,肌肉得不到水谷精微及津液的营养和滋润,必致瘦削,软弱无力,甚至萎废不用。

在脾胃疾病中,可见因上腹剧痛而活动受限,屈身俯腰,手护上腹,或屈身侧卧;或阵发剧痛,或持续腹痛、辗转难息;脾病末期,可见肢体筋脉迟缓,软弱无力,不能随意运动或伴肌肉萎缩,卧病在床。

4.语音诊法　病变声音是指疾病反映在语声、语言及人体其他声响方面的变化,脾胃病证,常随疾病不同,语音亦出现相应改变。①语声低微细弱、短气懒言多属虚证;神识不清、语无伦次,声高有力属实证,如阳明腑实证。②根据呕吐声音的强弱和吐势的缓急,可判断其寒热虚实。一般暴病多实,久病多虚。吐势徐缓,声音微弱,呕吐物清稀者,多属虚寒证,常因脾胃阳虚,脾失健运,胃失和降,胃气上逆所致;吐势较猛,声音壮厉,多属实热证,常因邪热犯胃,胃失和降,胃气上逆所致。③呃声的高低强弱、间歇时间的长短不同,来判断病证的虚实寒热性质:呃声频作,高亢而短,其声有力者,多属实证;呃声低沉,声弱无力,多属虚证;新病呃逆,其声有力,多属寒邪或热邪客于胃;久病、重病呃逆不止,声低无力者,属胃气衰败之危候。④临床根据嗳声和气味的不同,可判断虚实寒热:嗳气频作而响亮,嗳气后脘腹胀减,嗳气发作因情志变化而增减者,多为肝气犯胃,属实证;嗳气频作,兼脘腹冷痛,得温症减者,多为寒邪犯胃,或为胃阳亏虚;嗳声低沉断续,无酸腐气味,兼见食少呆者,为脾胃虚弱,属虚证,多见于老年人或体虚之人。五者可听及肠鸣情况,结合肠鸣发生的频率、强度、音调等结合进食、呕吐、排便及嗳气情况加以分辨。

(二)头面诊法

头为精明之府,为元神所居之处,头为诸阳之会,手足三阳经及督脉皆上行于头,足厥阴肝经和任脉亦上达于头,故脏腑精气皆上荣于头部;面为心之华,脏腑精气上荣于面。现就与脾胃及经脉病证密切者分述于下。

1.面色诊法　正常面色红黄隐隐,明润含蓄,是为常态。脾胃为病,一者面色发黄,此为病初,多由脾虚失运,气血生化不足,无以上荣面部所致;或湿邪内蕴、脾失运化,以致脾土之色外现而见面黄。二者见面黄而枯槁无光,多属脾胃气虚,气血不足,机体失养所致。三者面黄而虚浮,多因脾失健运,水湿内停,泛溢于肌肤所致。四者面目一身俱黄,称为黄疸,此为累及肝胆所致。

2.眼部诊法　五脏六腑之精气,皆上注于目而为之精,因而脾胃病证之候亦能外映于目。眼部诊法,可分为目色、目形、目态。人体化源充沛,气血充足,脏腑健盛,则目胞润泽,眼球活动自如,目光有神,远近能视,视能辨色,是为常态。睑缘赤烂,多属脾经湿热;胞睑肿胀,红肿疼痛或胞睑漫肿,红如涂丹,热如火灼,化脓溃破多属脾胃蕴积热毒,上攻于目,以致局部气血瘀滞;嗜睡露睛多因脾虚清阳不升,胞睑失养,启闭失常所致;胞睑下垂多属脾气虚衰,脉络失养,肌肉松弛所致。

3.口部诊法　口为饮食通道,脏腑要冲,脾开窍于口,其华在唇,手足阳明经环绕口唇,故望口与唇的异常变化,可以诊察脾与胃的病变。龈护于齿,为手足阳明经分布之处,故可诊察胃肠病变。口部诊法注意观察形色、润燥及动态的变化。

口角流涎,称为滞颐,多因脾虚湿盛。《诸病源候论》曰:"滞颐之病,是小儿多涎唾流出,渍于颐下,此由脾冷液多故也。"口腔内膜上出现黄白色如豆大、表浅的小溃疡点,周围红晕,局部灼痛者,为口疮,多因心脾积热。小儿口腔、舌面满布片状白屑,状如鹅口者,为鹅口疮,又称"雪口",多因感受邪毒,心脾积热,上熏口舌所致。唇黏膜薄而透明,故唇之变化更易于观察,其颜色、形态、润燥等的变化,更能明显表现出脾胃病证。

牙龈红肿热痛,多因胃火亢盛,火热循经上熏牙龈所致;牙龈肉萎缩,牙根暴露,牙齿松动,常有渗血和脓液,称为牙宣,多因肾虚或胃阴不足,虚火燔灼,龈肉失养所致,也可见于气血不足者;牙龈溃烂,流腐臭血水,牙齿脱落,口气腐臭者,称为牙疳,多为平素胃腑积热,复感风热或疫疠之邪,邪毒上攻牙龈所致。齿衄牙缝出血,称为齿衄,多因胃肠实热所致。

(三)颈胸诊法

胸部,内寓心肺与纵隔,与脾胃病证除经脉及肤表血络具有一定意义之外,其肌肤色泽与荣润,常随整体的改变而相应改变,因此与脾胃病证诊法不甚密切,故略。

(四)腹部诊法

腹部诊法,简称腹诊。人体脏腑,除脑、心与肺之外,余皆内寓于腹腔之内。脾胃内寓左上腹内,外有胸肋与肌肤为其护,脾胃形体质软下延至肋缘,故腹诊是脾胃病证的主要诊法之一。

1. 腹诊范围 腹诊的范围,内部上方以膈肌为顶,下部以骨盆为底;外部前起肋骨下缘和剑突基底处的膻中穴,下至耻骨联合处的曲骨穴,旁及两侧腹股沟;后面以肋骨脊柱、骨盆壁及骶骨为支架;左右两侧上为第10及第11肋下缘,下至髂嵴,其间为腹腔。上述范围之内,即属腹诊范围。

2. 定位标志 腹部前面,以胸骨剑突,肋弓下缘,上腹陷窝(中脘穴),腹正中线(任脉),脐部(神阙穴),腹直肌外缘,腹股沟韧带,髂前上嵴等为腹部诊察定位标志。

经脉与穴位定位标志:腹部前面,以腹部正中任脉为主线,正中两侧从内至外,分别以足少阴经、足阳明经、足厥阴经、足太阴经为1、2、3、4条辅线。

背腰部正中以督脉为主线,正中两侧从内至外,分别以足太阳经、手少阳经、手太阳经为1、2、3条辅线。并进而以腹部巨阙、上脘、中脘、下脘、日月、期门、神阙、天枢、关元等穴;背腰以肝俞、胆俞、胃俞、脾俞、肢体以下肢膝下胆囊穴等穴位定位。此种定位符合中医特点,且定位更加准确。

3. 腹部分区 腹部分区,是以体表标志定位,将腹部划分为若干区,以示腹腔内脏的位置及其境界,用以描述病证的症状与体征的位置及范围,是准确辨别疾病病位与病势,病史记载,辨证与诊断,以及病势进退与治疗效果的有效方法。

二区分部法。简称二区法,是以脐部为中心,画一横行水平线。线以上统称为上腹部,横线以下统称为下腹部。

四区分部法。简称四区法,是以腹部正中垂直线(任脉)与脐部横行水平线两线相交,将腹部划分为右上腹、左上腹、右下腹、左下腹4区。

九区分部法。简称九区法,是在腹部分别画出两条水平线与垂直线,将腹部分为9个区。上面水平线为肋弓线,为横贯两侧第10肋骨下缘的连线;下面水平线为髂棘线,即横贯两侧髂前上棘的连线;左右两条垂直线,是以锁骨中线与髂前上棘相连的垂直线,4线相交,将腹部分为9个区。

"九区"各区中医与西医名称有所不同。中医名称为胃脘部,左、右肋部;脐腹部,左、右侧腹部;小腹部,左、右少腹部。西医名称为上腹部,左、右上腹部;中腹部,左、右侧腹部;下腹部,左、右下腹部。

（五）浊物诊法

浊物，泛指因疾病排出的异常气味，汗液、分泌物、呕吐物及二便等。在脾胃疾病中，常可在病理性的排泄物中，出现与之相关的异常征象，应用四诊方法，可以获取有助于诊断脾胃病证的资料，其相关者如下。

1. 大便诊法　大便的排泄，虽直接由大肠所主，但与脾胃的受纳运化有密切的关系。大便的变化，可帮助了解脏腑功能的盛衰，以及疾病的寒热虚实。大便诊法应着重了解二便的次数、气味、性状、颜色、便量、排便时间、排便时的感觉，以及伴随的症状。

大便秘结，腹胀痛拒按，舌苔黄燥者，为热结便秘，属实证，常因邪热结聚于胃肠，大肠津液受伤，肠失濡润所致；若大便秘结，排出困难，数日一行，兼口燥咽干，舌红少苔，脉细数者，属阴虚，多因阴虚内热，肠中津亏，肠道失润所致；新病暴泻，泻下清稀如水，肠鸣腹痛，或伴恶寒发热者，属寒湿泄泻；大便色黄褐，气味臭秽，腹痛，泻而不爽，兼见肛门灼热，小便短黄者，属湿热泄泻；泻下臭秽，泻后痛减，或大便中伴有不消化之物，兼脘闷纳呆，属伤食；大便溏泄，脘腹隐痛喜按，面色萎黄，消瘦神疲乏，属脾虚；黎明前腹痛作泻，泻后则安，腰膝酸冷，形寒肢冷者，称为"五更泄"，属脾肾阳虚，因肾阳不足，命门火衰，火不生土所致，黎明前为阳气未旺，阴气极盛之时，故此时腹痛作泻；腹痛作泻，泻后痛减，每因情志抑郁恼怒或精神紧张时症状加重，属肝郁乘脾。

大便黄褐而臭，兼发热，腹痛腹胀，口渴，舌苔黄腻者，属大肠湿热；大便颜色灰白如陶土，溏结不调者，见于黄疸，因脾胃病久累及肝胆，以致肝胆疏泄失职，胆汁不能正常排泄所致；大便有黏冻、脓血指大便脓血并见，或伴有黏液的症状，亦称为"下利赤白"，多见于痢疾，因湿热阻困肠道，壅阻气机，伤及气血，故见大便脓血。此外，肠癌患者因气血瘀阻，肠络受损，也可见大便脓血的症状。

2. 口气诊法　口气，是指由口鼻呼出之气。正常呼出之气仅感温和而无特殊气味。但当患有某些脾胃病证时，可以嗅出特异性气味。当脾胃受邪，脾胃升降失常，传导失司，积而生浊时，可闻及热腐味或酸腐味，甚者可见咳吐脓血，多因热毒深重，腐伤脏体，浊质内聚，内有溃腐脓疡，此多提示胃体败腐，为危急之证。

3. 吐物诊法　呕吐是胃气上逆所致，为脾胃病证常见的临床症状之一，呕吐物有多种多样,常可伴不同程度的恶心。对于呕吐物,通过观察其形、色、质、量的变化,对于诊察脾胃病证,了解病位病性,具有重要意义。

呕吐物清稀无酸臭,常因寒邪客于胃腑,损伤胃阳,使水饮内停,胃失和降所致;呕吐物秽浊有酸臭味,多因邪热犯胃,胃失和降,邪热蒸腐胃中饮食所致;突发呕吐,伴腹泻,或见恶心、腹痛、发热,夹杂不消化食物等,可见于误食不洁之品或感受寒湿等污秽之气所致,由于脾胃受伤,升降失司,气机逆乱,吐泻交作,津液过量丧失,故在短时间内,即可出现形容憔悴、目眶下陷、筋脉挛急、手足冷等危重症候;病久突发恶心呕吐,呕吐物血色紫暗,或凝聚成胶块状,反复不能自止者,此多数肝病犯胃,营血失调,血积于胃底部或食管下部,久积则血络破溃,营血内溢,上逆则为呕血,下泻则为便血,此多为危急重症。

(六)舌脉诊法

舌脉诊法,主要指观察脾胃病证相关的舌质、舌苔的形色及质地,以及相关的病态脉象。

1. **舌象诊法** 正常舌体与舌质,红活荣润,活动自如,食能知味,是为常态。以整体而言,舌体与舌质的变化,能反映脏腑、津液、气血与阴阳的盛衰及病变征象。按舌体分部而论,脏腑疾病的病证又可映于舌体的分部属区。脾胃的某些疾病,按舌体侧重反映于脾胃,既可作为诊断的病征,又常是治疗及病势转归的指征之一。

(1)舌体变化:舌体小于正常,质地坚敛少津者,为津血亏虚,舌体失养所致。舌体枯瘦,苍老不荣,活动失灵,口淡乏味,提示病久,精血亏虚,舌体失养,生机不荣所致;舌体胖大,多属脾肾阳虚,津液输布障碍,水湿之邪停滞于体内的表现;舌红胖大者,多属脾虚湿热,湿热痰饮上泛所致;舌肿胀色红降,属心脾热盛,热毒上壅所致;舌淡白胖嫩,边有齿痕兼见裂纹者,多属脾虚湿侵,因脾虚失养,湿邪内侵犯,精微不能上输濡养舌体所致;舌体胖大,边尖显现齿痕,色淡苔滑者,多属脾肾阳虚,温煦失源,水湿留滞所致。

(2)舌形变化:观察舌的荣枯老嫩及体形变化。舌体明润者为荣,表示脾胃阴液充足;舌体干涸者为枯,表示脾胃阴液大伤(尤为胃阴损耗者);舌质纹理粗糙,形色坚敛苍老者为老,为脾胃实热;纹理细腻,形色浮胖娇嫩者为嫩,属脾胃虚弱(尤为脾气虚弱者);舌面上有明显裂沟,为脾胃阴虚(尤为胃阴不足者);舌体边缘有牙齿痕迹,为脾胃虚弱;舌面上芒刺丛生为胃热壅盛,胃津受伤之候。

（3）舌色变化:观察白、红、绛、紫4种不同的舌质颜色。舌色淡白,属脾胃热寒(尤为脾气虚寒者);舌色红者,为脾胃热盛(尤为胃热者);舌色绛者(舌色深红),为脾胃热盛,阴血耗损,邪入心营之象;舌色紫者,有寒热之分,深紫而干枯无津,属胃阴耗竭,邪陷心营,而淡紫或青紫湿润,多为脾经寒湿,络脉瘀滞之证。

（4）苔质变化:观察苔垢的厚薄、润燥、腻腐、剥脱的变化。薄苔,往往表示胃气未伤,或伤而不重的病变;厚苔,表示胃气受阻,有食积或痰湿停胃之候;润苔,表示胃阴不伤,津液能上承于舌之象;燥苔,表示胃阴亏损,津液不能上濡于舌之象;腻苔,为湿浊、痰饮、食积停胃,胃阳被遏,脾运失常之候;腐苔,为胃气蒸腾食积、痰浊之象;剥脱苔,如舌面光洁如镜(又称镜面舌),为胃阴枯竭,胃气大伤之候,若苔垢剥落不全(又称花剥苔),则为胃阴受伤之象。

（5）苔色变化:观察苔垢的白、黄、灰、黑等色。白苔为胃有寒邪,胃气郁滞;黄苔有淡深之异,淡黄为胃有邪热,深黄为胃热炽盛,灰苔(浅灰色苔),灰而湿润为脾胃寒湿,灰而干燥为邪热炽盛,胃津耗伤;黑苔(深灰色苔),黑而燥裂为胃津枯竭,黑而润滑为脾胃阳虚,寒湿内盛。

邪在卫分,舌苔薄白;邪在气分,舌苔白厚而干或见黄苔,舌色红;邪在营分,则舌绛;邪在血分,舌色深红,紫绛或紫黯,舌枯少苔或无苔。舌淡而苔白厚腻者为痰饮、湿浊、食滞不化等阴邪伤阳之象,舌红苔黄则是机体有热,舌中至舌尖红甚至起芒刺为心脾有热,舌边红或有芒刺为肝胆有热,苔厚而黄为肺胃有湿热,舌苔黄腻久不退者可能与胃炎及幽门螺杆菌感染有关;炎症轻者,大多舌质正常或淡白,苔薄白或苔薄黄腻;炎症重者,感染幽门螺杆菌越严重者,舌质大多呈红舌,苔黄厚腻,口气臭秽且胃部的炎症越重,舌苔越黄而厚,胃炎由非萎缩性胃炎转变为萎缩性胃炎时,舌苔也会逐渐消退而转白、光剥或中剥,甚至少苔、无苔。

《辨舌指南》云:“舌苔有由白变黄,由黄变黑者,顺症也;有由白而灰,由灰而白,不由灰转黑者,此谓之里陷者,逆症也。”脾胃病多为慢性内科疾病,舌质越赤红,越无苔,病势发展越迅速越凶险;反之,病情若有好转,舌质会随之变淡,舌苔由两边向中间逐渐浸润出现,说明胃气未复,水火既济,胃阳得以宣发,病势有所转机。若舌面光滑无苔,或有赤紫,乃脾胃之气濒临衰败,阴阳互不为根,预后每每不良。

另外,一些特殊舌象还可准确推断出患者病情。如舌体胖大边有齿痕,舌淡苔白腻者多为浅表性胃炎;舌体薄瘦,圆细而长,舌深紫无苔,津液覆着光滑如猪腰之状面者,多为萎缩性胃炎伴肠上皮化生或不典型增生;舌色淡紫或紫绛,舌中部苔呈纵断裂状裂纹者胃多有深部溃疡;舌尖细红赤,无苔,表面有粟粒状细砂者多为十二指肠球炎或溃疡。

2.脉象诊法　常人脉象和缓有力,节律均匀。以分部而言,右关脉主脾胃。脾胃病在临床上,一般有以下几种脉象较为常见,其中脉与脉之间,往往相互兼见,即一种主脉常伴一种或两种其他脉象同时出现。

(1)沉脉:轻取不应,重按始得。主里证。沉而有力为脾胃实证,沉而无力为脾胃虚证。如兼见紧脉者,属脾胃阴寒内盛;兼见缓脉者,为脾胃阳虚,水湿停留;兼见滑脉者,为脾胃运化不健,痰湿内阻;兼见伏脉者,属脾胃阴寒凝滞,气机闭塞。

(2)洪脉:脉象极大,状如洪水,来盛去衰,滔滔满指。主胃热证。如兼数脉者,为胃热炽盛,气盛血涌;兼见虚脉者,则为胃中气阴耗伤,邪盛正衰之象。

(3)实脉:"浮沉皆得大而长,应指无虚幅幅强",即脉来去俱盛,三部举按均较大而坚实有力。主实证。如兼数脉者,为胃热内炽,气盛血涌;兼见迟脉者,为寒邪壅盛,脾胃阳气被遏。

(4)濡脉:浮而细软,轻按触知,重按反不明显。主湿证、虚证。如兼数脉者,为脾胃湿热内阻;兼见缓脉者,则为脾气不足,湿邪留恋之象。

(5)虚脉:三部举按皆无力,隐隐蠕动于指下。主虚证。如兼见数脉者,为脾胃气虚,尤为脾气虚弱者;兼见迟脉者,则为脾胃阳虚,阴寒内盛之象。

(6)细脉:脉来如线,软弱无力,但应指明显。主阴血不足。如兼见数脉者,为脾胃阴虚,尤为胃阴不足者;兼见迟脉者,则为脾胃阳虚,寒湿内阻之象。

另李东垣在《脾胃论》中详细探讨了脾胃病的脉诊,将《素问》的五行脉与后世的局部脉诊结合,区分出了五种脾胃病,现阐述于下。

脾胃本病——"假令不能食而肌肉削,乃本病也。其右关脉缓而弱,本脉也。"李东垣于右关脉候脾胃气的状态,右关脉缓而弱,为脾胃本病。

肝之脾胃病——如果在右关脉缓而弱的基础上,兼见弦脉,症状中见到四肢满闷淋溲,便难,转筋一二证,为肝之脾胃病,当于本经药中加风药以泻之。

心之脾胃病——如果在右关脉缓而弱的基础上兼见洪大脉,症状中见到肌热,烦热,面赤而不能食,肌肉削一二证,为心之脾胃病,当于本经药中加泻心火之药。

肺之脾胃病——如果在右关脉缓而弱的基础上,兼见浮涩脉,症状上见到气短,气上,咳喘,痰盛,皮涩一二症,为肺之脾胃病,当于本经药中加泻肺体和补气药。

肾之脾胃病——如果在右关脉缓而弱的基础上,兼见沉细脉,症状见善恐欠等,为肾之脾胃病,当于本经药中加泻肾水之浮及泻阴火伏炽药。

同时,根据右关脉(脾胃)之脉象,方剂的选择整理总结如下:缓而长涩为实邪,方选调胃承气汤;中缓为虚邪,方选大黄黄连泻心汤;缓而弦长为贼邪,方选小柴胡汤;沉涩而长为正邪,方选桂枝加芍药汤;缓沉而滑为微邪,方选术附汤。

(七)症状鉴别

1.腹满 是指大腹自觉胀满不舒而外无胀急之形。脾居腹中,职司运化。脾气健运,则腹部平坦柔软,不胀满不疼痛。若脾气不足或脾气阻滞,引起运化失常,则出现腹满不舒之症。可由邪热壅阻胃肠之实热内结、寒湿留伏中焦之寒湿困脾、脾虚升举乏力之脾气下陷、阴寒内盛或肾虚无以温脾之脾阳虚弱所致。

(1)虚证之腹满-寒饮逆满。

患者,女,52岁,2014年4月7日就诊。胃脘痞满多年。饭后满甚,时伴腹痛,喜温喜揉,畏寒,困倦,四肢逆冷,肠中辘辘,纳差,恶心呕吐,口干不欲饮,寐差多梦,心烦,大便每日1行,不成形,质稀,小便可。舌红苔白润,脉沉细。处方:附子10 g(先),半夏15 g,柴胡15 g,黄芩10 g,党参10 g,炙甘草10 g,生姜4片,大枣5枚,粳米一把。水煎服,每日1剂。服药7剂,痞满减轻、肠鸣缓,纳增。连服上方1个月后,随访症状基本痊愈。

（2）实证之腹满-里实胀重于积证。

患者，女，70 岁，2013 年 9 月 5 日就诊。便秘数年，加重 10 d。胃脘及腹部胀满疼痛，不喜温按，按之则痛，因便秘而致小腹胀痛，疼痛牵及胃脘，偶嗳气，矢气少，胸闷气短，口干欲饮，小便频，量少，涩痛，纳差，寐差，舌红苔黄厚而干，脉弦数。处方：厚朴 20 g，熟大黄 10 g（后下），枳实 10 g，火麻仁 30 g，白芍 10 g，炙甘草 10 g，生姜 4 片，大枣 5 枚。水煎服，每日 1 剂。服药 7 剂，腹胀痛大减，大便每日一行，成形，小便调。

（3）虚实夹杂之腹满-脾虚兼气滞证。

患者，男，64 岁，2013 年 1 月 7 日就诊。胃胀 1 月余。患者自述 1 个月前因饮食过饱而致胃胀，食后加重，晨起症缓，下午及夜间尤甚，时有嗳气，倦怠，口臭，纳差，寐差多梦，大便每日 1 行，成形，质黏，舌红，苔黄润，脉沉缓。处方：厚朴 25 g，半夏 10 g，炙甘草 10 g，太子参 10 g，黄连 12 g，黄芩 10 g，干姜 10 g，香橼 10 g，水煎服，每日 1 剂。服药 7 剂，胃胀减，口臭减，纳佳。

2.大腹痛　腹位于胸下方，相当横膈以下至耻骨毛际以上的部位。其中脐以上的部分称"大腹"；脐以下的部分称"小腹"；绕脐一周称"脐腹"；小腹两侧称"少腹"。大腹属脾，脾发生病变，则大腹部往往就会出现胀满或疼痛，所以大腹痛多属脾病。可由中阳被遏，脾运困顿，气机阻滞；或湿邪久阻，郁而化热；或情怀不舒，气血郁结，脾络瘀阻等所致。

患者，男，63 岁，2020 年 11 月 18 日初诊。主诉：反复腹痛 40 余年，食管癌术后 1 年余。患者身高中等，体形瘦。诉年未 20 岁即出现不明原因腹痛，一般位于脐周或偏右侧腹痛，自诉不严重时卧床休息后可自行缓解，严重时无法劳动，需到医院"挂水"（具体用药不详）方可止痛。年轻时为渔民，生活困苦未规范诊治。近几年多方求治（未做肠镜），服用各种西药（具体不详）均未见明显效果。1年多前因食管癌(病灶 2.5 cm×1.5 cm×1.0 cm)行手术治疗,术后病理:食管髓质型中分化鳞状细胞癌,因属早期未行放化疗。术后体质下降,乏力明显,伴各种不适症状,腹痛较年轻时似有略减,但仍反复发作,苦不堪言,曾于多地服用中药无效,经人介绍来诊。诊见:极度虚弱,在外候诊半小时即难以支撑,头晕明显,但无视物眩转,无明显呕吐,伴有耳鸣,手足酸软,腰酸痛,畏寒明显,平素无明显汗出,口干口苦,易饥,大便一直正常。腹痛目前均在每餐后发作,伴肠鸣。舌淡暗、苔白略厚,脉细略弦。方以乌梅丸,处方:黄连 5 g,黄柏、当归各 10 g,乌梅 20 g,党参、干姜各 30 g,细辛 7 g,花椒 12 g,制附子(先煎 30 min)、肉桂(后下,最后 5 min下)各 15 g。4 剂,每日 1 剂,水煎服。

2020 年 11 月 23 日二诊:患者诉腹痛似有略减,口干口苦减轻,服药时觉咽部有辣感,再三要求药味不宜过辣,因为食管癌术后医嘱不能吃辛辣刺激食物。仍予乌梅丸,干姜减量,4 剂。

2020 年 11 月 28 日三诊:腹痛大减,口干口苦轻微,患者觉有效,要求多开几剂。效不更方,仍予乌梅丸,7 剂。

2020 年 12 月 7 日四诊:诉无效,腹痛不减反增,伴腹胀较明显。再次详询病史及体检:患者诉腹痛时觉腹部有局部隆起感,视其腹部白皙,皮肤纹理细腻,按腹时觉腹肌较软,腹直肌拘急不明显,无压痛及反跳痛。考虑大建中汤证,因暂无饴糖,建议患者让其子女网上购买饴糖,试予乌梅丸(减少黄连、黄柏剂量)加厚朴30 g,3 剂。

2020 年 12 月 10 日五诊:患者诉腹痛依然,口苦口干已无。大建中汤加味,处方:花椒 15 g,党参 60 g,干姜 30 g,黄连 3 g,饴糖50 g,4 剂。

2020 年 12 月 14 日六诊:患者一来就直呼"这次用对了药",腹痛已很轻微,体力大增,头晕大减,腰酸明显减轻,已经能帮家人做很多事情,但易饥症状无改善。方选大建中汤合小建中汤,处方:桂枝 15 g,炒白芍 30 g,肉桂(后下,最后 5 min 下)5 g,花椒、炙甘草各 12 g,党参 50 g,干姜 20 g,大枣 10 枚,饴糖 50 g,7 剂。

2020 年 12 月 21 日七诊:患者喜形于色,诉腹痛已愈,易饥感改善,体力恢复,头晕完全消失,腰酸已不明显,干活有劲,畏寒已除。自诉现在与初诊时体力判若两人,此前候诊须臾即感昏仆欲倒,现坐许久仍安然无恙。仍予大、小建中汤以调理1个月善后。

3. 脱肛　又称肛门下坠,是指直肠或直肠黏膜脱出于肛门外。初起时常于大便时肛门脱出,在短时间内可自行回缩,病延日久,则肛门脱出不能自行回缩,往往需用手托纳回。脱肛多见于禀赋不足之小儿和年老体弱之人,所以临床所见虚证多于实证。可由素体脾虚,或劳逸失度,脾气虚损,或久泻久痢,中气下陷,或脾虚运化不健,聚湿成热,下注大肠等所致。

患者,男,25岁。1980年3月26日初诊。患者素嗜酒。20余天前大便秘结,努责后致肛突不收。某医予补中益气汤10剂罔效,再进10剂,便结肛脱如故。刻诊:直肠脱出约4 cm,色红肿痛,伴见面赤,腹胀纳呆,大便结,小便黄赤短少,舌质红,苔黄厚腻,脉濡数。此湿热蕴积于中焦,下迫于大肠,气机阻滞下陷而成脱肛之证。治当清化湿热,兼理大肠气机。处方:佩藿梗、黄芩各12 g,法半夏、茵陈蒿、泽泻、厚朴各10 g,黄连、大黄各6 g,滑石15 g,枳壳30 g。服2剂,大便畅解,肛门肿消痛止,直肠还纳,余症亦减。续与原方调治数日而愈。随访数月,未见反复。

4. 肥胖　是指全身胖肥,肌肉柔软。过度肥胖,往往由脾运失常,痰湿水液满溢所致。故前人说:"肥人多湿、多痰、多气虚。"此三者又每互为因果,脾气虚弱可以生湿酿痰,而湿痰过盛又可以影响脾之健运。可由肾阳不足,不能温煦于脾,脾阳失充,无以运化水湿聚湿成痰;或素体阴盛,脾气壅滞,运化无常,生湿酿痰等所致。

患者,男,35岁,身高178 cm,体重104 kg。2015年8月7日初诊。患者患肥胖症已将近10年。平时应酬较多,饮食不节,嗜食肥甘厚味,不喜运动。自述近2周神疲倦怠,身体困重,嗜睡,口中黏腻,胃脘痞满,时有头晕,纳差,大便日行一次。否认高血压、糖尿病病史。刻下诊见:舌质红、苔黄腻,脉弦滑。西医诊断为单纯性肥胖,中医诊断:湿热困脾型肥胖,治以健脾理气,渗利湿热。方以三仁汤加减。麸炒薏苡仁 10 g,炒苦杏仁 10 g,姜厚朴10 g,清半夏10 g,砂仁 12 g,麸炒苍术 10 g,炒山楂 15 g,陈皮 10 g,连翘 30 g,皂角刺 10 g。水煎服,每日 1 剂,分 2 次服。并嘱患者平素清淡饮食,增强运动,控制体重。患者共来诊 3 次,服药 3 个月,并随症加减。3 个月后患者体重共下降 10.5 kg,停药 3 个月后随访体重未再增加。

5. 水肿　是指体内水液潴留,泛溢肌肤,初起往往头面、眼睑浮肿,继又四肢、腹背甚至全身浮肿。本症的产生虽然与肺、肾有关,但主要在脾,因脾主运化水湿,故《素问·至真要大论》说:"诸湿肿满,皆属于脾。"可由久居潮湿之地,或涉水冒雨,或水中作业,水湿侵袭于脾,运化失司,外溢肌肤而成,或素体虚弱,脾气不足,或饮食不节,饥饱无常,脾气受伤,运化无权,水谷不能运化,聚湿成水,泛溢肌肤,形成本证。

患者,男,71 岁。因"反复胸闷痛6个月余,加重伴双下肢水肿3个月余"于 2014 年 9 月 23 日入院。来院前曾在广州某三甲医院就诊,诊断为:缩窄性心包炎,结核性? 外院予以抗结核、胸腔置管引流、利尿消肿等治疗,出院 1 周后患者胸闷、气促再发,遂至我院就诊。初诊时患者诉胸闷、气促,动则加重,咳嗽咳痰,上腹部饱胀感,肋下隐痛,纳眠差,小便不利,大便尚调,舌淡红,苔白稍腻,脉滑数。查体:血压(BP)111/70 mmHg(1 mmHg=0.133 kPa),神志清,精神疲倦,胸廓对称,双下肺呼吸音减弱,未闻及明显干湿性啰音。心率 86 次/min,律齐,三尖瓣可闻及舒张期杂音。腹软,稍膨隆,上腹压痛(+),移动性浊音(+)。双下肢凹陷性水肿。胸部 CT提示:心包少量积液并少许钙化;左侧胸腔积液;右侧斜裂低密度影,考虑叶间裂少量积液;右侧胸腔少量积液。胸水定位:左侧胸腔积液,最深径约 80 mm。腹部超声:腹水,最深径约 40 mm。因患者年过七旬,脏腑功能亏虚,肺失通调,脾失健运,肾失开合,三焦水道失畅,水液停聚,泛溢肌肤故出现面部水肿;浸渍脏腑,故出现胸水、腹水。初期以葶苈大枣泻肺汤泻肺平喘利水,五苓散健脾助运,以通利膀胱,发挥利水渗湿之功。后期以真武汤加减温肾助阳,使水有所主,而治其本。9月24日处方:猪苓15 g,茯苓20 g,泽泻10 g,白术20 g,葶苈子15 g,大枣5 g,蜜麻黄10 g,黄芪20 g,玉米须15 g,路路通10 g,黄精15 g,白芍15 g,赤芍10 g。3剂,每日1剂,水煎200 mL,早晚温服。

9月28日复诊:患者胸闷、气促明显缓解,双下肢水肿减轻,患者有轻度黄疸,上方加田基黄15 g,鸡骨草15 g,以利湿退黄。3剂,每日1剂,水煎200 mL,早晚温服。

10月2日复诊:患者全身有轻度瘙痒。上方去泽泻,加牡丹皮10 g,生地黄15 g,以清热凉血止痒。3剂,每日1剂,水煎200 mL,早晚温服。

10月6日复诊:患者一般活动下无明显气促,稍觉腹胀,舌暗,苔白,脉沉。上方加附片15 g(先煎),生姜5片(后下),以温中扶阳,化气行水。7剂,每日1剂,水煎200 mL,早晚温服。

10月16日复诊:患者无胸闷气促,仍有皮肤瘙痒,时有干咳,舌暗红,苔黄稍腻,脉滑。查体:双肺呼吸音稍粗,双肺未闻及明显干湿性啰音。前方去附片、生姜,加酒乌梢蛇10 g,浮萍10 g,以祛风止痒;加芦根15 g,桑白皮15 g,以清肺热止咳。10剂,每日1剂,水煎200 mL,早晚温服。该患者治疗20余日,服中药期间给予呋塞米片口服,每次20 mg,每日2次,后改为每次20 mg,每日1次;螺内酯片口服,每次20 mg,每日2次。未行胸腔或腹腔引流。患者于10月14日复查胸片提示左侧胸腔积液已吸收。10月19日复查腹部超声提示已无腹水。

6.乏力、身重 乏力是指浑身疲困,行动无力,多属于虚证,但在夏季湿盛之时,湿邪弥漫,清阳被遏,也可产生此证。所以归纳起来,可分脾脏气血不足和湿邪蒙蔽清阳两种证型。身重,是指肢体沉重乏力。临床多见于脾虚证,有时亦可见脾肾两虚证。《内经》称此证为"体惰",体惰,即肢体沉重,懒惰乏力。

患者,女,37岁疲乏困倦半年。半年前反复出现疲乏困倦,无肢体无力麻木、头晕、头痛、耳鸣、心悸，未系统诊治，体检发现"甲状腺结节、乳腺增生、子宫肌瘤，于2021年7月9日我院门诊就诊。刻下：疲乏困倦，寐尚可，大便可，舌尖边红，苔白腻，脉弦数。中医诊断：虚劳证，证属气虚肝郁，治以健脾疏肝。处方：柴胡10 g，白芍15 g，枳壳10 g，炙甘草6 g，太子参15 g，白术10 g，茯苓15 g，醋鳖甲20 g，三棱10 g，三七10 g，香附10 g，素馨花10 g，佛手10 g。

二诊：药后疲劳困倦减轻，纳差，舌淡红苔薄白，脉细滑弦，诊断、证、治则同前，处方：柴胡10 g，白芍15 g，枳壳10 g，炙甘草6 g，太子参15 g，白术10 g，茯苓15 g，醋鳖甲20 g，三七10 g，佛手10 g，芡实15 g，莲子15 g，酸枣仁15 g。

7.口腻　是指口中黏腻，味觉不佳。口味的正常与否，与脾有着密切关系，故《灵枢·脉度》说："脾气通于口，脾和则口能知五谷矣。"本症不论在外感时病或内伤杂病过程中，均能出现，多属湿证。

患者，女，48岁。1998年12月5日初诊。患者平素饮食不节，过食生冷肥甘之物。近1周出现口中黏腻不爽，伴身体倦怠，胃脘满闷，饮食无味，口淡不渴，大便稍溏。察舌质淡胖，边有齿印，苔白腻，脉濡缓。四诊合参，证属寒湿困脾，治以芳香化浊，健脾燥湿，给予平胃散加减化裁治疗，方药如下：苍术12 g，厚朴、陈皮、藿香、佩兰各9 g，薏苡仁、茯苓、白术各15 g，白豆蔻6 g（后下），甘草3 g。服药3剂后，口中黏腻不爽、身体倦怠、胃脘满闷减轻，纳食渐香，腻苔渐化，大便已实。效不更方，续服3剂，减去七八，再进3剂，诸症悉除。

8.口淡　是指口中味觉发淡，食不鲜美。既可见于急性疾病过程中，又可见于内伤杂病等慢性疾患中，但病变性质多属寒证、虚证，病位主要在脾，次在胃，后期还可损及于肾。

患者，男，36岁，河南省郑州人。腿足筋骨疼痛已多天。口淡无味，咽干口渴，食欲缺乏，大便不调，舌尖红，舌苔黄，脉沉迟。经多个医院治疗效果不佳。辨证:寒湿滞于经络,气血运行不畅。治疗:健脾除湿,舒筋活血。方药:当归20 g,白芍30 g,川芎10 g,熟地黄30 g,丹参10 g,伸筋草10 g,木瓜15 g,木香6 g,薏苡仁30 g,山药10 g,茯苓10 g,泽泻10 g,生黄芪10 g,牛膝6 g,砂仁6 g,陈皮6 g,甘草6 g,红糖15 g,黄酒15 g(引)。水煎服,5剂。

复诊:疼痛减轻,诸症渐消。改方用:当归15 g,熟地黄10 g,白芍60 g,杞果10 g,破故纸10 g,木瓜15 g,牛膝10 g,薏苡仁60 g,泽泻10 g,黄芪10 g,陈皮10 g,山楂10 g,甘草6 g。红糖、黄酒引,5剂。

三诊:疼痛已消,遇冷天时有发作。处方:当归10 g,白芍30 g,川芎10 g,熟地黄30 g,薏苡仁30 g,丹参15 g,黄芪10 g,玉竹20 g,牛膝10 g,木瓜15 g,没药10 g,陈皮10 g,甘草6 g,莲子10 g(为引)。服5剂痊愈。

9.口甜 又称口甘,《内经》则称为"脾瘅",是指口中有甜味的感觉,晨起时尤为明显。多见于夏秋季节,特别是夏令湿盛之时。病变性质多属湿证,有湿甚于热、热甚于湿之分。

患者,男,31岁。患口甜症,半年不已,终日口泛甜味,小便黄赤,夜寐不安。1969年9月4日初诊,投以佩兰叶15 g,黄连5 g,栀子10 g,白术15 g,云苓15 g,猪苓10 g,泽泻10 g。连服10剂,口甜基本消失,仅在饭后稍觉口甜而已,小便转清,夜寐渐安,守上方再进5剂而痊愈。

10.纳呆 又称胃呆,是指胃的受纳功能失常,食欲减退,甚至厌食。病变主要在胃,其次在脾,因脾主运化,运化失常,影响胃之受纳。常见病因可见于食积,或湿邪内盛,或各种原因所致的脾胃虚弱所致。

患者,女,42岁,郑州市人,2015年4月10日初诊。主诉:头晕伴食欲缺乏1年余,加重20 d。现病史:患者自述1年前因琐事与家人发生争执,精神抑郁不畅,自感头晕,有闷胀感,晨重暮轻,呈发作性,每周发作 3~4 次,每次症状发作持续十几小时,严重时可数天不见好转,劳累及情绪激动时加重,平时食欲欠佳,少有饥饿感。刻下症:头晕,闷胀不适,眠差,口干苦,烦躁易怒,食欲差,饮食量少,大便干结,2 d 一行。舌质红、苔薄黄、脉弦细。西医诊断:心因性眩晕。中医诊断:眩晕。辨证:肝郁化热,胃失和降。治法:疏肝清热和胃。处方:丹栀逍遥散加远志、茯神、决明子,方药组成:柴胡 12 g,生白术 9 g,当归 12 g,白芍 12 g,牡丹皮 12 g,栀子 12 g,远志 12 g,茯神 12 g,决明子 30 g,生甘草 6 g。10 剂,水煎服,每日 1 剂,早晚 2 次分用。

2015 年 4 月 23 日二诊:情绪稳定,偶有烦躁,头晕胀闷较前减轻,自述头目不清,自感眼睛胀痛不适,羞明多泪,视物模糊,胃纳差情况无改善,诸味厌恶,体瘦乏力。舌质暗红、苔黄,脉弦细。因患者眼部不适,中药在原方基础上加谷精草 30 g,并对患者进行心理疏导,减轻其不安情绪。嘱其继服 15 剂,不适随诊。

2015 年 5 月 15 日三诊:患者 20 余天食欲改善尤为明显,胃纳大开,体重增加约 4 kg,眠可,二便调。因担心变胖影响体形,提出调方以控制食欲。笔者审视处方,认为全方以疏肝清热和胃为主先调理气机,无特意用消导之药,二诊仅加一味谷精草,也专精于眼疾。考虑该患者既往纳呆改善和谷精草有一定相关性,又患者眼部症状也改善,此次调药后去谷精草。服用 7 剂后纳呆症状重新出现,考虑患者肝郁已解,原方中遂又再加谷精草,将剂量调整为 15 g,去决明子、丹皮、栀子,后继服 20 余剂,诸症皆消。

11.善饥　又称善食易饥,是指食后不久即饥饿,饥而能食,食量超过常人。善食易饥之人,多数形体消瘦,这是善饥症的特征。病因多为胃中热盛所致,另外也可见于胃气衰败,多为急性疾病的急剧恶化时。

患儿,女,1 岁。因食欲旺盛、消谷善饥、夜不能寐 1 年前来就诊。于 2016 年 2 月开始出现多食易饥表现,喜食蛋糕等甜食,但过食则容易脐周腹痛而夜不能寐、情绪激动烦躁,偶见四肢少量小红疹,平日除多食易饥之外,急躁易怒,外出游玩多要家长背抱。西医检查:超声提示有少量肠道胀气,其他各项均无明显异常。多方求治效微。初诊(2017年4月22日):腹部脐周胀满、夜不能寐,饮食偏嗜、易怒、磨牙,身体四肢偶见红色少量痒疹,口有异味,大便干,排便难,面色偏青泛黄,体型偏瘦,不语,舌红苔少,脉沉细,指纹淡紫。辨证:肝气横逆、胃强脾虚。治以疏肝健脾,调和营卫。处以银台芍六君子汤加味:银柴胡6 g,台乌4 g,白芍6 g,太子参8 g,白术8 g,茯苓6 g,炙甘草4 g,化橘红3 g,京半夏5 g,木香4 g,白豆蔻4 g,炒麦芽6 g,焦山楂6 g,神曲6 g,炒鸡内金5 g,火麻仁4 g,大枣3 g,徐长卿5 g,千里光5 g。5剂,剂型为中药免煎颗粒,每剂分为4袋,3次/d,每次服用1袋,餐后1 h 10 mL温开水冲服。

二诊(2017年4月29日):患儿睡眠时长增加,磨牙次数减少,身上已无痒疹。但食欲较之前大增,且性急易怒,大便软,略有不成形,舌淡苔少。说明肝气有所舒,但胃火偏盛,消谷善饥。仍用银台芍六君子汤,去上方健脾消食、祛风止痒之药,变化处方为:银柴胡6 g,台乌4 g,白芍6 g,太子参8 g,白术8 g、茯苓6 g、炙甘草4 g、化橘红3 g、京半夏5 g、炒枣仁6 g、合欢花6 g、淮山药6 g、藿香6 g,佩兰5 g,公丁香1.5 g。3剂,嘱4 d后再来复诊。

三诊(2017年5月2日):患儿食欲稍减,睡眠时间较前增加,已无磨牙,但仍容易食过量腹痛,仍有性急易怒症状,说明药已中的。守上方,更服3剂,4 d后再来复诊。

四诊(2017年5月6日):患儿食欲稍减,情绪急躁易怒有所缓,每晚睡眠时间稍好转,但对于难以消化的食物仍有食后脐周疼痛症状,大便软,舌淡苔少。守上方,更服3剂,4 d后再来复诊。

五诊(2017年5月9日):患儿食欲稍减,每晚睡眠时间增加,但日间睡眠易醒,已无食后脐周疼痛症状,情绪急躁易怒减轻,大便软,舌淡苔少,患儿母亲自述患儿开始有味觉、知药味,精神转好,体力有增加,能连续在小区里自行游玩3 h。守上方,加防风6 g,薏苡仁10 g,大枣6 g,芡实8 g,2剂。

12.吞酸　是指胃中及食管内时时有酸味,咯之不得上,咽之不得下,且有烧灼感。病变主要在胃,由胃中酸腐之气上逆所致。临证可由外感寒邪,侵袭于胃,中阳被遏所致;或暑天湿邪相夹入侵,伤及胃腑;或暴饮暴食,壅阻胃腑;或脾虚痰无以运化,停伏于胃等所致。

患者,女,60岁。2000年3月2日初诊。吞酸反复发作30年,曾服中药多剂,西药多种(具体药物不详),于1998年在邢台矿务局总医院作纤维胃镜示:反流性食管炎,胃窦炎。因闻1例患者治愈,特前来就诊。吞酸、胃灼热、食管部灼热疼痛,口干、口苦、胃脘畏寒,四肢乏力,食后气短,平素倦怠、嗜卧、汗出较多,便溏,溺赤,舌暗红、苔薄白,脉沉弱。辨证:脾虚中寒,肝经有热,寒热互结。处方:乌梅20 g,细辛6 g,黄连2 g,干姜、桂枝、当归、川花椒、人参各10 g,附子(先煎)、黄柏、吴茱萸各8 g。

二诊:2000年3月6日。吞酸、胃灼热、食管灼热疼痛已减大半,口苦、口干基本消失。体力及精神也较前大有好转,便成形。继上方4剂。

三诊:2000年3月11日。诸症继续明显减,舌淡红、苔薄白,脉较前有力。上方减川花椒,加黄芪20 g,白术10 g,5剂,水煎服。2000年10月份随访患者,自诉偶发吞酸,但症极轻微,可自行缓解,余无不适。

13.嘈杂 又称心嘈,是指胃中似饥非饥,似痛非痛,且有热辣不适感。病位在胃,发病原因常与脾、肝、胆及血虚有关。临床以实证、热证为多,虚证、寒证较少见。可由饮食不节,脾胃运化失常,聚湿成痰,湿痰阻于脾胃,久而化热;或情致不舒,肝气失畅,横逆犯胃;或吐下泻太过,伤及脾胃;或失血之后,营阴不足等所致。

患者,男,30岁,6月10日初诊。胃脘不适、嘈杂、纳差3个月。曾在某医院做胃镜等检查,确诊为萎缩性胃炎,用胃复安、维酶素及清热和胃中药治疗近1个月未效。诊见:形体消瘦,胃脘不适,嘈杂似饥,不思饮食,恶心欲吐,口干咽燥,时嗳气,大便偏干,舌红、少苔,脉细。中医诊断:嘈杂。西医诊断:萎缩性胃炎。证属胃阴不足,胃气上逆。治以滋阴清热,降逆和胃。方用麦门冬汤加减。

处方:麦冬30 g,姜半夏8 g,太子参20 g,佛手10 g,麦芽、白芍各12 g,炙甘草、绿梅花各5 g。每天1剂。水煎服。连服7剂,形体丰,复查胃镜示慢性浅表性胃炎。随访2年未见复发。

14.嗳气 古代称为"噫",是指胃气上逆,嗳声响彻于口,或频频而作,或偶然所发。病变主要在胃,发病原因与肝气不和,或脾气不足有关。平时偶然嗳气,往往属于胃气一度失降,一般无须治疗,待胃气自然顺和即愈;如反复发作,或嗳气频繁,则应及时治疗。

患者,女,48岁,2007年7月3日初诊。主诉:嗳气、泛酸、口苦,大便日2~3次、量少不畅,舌质淡红,苔黄,脉细弦。胃镜检查示中度慢性浅表性胃炎,幽门螺杆菌阳性;子宫肌瘤术后。处方:旋覆花10 g,代赭石15 g,党参15 g,半夏12 g,青、陈皮各6 g,大腹皮30 g,黄芩、黄连各2 g,蒲公英12 g,白芍30 g,煅瓦楞40 g,生姜3片,7剂。

二诊(7月10日)嗳气泛酸止;大便通畅。大便虽然日2~3次,但量少而不畅,乃积滞在肠,导致胃气上逆。故治疗用旋覆代赭汤和胃降逆,加大剂量大腹皮通肠腑之滞。大便通畅,则嗳气泛酸止。

(八)证候鉴别

脾胃病证,皆有寒热虚实之不同。脾的病变主要反映在运化功能的失常和统摄血液功能的障碍,以及水湿潴留、清阳不升等方面;胃的病变主要反映在食不消化,胃失和降,胃气上逆等方面。脾胃及经脉病证所致的症状与体征,前文多有叙述,脾病常见腹胀腹痛、泄泻便溏、浮肿、出血等症。胃病常见脘痛、呕吐、嗳气、呃逆等症。此节总结归纳补充前文,将脾胃病证常见证候叙述如下:

1.脾气虚证 脾气虚证,是指脾气不足,运化失健所表现的证候。多因饮食失调,劳累过度,以及其他急慢性疾患耗伤脾气所致。

(1)临床表现:纳少腹胀,饭后尤甚,大便溏薄,肢体倦怠,少气懒言,面色萎黄或㿠白,形体消瘦或浮肿,舌淡苔白,脉缓弱。

（2）证候分析：本证以运化功能减退和气虚证共见为辨证要点。脾气虚弱，运化无能，故纳少，水谷内停则腹胀，食入则脾气亦困，故腹胀尤甚。水湿不化，流往肠中，则大便溏薄。

脾气不足，久延不愈，可致营血亏虚，而成气血两虚之证，则形体逐渐消瘦，面色萎黄。舌淡苔白，脉缓弱，是脾气虚弱之征。

患者，女，5个月。自汗盗汗、烦躁易惊、夜寐欠安、乳食难进、大便溏薄，病已月余。毛发稀少，舌淡苔薄，指纹浅淡，查尿钙（-）。诊断为维生素D缺乏性佝偻病（中医：维生素D缺乏性佝偻病），肺脾气虚证。治以健脾益气，补肺固表。黄芪12 g，白术6 g，防风10 g，生龙骨、生牡蛎各10 g，陈皮5 g，当归5 g。水煎服，每日1剂。连进2剂，汗出减少，夜寐渐安，乳食增加，便已成形。上方继进4剂后复查尿钙（++），除毛发稀少外，诸症悉除，随访半年未见异常。

2.脾阳虚证　脾阳虚证，是指脾阳虚衰，阴寒内盛所表现的证候。多由脾气虚发展而来，或过食生冷，或肾阳虚，火不生土所致。

（1）临床表现：腹胀纳少，腹痛喜温喜按，畏寒肢冷，大便溏薄清稀，或肢体困重，或周身浮肿，小便不利，或白带量多质稀，舌淡胖，苔白滑，脉沉迟无力。

（2）证候分析：本证以脾运失健和寒象表现为辨证要点。脾阳虚衰，运化失健，则腹胀纳少。中阳不足，寒凝气滞，故腹痛喜温喜热。阳虚无以温煦，所以畏寒而四肢不温。水湿不化流注肠中，故大便溏薄较脾气虚更为清稀，甚则完谷不化。中阳不振，水湿内停，膀胱气化失司，则小便不利；流溢肌肤，则肢体困重，甚则全身浮肿；妇女带脉不固，水湿下渗，可见白带清稀量多。舌淡胖苔白滑，脉沉迟无力，皆为阳虚湿盛之征。

患者，男，53岁。1983年4月21日初诊。自诉近2个月来口咽干燥，需频频饮水，迟则燥渴难，饮至腹胀仍觉口渴，昼夜饮水约七八暖瓶，小便清长，舌微红，苔白腻，脉濡数。查：空腹血糖10.8 mmol/L，尿糖阴性。曾服清热养阴、生津止渴中药50余剂不效。证当属湿热为患,应燥、化同施,方选平胃散和三仁汤化裁。服3剂后来诊。口渴干燥益甚,要求更法治之,拟苓桂术甘汤主之:茯苓30 g,桂枝9 g,白术9 g,甘草3 g。嘱先服1剂,观察病情。翌日来诉,口渴似有减轻,继服4剂证除。

3. 中气下陷证 中气下陷证,是指脾气亏虚,升举无力而反下陷所表现的证候。多由脾气虚进一步发展,或久泄久痢,或劳累过度所致。

(1)临床表现:脘腹重坠作胀,食后尤甚,或便意频数,肛门坠重;或久痢不止,甚或脱肛;或子宫下垂;或小便浑浊如米泔。伴见气少乏力,肢体倦怠,声低懒言,头晕目眩。舌淡苔白,脉弱。

(2)证候分析:本证以脾气虚证和内脏下垂为辨证要点。脾气上升,能升发清阳和升举内脏,气虚升举无力,内脏无托,故脘腹重坠作胀食入气陷更甚,脘腹更觉不舒。由于中气下陷,故时有便意,肛门坠重,或下利不止,肛门外脱。脾气升举无力,可见子宫下垂。脾主散精,脾虚气陷致精微不能正常输布而反下流膀胱,故小便浑浊如米泔。中气不足,全身功能活动减退,所以少气乏力,肢体倦怠,声低懒言。清阳不升则头晕目眩。舌淡苔白,脉弱皆为脾气虚弱的表现。

患者,女,34岁,已婚,干部。系地质测量者,长期在野外工作,身体健康。1972年开始体力减弱,1973年7月流产,更觉体力不支,头眩,低热,畏冷,自汗,背部汗多,每日更衣数次,疲劳,痴睡,食欲一般,小腹有下坠感,时欲大便,但量少不畅,夜尿2~3次,清长,脉象浮大而软,舌质淡,苔薄白。证属脾阳虚衰,中气下陷,拟温阳益气,甘温除热,用补中益气汤加味:西党参15 g,炙甘草6 g,白术20 g,当归6 g,陈皮6 g,升麻6 g,红柴胡6 g,黄芪15 g,防风10 g,附片3 g。5剂后低热退,汗止,头晕及小腹坠胀感减轻。守原方加半夏6 g,天麻5 g,5剂。继用补中益气丸调理善后。

4. 脾不统血证 脾不统血证,是指脾气亏虚不能统摄血液所表现的证候。多由久病脾虚或劳倦伤脾等引起。

(1)临床表现:便血,尿血,肌衄,齿衄,或妇女月经过多,崩漏等。常伴见食少便溏,神疲乏力,少气懒言,面色无华,舌淡苔白,脉细弱等症。

(2)证候分析:本证以脾气虚证和出血共见为辨证要点。脾有统摄血液的功能,脾气亏虚,统血无权,则血溢脉外,溢于肠胃,则为便血;渗于膀胱,则见尿血;血渗毛孔而出,则为肌衄;由齿龈而出,则为齿衄。脾虚统血无权,冲任不固,则妇女月经过多,甚或崩漏。食少便溏,神疲乏力,少气懒言,面色无华,舌淡苔白,脉细弱等症,皆为脾气虚弱之症。

　　患者,男,10岁,反复便血5月余。患者5个月前出现便血,色黯,于当地医院就诊,行肠镜检查提示肠内多发溃疡,具体治疗不详。现症见:时有便血,色黯,大便质软不成形,腹隐痛,纳呆,神疲乏力,面黄,寐可,小便可,舌淡,苔薄白,脉细弦。外院肠镜检查提示肠内多发溃疡。中医诊断为便血,脾不统血证。西医诊断为溃疡性结肠炎。治法益气生血,健脾养心:炙黄芪15 g,白术10 g,白参5 g,甘草10 g,当归15 g,茯苓15 g,酸枣仁15 g,仙鹤草10 g,地榆10 g,赤芍10 g,14剂,每日一剂。

　　二诊:2018年8月17日。服药后偶有便血,色稍黯,大便成形质软,腹痛较前发作减少,无神疲乏力,仍纳呆,寐可,小便调。舌淡红,苔薄白,脉细。气虚血亏日久,脾失健运,化源不足。上方有效,守方加大枣、木香、山楂。

　　三诊:2018年8月24日。服药期间便血未再发作,大便成形,1 d 1解,无腹痛,无乏力纳呆。舌淡红,苔薄白,脉细弦。上方有效,去赤芍以防活血太过损伤肠络。

5.寒湿困脾证　寒湿困脾证,是指寒湿内盛,中阳受困而表现的证候。多由饮食不节,过食生冷,淋雨涉水,居处潮湿,以及内湿素盛等因素引起。

(1)临床表现:脘腹痞闷胀痛,食少便溏,泛恶欲吐,口淡不渴,头身困重,面色晦黄,或肌肤面目发黄,黄色晦暗如烟熏,或肢体浮肿,小便短少。舌淡胖苔白腻,脉濡缓。

(2)证候分析:本证以脾的运化功能发生障碍和寒湿中遏的表现为辨证要点。寒湿内侵,中阳受困,脾气被遏,运化失司,故脘腹痞闷胀痛,食欲减退。湿注肠中,则大便溏薄。胃失和降,故泛恶欲吐。寒湿属阴邪,阴不耗液,故口淡不渴。寒湿滞于经脉,故见头身困重。

湿阻气滞,气血不能外荣,故见面色黄晦。脾为寒湿所困,阳气不宣,胆汁随之外泄,故肌肤面目发黄,黄色晦暗如烟熏。湿泛肌肤可见肢体浮肿;膀胱气化失司,则小便短少。舌淡胖苔白腻,脉濡缓,皆为寒湿内盛的表现。

患者,男,36 岁,退役军人,身高 175 cm,体重 78 kg,主要症状是:全天口苦,神疲乏力半年。喜欢吃饼,馒头,干拌面,最近 2 d 大便有点稀,不是溏稀,小便不黄,全天感觉口苦,神疲乏力。舌质红,苔腻微黄白。以平胃散合柴胡舒肝散合二陈汤加减健脾除湿化痰,疏肝理气,宽中泄火。苍术 12 g,炒白术 12 g,厚朴 10 g,半夏 10 g,黄芩 10 g,陈皮 10 g,香附 10 g,白芷 10 g,金钱草 10 g,砂仁 6 g,茯苓 15 g,柴胡 10 g,防风 10 g,郁金 10 g,中药 3 剂,一剂 2 d,水煎服。嘱:砂仁为芳香之药,后下。禁忌辛辣刺激性食物、酒等。上方服 1 周。服药后,患者明显好转,舌苔好转,继续服用上方。

6. 湿热蕴脾证　湿热蕴脾证,是指湿热内蕴中焦所表现的证候。常因受湿热外邪,或过食肥甘酒酪酿湿生热所致。

(1)临床表现:脘腹痞闷,纳呆呕恶,便溏尿黄,肢体困重,或面目肌肤发黄,色泽鲜明如橘子,皮肤发痒,或身热起伏,汗出热不解。舌红苔黄腻,脉濡数。

(2)证候分析:本证以脾的运化功能障碍和湿热内阻的症状为辨证要点。湿热蕴结脾胃,受纳运化失职,升降失常,故脘腹痞闷,纳呆呕恶。脾为湿困,则肢体困重。湿热蕴脾,交阻下迫,大便溏泄,小便短赤。湿热内蕴,熏蒸肝胆,致胆汁不循常道,外溢肌肤,故皮肤发痒,面目肌肤发黄,其色鲜明如橘子。湿遏热伏,热处湿中,湿热郁蒸,故身热起伏,汗出而热不解,舌红苔黄腻,脉濡数,均为湿热内盛之象。

患者,男,30 岁,2004 年 6 月 24 日初诊。患者患胃病 10 年,平时反复胃脘疼痛。曾在院外行胃镜检查,诊断为"慢性胃炎,十二指肠球部溃疡"。初诊:饥时胃痛,少灼热,得食则舒,知饥纳可,寐差,睡 6～7 h/夜,多梦,咽痒,口干渴,少痰,二便正常,舌质红,苔黄腻,咽红,脉细缓。诊断为胃痛,脾胃湿热证(慢性胃炎、十二指肠球部溃疡)。患者素体脾胃虚弱,运化失常,导致湿阻热生,湿热中阻,气机郁滞,故出现胃脘疼痛。治法:急则治标,先予理脾清化,调气舒络,散瘀安神。方拟清化饮加减。处方:茵陈 10 g,生扁豆 12 g,黄连 3 g,龙牡各 15 g,生薏苡仁 15 g,琥珀 3 g,赤芍 9 g,茯苓 15 g,厚朴花 6 g,佩兰叶 9 g,白蔻 4.5 g,马勃 4.5 g,7 剂。新癀片 5 片/d,溶于 200 mL 凉开水中,漱咽,每日 3 次。

2004 年 7 月 1 日复诊:咽痒已除。饥时胃脘稍痛,寐多梦,知饥纳少,二便正常,舌质红,苔薄黄腻,脉细缓。守前方去马勃,连服 24 剂。

2004 年 7 月 23 日诊:胃痛时发时止,知饥纳可,夜寐多梦,小便正常,大便时不成形,小腹闷胀不舒。舌质红,苔薄黄腻,脉细。此乃脾胃湿热,下注大肠。治疗在理脾清化的基础上佐以清敛。上方加仙鹤草 20 g、地榆炭 12 g,增减服用 34 剂。

2005 年 1 月 14 日诊:饥时胃痛复作,得食稍舒,知饥纳少,寐可多梦,时大便不成形,日二行,小便正常。舌质红暗,苔薄黄腻,脉细缓。胃镜示:胃十二指肠球部复合性溃疡 A2,即胃窦小弯侧、大弯侧多发性溃疡,0.4 cm×0.6 cm;十二指肠球部 0.4 cm。治拟理脾清化,调气散瘀。处方:茵陈 10 g,生扁豆 12 g,黄连 3 g,龙牡各 15 g,生薏苡仁 15 g,赤芍 9 g,厚朴花 6 g,佩兰叶 9 g,白蔻 4.5 g,仙鹤草 20 g,莪术 10 g,苍术 10 g,地榆炭 9 g,10 剂。

2005 年 1 月 28 日诊:胃痛基本缓解,偶尔胃脘不舒,知饥,纳寐尚可,多梦,人便已成形,小便正常,舌质红,苔黄腻,脉细缓。守前方去仙鹤草、苍术、地榆炭,加琥珀 3 g,改生薏苡仁 20 g。10 剂。

7. 胃阴虚证　胃阴虚证,是指胃阴不足所表现的证候。多由胃病久延不愈,或热病后期阴液未复,或平素嗜食辛辣,或情志不遂,气郁化火使胃阴耗伤而致。

(1)临床表现:胃脘隐痛,饥不欲食,口燥咽干,大便干结,或脘痞不舒,或干呕呃逆,舌红少津,脉细数。

(2)证候分析:本证以胃病的常见症状和阴虚证共见为辨证要点。胃阴不足,则胃阳偏亢,虚热内生,热郁胃中,胃气不和,致脘部隐痛,饥不欲食。

胃阴亏虚,上不能滋润咽喉,则口燥咽干;下不能濡润大肠,则大便干结。胃失阴液滋润,胃气不和,可见脘痞不舒,阴虚热扰,胃气上逆,可见干呕呃逆。舌红少津,脉象细数,是阴虚内热的征象。

患者,女,86岁,因"反复咳嗽、咳痰伴心累气紧20年,加重3 d"就诊。入院前20年,患者因受凉后反复出现咳嗽、咳痰,痰量少,呈白色黏稠状,无气喘,无咯血、盗汗。予以祛痰、镇咳、抗感染后症状好转。此后每年发作2~3次,每次持续3个月以上,且逐年加重。3 d前患者因天气寒冷感咳嗽、咳痰加重,以夜间更甚,痰少,不易咯出,呈白色黏痰,伴冒酸、呃逆,口干,欲饮水,胃部隐痛不适。精神较差,睡眠差,纳差,大便3~4 d一次,干燥难解,小便略频。舌体略瘦,舌质红,光滑无苔。脉细数。既往有"慢性阻塞性肺疾病、冠心病、高血压、高脂血症"病史。中医诊断为肺胀,治以滋养肺胃,降逆和中,麦冬90 g,人参15 g,党参30 g,法半夏15 g,山药50 g,炙甘草15 g,大枣30 g,生姜15 g,中药5剂,每天1剂,每日3次,口服。

7日后二诊,患者心累、气紧、咳嗽、咳痰及冒酸、呃逆等整体症状较前明显好转,食欲增加,但凌晨2~3点感冒酸、呃逆,有烧灼感至咽喉部。大便略偏稀,小便可。舌体略瘦,质淡、嫩红,少津少苔(较之前舌面可见少许薄白苔),脉弦细数。患者治疗效果明显,故效不更方,继续予以原方。

8.食滞胃脘证　食滞胃脘证,是指食物停滞胃脘不能腐熟所表现的证候。多由饮食不节,暴饮暴食,或脾胃素弱、运化失健等因素引起。

(1)临床表现:胃脘胀闷疼痛,嗳气吞酸或呕吐酸腐食物,吐后胀痛得减,或矢气便溏,泻下物酸腐臭秽,舌苔厚腻,脉滑。

(2)证候分析:本证以胃脘胀闷疼痛,嗳腐吞酸为辨证要点。胃气以降为顺,食停胃脘胃气郁滞,则脘部胀闷疼痛。胃失和降而上逆,故见嗳气吞酸或呕吐酸腐食物。吐后实邪得消,胃气通畅,故胀痛得减。食浊下移,积于肠道,可致矢气频频,臭如败卵,泻下物酸腐臭秽,舌苔厚腻,脉滑为食浊内积之征。

患者,女,8 岁,1997 年 1 月 17 日诊。患儿 2 个月前因过食生冷后觉胃脘部疼痛,先后在某综合性医院门诊、住院治疗,均未做出明确诊断,对症治疗效果不明显,遂来我院门诊部就诊。见患儿精神不振,疼痛发作时欲呕,食欲下降,大便较干,舌质稍淡,舌苔薄黄,两脉弦紧。诊断为胃脘痛,寒郁气滞,治以散寒行气,紫苏梗 9 g,广木香 9 g,高良姜 6 g,沉香 6 g,砂仁 6 g,炒香附 10 g,当归 10 g,丹参 10 g,檀香 3 g,陈皮 3 g,姜竹茹 3 g,白豆蔻 15 g,神曲 15 g,2 剂。

二诊:服药 1 剂后复诊。呕吐消失,大便通畅,腹痛减,口微苦,余如前,效不更方,略施化裁。上方去砂仁、陈皮、姜竹茹,加川木通、白芍、黄芩,嘱服 4 剂。

1 月 26 日三诊:腹痛续减,精神转佳,此中阳已运,气血渐调。于上方增开胃之品,继服 2 剂。

1 月 30 日四诊:疼痛已消,饮食增加,唯感身倦乏力。病欲愈,更添益气之品收全功。

9.胃寒证　胃寒证,是指阴寒凝滞胃腑所表现的证候。多由腹部受凉,过食生冷,过劳倦伤,复感寒邪所致。

(1)临床表现:胃脘冷痛,轻则绵绵不已,重则拘急剧痛,遇寒加剧,得温则减,口淡不渴,口泛清水,或恶心呕吐,或伴见胃中水声漉漉,舌苔白滑,脉弦或迟。

(2)证候分析:本证以胃脘疼痛和寒象共见为辨证要点。寒邪在胃,胃阳被困,故胃脘冷痛。寒则邪更盛,温则寒气散,故遇寒痛增而得温则减。胃气虚寒,不能温化精微,致水液内停而为水饮,饮停于胃,振之可闻胃部漉漉水声,水饮不化随胃气上逆,可见口淡不渴,口泛清水,或恶心呕吐,舌苔白滑,脉弦或迟是内有寒饮的表现。

患者,女,54 岁,2019 年 6 月 1 日初诊。诉胃脘不舒,凉甚,夏季若从空调室内至屋外,则感口中发凉,呼出气息亦感凉意。闻及烟味甚则从吸烟者旁边经过,即感舌咽至胃部明显不舒。食纳一般,口苦,二便调,夜休可。脉缓苔薄白。诊断:胃寒证;辨证:脾胃虚寒;治疗:调理气机,温中散寒,方药半夏泻心汤加味:黄连6 g、黄芩10 g、姜半夏10 g、太子参15 g、干姜5 g、厚朴10 g、枳实15 g、醋延胡索15 g、白及10 g、连翘12 g、桂枝10 g、防风10 g,甘草6 g,10剂。

二诊(2019年6月15日):药后胃凉及闻及烟味胃脘不舒感消失,时有烘热汗出(去年绝经,有烘热汗出但较轻),余无特殊不适。脉缓,苔薄白,舌边齿痕。予上方加龙骨15 g、苍术6 g,7剂。

三诊(2019年6月22日):上诊胃凉及胃不适感已无,近1周未反复。天气转凉则汗少。前几日咽喉肿痛,左耳堵、嗡鸣,自服黄连上清丸2 d,缓解。脉缓苔薄白,舌边齿痕较前少。予上方加茯苓15 g,女贞子15 g,7剂。

10. 胃热证 胃热证,是指胃火内炽所表现的征候。多因平素嗜食辛辣肥腻,化热生火,或情志不遂,气郁化火,或热邪内犯等所致。

(1)临床表现:胃脘灼痛,吞酸嘈杂,或食入即吐,或渴喜冷饮,消谷善饥,或牙龈肿痛齿衄口臭,大便秘结,小便短赤,舌红苔黄,脉滑数。

(2)证候分析:本证以胃病常见症状和热象共见为辨证要点。热炽胃中,胃气不畅,故胃脘灼痛。肝经郁火横逆犯胃,则吞酸嘈杂,呕吐,或食入即吐。胃热炽盛,耗津灼液,则渴喜冷饮;功能亢进,则消谷善饥。胃络于龈,胃火循经上熏,气血壅滞,故见牙龈肿痛,口臭。血络受伤,血热妄行,可见齿衄。热盛伤津耗液,故见大便秘结,小便短赤。舌红苔黄,脉滑数为胃热内盛之象。

患者,男,19岁,学生,2016年8月底,患者因暑假结束,尚未开学,提前到学校,连续3 d中午、晚上都吃烧烤和麻辣火锅,于前天突发胃脘疼痛,烧灼嘈杂难忍,至某大医院诊为急性胃炎,连输2 d消炎药,病情丝毫未见好转,至我处求中医治疗,诊时见患者面红,喝冷饮都不解其渴,口臭,大便干结难解,烦热不宁,周身皮肤也灼红,舌质红,苔黄腻,脉洪大有力且弦。此贪食高热辛辣之食品,胃有蕴热不退,治当清泄胃热泻火。药用:生石膏、知母、竹叶、大黄、芒硝、陈皮、枇杷叶、黄连、枳实、槟榔、土茯苓、茯苓等,5 帖。

二诊,上方 5 帖之后胃脘灼热疼痛已减大半,但仍有灼热,疼痛感,面红肤红已得到明显好转,舌质红,苔薄白,脉细数,此热势已去大半,已显热蕴伤阴证象,当清热与滋阴并举。药用:生石膏、知母、竹叶、北沙参、石斛、生地黄、西洋参、元参、枇杷叶、竹茹、蒲公英、土茯苓、茯苓等,7 帖。

三诊:胃部已无明显灼热疼痛感,口干欲饮,欲冷饮已不明显,大便已不干结,舌质嫩红少苔,脉细,当进一步养阴消炎。药用:石斛、北沙参、麦冬、生地、西洋参、土茯苓、山药、枇杷叶、竹茹、桃仁、红花、茯苓等,7 帖。

四诊:患者已无明显不适,基本康复,上方略有出入,增加一些健脾药,予 7 帖进一步调理,以巩固疗效。

第四节　脾胃病证的治则与治法

脾胃病证的治则与治法,历代医家颇多创建,积累了多种治疗方法与具体的治疗原则,以及大量的有效方药,内容极其丰富。为现代脾胃经脉病证的治疗奠定了基础。近代亦颇多创新,为脾胃及经脉病证的防治,提供了有效的方法与方药,使临床疗效有了进一步提高。

所谓治则,即治疗原则。是对某一大类病证,根据其脏腑特性、结构与生理功能、病因病机特点,拟定的总的指导性原则。

治法是在一定治则指导下制订的针对疾病与证候的具体治疗大法、治疗方法和治疗措施。其中治疗大法是针对一类相同病机的证候而确立的,如汗、吐、下、和、清、温、补、消法等八法,其适应范围相对较广,是治法中的较高层次。治疗方法是在治疗大法限定范围之内,针对某具体证候所确立的具体治疗方法,如辛温解表、镇肝息风、健脾利湿等,它可以决定选择何种治疗措施。治疗措施,是在治法指导下对病证进行治疗的具体技术、方式与途径,包括药治、针灸、按摩、导引、熏洗等。

一、脾胃病证治则与治法

（一）健脾法

脾胃共处中焦，经脉互为络属，具有表里的关系。脾主运化水谷，胃主受纳腐熟，脾升胃降，共同完成饮食物的消化吸收与输布，为气血生化之源，后天之本，脾又具有统血，主四肢肌肉的功能。

脾喜燥恶湿，内湿、外湿皆易困遏脾气，致使脾气不升，影响正常功能的发挥；胃喜润恶燥，胃病易成燥热之害，胃中津液每多受损，故用苦寒须记中病即止。

1. 益气健脾

（1）病因：多因饮食不节，或劳倦过度，忧思日久，或禀赋不足、素体脾虚，或年老体衰，或久病久耗、调养失慎等。

（2）适应证：本证以运化功能减退和气虚证共见为辨证要点。脾气虚弱，运化无能，故纳少，水谷内停则腹胀，食入则脾气益困，故腹胀尤甚。水湿不化，流往肠中，则大便溏薄。

（3）方例：四君子汤。

患者，男，29 岁，2003 年 11 月 15 日诊。腹泻反复发作 2 年。就诊时症见大便稀油，每日 3～4 次，无便脓血，伴里急后重，腹胀腹痛，便前发作，便后缓解。舌淡苔黄腻，脉弦滑。辨证：泄泻（脾气虚弱）。立法：健脾益气，燥湿止泻。方药：党参 20 g，苍术、白术各 10 g，茯苓 20 g，生甘草 5 g，陈皮 10 g，半夏曲 10 g，厚朴 10 g，赤芍、白芍各 15 g，延胡索 10 g，焦三仙 30 g，鸡内金 10 g，诃子肉 20 g，生黄芪 20 g，丹参 20 g。7 剂后大便较前成形，每日 2 次。随症加减 21 剂，症状缓解。

按语：本病属中医便秘、泄泻范畴，病机也为本虚表实。其本是由于脾胃虚弱，其标或由于湿热内停，或由于寒邪客脾所致，治疗也用四君子汤加减。便秘型肠易激综合征用生白术；实热证加大黄、芒硝、炒决明子；阴虚肠燥证加火麻仁、郁李仁、何首乌、肉苁蓉；泄泻型肠易激综合征用炒白术，并加诃子肉、石榴皮。

2.温中健脾

（1）病因：多由脾气虚进一步发展而来，或久泻久痢，或劳累太过，或妇女孕产过多，产后失于调护等损伤脾气，清阳下陷所致。

（2）适应证：本证以脾运失健和寒象表现为辨证要点。脾阳虚衰，运化失健，则腹胀纳少。中阳不足，寒凝气滞，故腹痛喜温喜热。阳虚无以温煦，所以畏寒而四肢不温。水湿不化流注肠中，故大便溏薄较脾气虚更为清稀，甚则完谷不化。中阳不振，水湿内停，膀胱气化失司，则小便不利；流溢肌肤，则肢体困重，甚则全身浮肿；妇女带脉不固，水湿下渗，可见白带清稀量多。舌淡胖，苔白滑，脉沉迟无力，皆为阳虚湿盛之征。

（3）方例：理中汤。

患者，女，31岁，教师。2019年11月13日初诊。患者3年前结婚后体重逐渐增加，外院诊断：肥胖；高脂血症；脂肪肝。予奥利司他等西药口服后血脂逐渐恢复正常，但体重未见减轻。刻下症见：患者体态肥胖，身高160 cm，体重76 kg，头昏头重，气短懒言，疲乏无力，时有大便稀溏，进食生冷之品后感脘腹冷痛，舌淡胖、苔薄白、舌边齿痕，脉细滑。中医辨证：脾虚湿阻，治法：健脾化湿。予理中丸加减：党参20 g，炒白术、炙甘草各15 g，干姜30 g。共5剂，加蜂蜜300 g制作为丸药，每次1袋（约5 g），每日3次，连续服1个月。服药期间禁食生冷、辛辣之品。

二诊（2019年12月19日）：患者自诉服药后体重减轻5 kg，头昏头重、气短懒言、疲乏无力等症状明显好转。守上方继续治疗2个月。

三诊（2020年3月5日）网络就诊：患者自述服药3个月后体重下降12 kg，现体重64 kg，上述症状消失，纳眠、二便正常。嘱患者再继续服用上方2个月。6月10日随访，体重58 kg，血脂检查已正常。

按语：患者脾虚之症较为明显。理中丸为《伤寒论》中的经典方剂，具有温中祛寒，补气健脾之功，原方改人参为党参，补中益气，培补后天以助运化，和蜂蜜以增强温中补虚之效。脾虚湿阻型肥胖的治疗关键在于健脾以运化水湿，使脾胃得健、方可运化水液,而湿邪自除。适当锻炼,动则生阳,阳气充足,可助水湿运化。

3. 健脾升清

(1)病因:多有脾气虚加重发展而来,或因过食生冷、过用苦寒、外寒直中,久之损伤脾阳;或肾阳不足,命门火衰,火不生土所致。

(2)适应证:本证以脾气虚证和内脏下垂为辨证要点。脾气上升,能升发清阳和升举内脏,气虚升举无力,内脏无托,故脘腹重坠作胀,食入则气陷更甚,脘腹更觉不舒。由于中气下陷,故时有便意,肛门坠重,或下利不止,肛门外脱。脾气升举无力,可见子宫下垂。脾主散精,脾虚气陷致精微不能正常输布而反下流膀胱,故小便浑浊如米泔。中气不足,全身功能活动减退,所以少气乏力,肢体倦怠,声低懒言。清阳不升则头晕目眩。舌淡苔白,脉弱皆为脾气虚弱的表现。

(3)方例:补中益气汤。

患者,女,73岁,2015年3月5日初诊。大便干结2年余,大便5~7 d 1解,每次均需"开塞露"辅助通便,少腹胀,肛门坠胀,时有腰酸,纳食口淡乏味,夜寐安,舌淡苔薄,脉沉。中医辨证:便秘(气虚不运证),治拟益气润肠通便,拟方:升麻、柴胡各5 g,当归10 g,生白术50 g,党参20 g,黄芪30 g,枳壳10 g,郁李仁30 g,制军10 g,附子(先煎)20 g,炙甘草6 g,莱菔子20 g,化橘红3 g,生白芍20 g,桂枝10 g。

服7剂后复诊,大便每日2行,黏滞欠畅,便后乏力,少腹仍胀,矢气后舒,口淡,舌淡苔微腻,脉沉。遵前意,去郁李仁、制军,加槟榔10 g,再服5剂而愈。

按语:《医门棒喝》云:"升降之机者,在于脾土之健运。"患者年老体衰,脾失健运,大肠传导无力,魄门启闭失常,故糟粕内停,大便难解;脾虚下陷,故少腹胀,肛门坠胀,脾阳虚衰则口淡乏味。李东垣《脾胃论》中述:"夫脾胃之虚……怠惰嗜卧,四肢不收,精神不足,两脚痿软……大便难而结秘……当先助元气里治庚辛之不足。"因此治疗以补中益气汤为主,升提中气,恢复中焦升降之功能,使大肠传导有力。伍以桂枝、附子、酒芍温补脾阳,并予枳壳、制君缓急,莱菔子、郁李仁润肠。二诊症见大便已行,但黏滞不畅,便后乏力,可见脾虚仍存,诚如周慎斋所认为的气虚秘:"大便欲去不去,或着而不出。"继续予补中益气汤补气健脾,脾气内充,则大肠传导有力,大便通畅。遵"中病即止",因此去制军峻猛之剂,防止过犹不及,损伤脾阳,换之以槟榔缓泻通便。诸药合参,诸症自除。

4. 温阳健脾止血

(1)病因:多由久病伤气,或忧思日久,劳倦过度,损伤脾气,以致统血失职、血溢脉外所致。

(2)适应证:本证以脾气虚证和出血共见为辨证要点。脾有统摄血液的功能,脾气亏虚,统血无权,则血溢脉外。溢于肠胃,则为便血;渗于膀胱,则见尿血;血渗毛孔而出,则为肌衄;由齿龈而出,则为齿衄。脾虚统血无权,冲任不固,则妇女月经过多,甚或崩漏。食少便溏,神疲乏力,少气懒言,面色无华,舌淡苔白,脉细弱等症,皆为脾气虚弱之症。

(3)方例:黄土汤、归脾汤。

患者,男,66岁。2017年10月9日初诊。主诉:大便出血3d。现病史:患者有内痔病史3年,近日大便出血血色鲜红。刻下症:大便出血,先大便后出血,夜间皮肤瘙痒以致睡眠不佳,身畏寒。大便1日1次,质可,夜尿2次,小便时有困难。舌质黯红,苔根部厚腻,脉细而沉。诊断为便血。证属脾胃虚寒,治法以温阳摄血为主兼以滋阴养血。方用黄土汤,处方:生甘草18 g、生地黄18 g、生白术18 g、炙附子(先煎)10 g、阿胶珠(烊化)18 g、黄芩18 g、伏龙肝(包煎)30 g,7剂,水煎服每剂分早、晚2次温服。

患者二诊(2017年10月16日):诉服药前3d大便依旧出血,血色鲜红,出血量逐日增多。服药第1日至第3日的自测出血量分别约3~5 mL、5~8 mL、8~10 mL。自服药第4日起,出血量逐日减少,大便1日1次,不干不稀,全身畏寒好转。服7剂药后,基本没有便血。随诊2周未复发。

按语:结合脉证,本案患者的病因是老年体虚,脾胃虚寒。脾胃虚则肠之络血不摄,故便血。病性以虚为主,预后尚可,但若不及时治疗,亦有加重趋势。故治法以温阳摄血为主,兼滋阴养血。临证使用方证辨证需将与主证相似的方剂进行鉴别。主证虽同为便血,若为气虚不摄所致,当处归脾汤以补气生血,若为肠道湿热所致,当处白头翁汤合地榆散以清热化湿,凉血止血。

(二)益胃法

1.养阴益胃

(1)病因:多因热病后期,或气郁化火,或吐泻太过,或过食辛温香燥,耗伤阴液所致。

(2)适应证:本证以胃病的常见症状和阴虚证共见为辨证要点。胃阴不足,则胃阳偏亢,虚热内生,热郁胃中,胃气不和,致脘部隐痛,饥不欲食。胃阴亏虚,上不能滋润咽喉,则口燥咽干;下不能濡润大肠,则大便干结。胃失阴液滋润,胃气不和,可见脘痞不舒,阴虚热扰,胃气上逆,可见干呕呃逆。舌红少津,脉象细数,是阴虚内热的征象。

(3)方例:益胃汤。

患者,女,70 岁,2020 年 5 月 15 日初诊。主诉咳嗽反复发作20 余年,加重半月。曾于某三甲医院诊断为:①反流性食管炎;②过敏性咳嗽。服用奥美拉唑、西替利嗪等药物效果不显。刻诊:剧烈干咳,无痰,咳甚则干呕,伴有胃脘不适,嘈杂泛酸,心烦头痛,便秘,5~7 d 一行,排便无力,饱食后症状加重,因而不敢多进食。近 3 个月体力欠佳,精神困顿,时时烦躁,反复感冒自觉微恶风寒,肌肉时常酸痛,因疫情自行服用中成药,但自觉疗效不佳难以彻底治愈。舌淡红,苔薄黄中部偏厚腻,脉沉弱。予升阳益胃汤加减:炙黄芪 15 g,党参 15 g,云茯苓 12 g,陈皮 9 g,清半夏 9 g,防风 9 g,白术 12,泽泻 9 g,柴胡 9 g,炒白芍 9 g,独活 9 g,羌活 6 g,黄连 6 g,炙甘草 9 g。7 剂,水煎服。

二诊:自觉感冒痊愈,症状消失,咳嗽减半,体力增,精神舒缓,排便通畅。再服 7 剂,咳嗽基本缓解,但饮食不慎仍有轻度反酸胃胀,嘱其调理饮食起居,并取免煎颗粒善后。

按语:患者因反流性食管炎引起的咳嗽,属中医"胃咳"范畴。"胃咳"病名首见于《素问咳论篇》:"五脏六腑皆令人咳",其中发于胃者命名为胃咳。咳甚干呕乃其主症,"五脏之久咳,乃移于六腑"(《素问·咳论篇》),即脾咳转为胃咳乃其病因。脾咳日久可从两个方面传为胃咳,其一,脾虚土不生金,肺气不足易感外邪,外邪犯肺则作咳,即"肺金受邪,由脾胃虚弱,不能生肺,乃所生受病也,故咳嗽气短,气上。"(《脾胃论·脾胃盛衰论》)。其二,脾虚运化不及生痰湿,因"脾为生痰之源,肺为贮痰之器"(《证治汇补痰证》),故痰湿成于脾,藏于肺,痰湿聚肺则作咳。上述两个病机均符合升阳益胃汤用药指征。同时审析患者整体症状发现,其亦符合升阳益胃汤脾气不足土不生金、肺卫不固外受寒邪,湿浊困脾,肝阳不升,心胃火旺的五脏病机,以及太阴病脾虚湿盛,太阳病寒邪袭表,少阳病枢机不利的六经病机。

2.温胃散寒

(1)病因:多因嗜食生冷,过用苦寒,久病失养,其他脏腑病变伤及胃阳,或脾胃阳气素弱等原因所致。

(2)适应证:本证以胃脘冷痛、喜温喜按,畏冷肢凉为辨证的主要依据。胃阳不足,虚寒内生,寒凝气机,故胃脘冷痛;性属虚寒,故其痛绵绵不已,时作时止,喜温喜按,食后、按压、得温均可使病情缓解;受纳腐熟功能减退,水谷不化,胃气上逆,则食少,呕吐清水或夹不消化食物;阳虚气弱,全身失于温养,功能减退,则畏寒肢冷,体倦乏力;阳虚内寒,津液未伤,则口淡不渴;舌淡胖嫩,脉沉迟无力,为虚寒之象。

(3)方例:黄芪建中汤。

患者,男,47岁,2019年8月21日初诊。主诉:反复胃脘痛1年余,加重3d。1年前患者饮食不节后出现节律性胃脘部隐痛,伴恶心反酸,自服雷贝拉唑胶囊后,症状好转。3d前因进食生冷后,上述症状复发,胃脘部胀满疼痛,呈节律性隐痛,喜温喜按,时有胸闷、动,纳差,眠可。二便调,舌淡苔薄白,脉缓。辅助检查:电子胃镜示胃窦近幽门处见一溃疡形成,大小约0.5 cm×1.0 cm,中央凹陷,表覆白苔,黏膜色泽较淡,周边黏膜充血、水肿不明显。诊断:胃溃疡(A1 期);^{13}C 呼气试验:阳性。中医诊断:胃脘痛,脾胃虚寒证。方药:黄芪建中汤化裁,药物组成:黄芪 30 g,桂枝 10 g,芍 15 g,炙甘草 6 g,饴糖 20 g,黄连 9 g,川芎 15 g,金银花 30 g,牡丹皮 10 g,陈皮 12 g,炙鸡内金 12 g,醋延胡索 18 g,炒枳壳 15,生姜 3 片,大枣 5 枚,每日 1 剂,水煎服,早晚饭后温服。

2019 年 8 月 28 日患者复诊,效可。现症:胃脘部隐痛伴胀满不适,胸口有阻塞感,偶有反酸、胃灼热,大便每日二行,成形质可,纳可,眠浅易醒,小便调。舌淡,苔薄白,脉弦缓。上方去金银花、牡丹皮,加广木香 9 g、炒桃仁 9 g、白蔻 9 g,每日 1 剂,水煎服,早晚饭后温服。

2019 年 9 月 4 日患者复诊,自诉胃脘无不适,食欲正常,嘱其上方再服 2 周后复查胃镜。服药结束后复查胃镜,报告示:胃窦近幽门处见一溃疡瘢痕形成。

按语:患者 1 年前因饮食不节而内损脾胃,导致胃脘部隐痛。3 d 前因过食寒凉而复发,寒为阴邪,易伤脾阳,运化失司,卫气化生不足,且寒性凝滞,气机阻遏,血运不利成瘀,消化道黏膜既失卫气温煦,又失血液濡养,致使溃疡形成。脾胃为中焦气机之枢,寒凝气塞,不通则痛,故见胃脘部胀满疼痛、时有胸闷。素有旧疾,病势缠绵,脾气渐虚,四肢百骸不得水谷精微滋养,故见乏力。喜温按,苔薄白,脉缓均为阳虚之象。内镜下胃黏膜色泽较淡,溃疡周边黏膜充血、水肿较其他证型不明显,应归属于脾胃虚寒证的范畴。初诊以黄芪建中汤为基础,温脾散寒,调和营卫,祛瘀止痛。川芎辛温升浮,助脾阳得升,佐陈皮、炒枳壳调中快膈,炙鸡内金、醋延胡索缓急止痛,兼顾标本,黄连可有效抑制感染,诸药合用使全方"虚者助之使通,寒者温之使通",通则不痛。复诊时患者寒气渐消,正气渐复,疼痛症状减轻,因脾胃虚弱日久,土虚木乘,肝气犯胃之象初见,故去金银花、牡丹皮凉血解毒之品,祛邪而不伤正。《临证指南医案胃脘痛》云:"胃痛久而屡发,必有痰凝血瘀。"故加用广木香、白豆蔻、炒桃仁,调气和血,醒脾宽中,补而不滞。

3. 益气养胃

(1) 病因:因饮食不节,劳逸失度,久病失养,损伤胃气所致。

(2) 适应证:胃气虚弱,失于和降,气滞于中,则胃脘痞满,甚则隐痛;按之胃气暂得以通畅,故喜按;胃气虚弱,受纳、腐熟功能减退,则纳少;胃气虚弱,失于和降,逆而向上,故嗳气;胃虚日久,气血乏源,血虚不能上荣于面,则面色萎黄;气虚推动无力,则神疲乏力,少气懒言,舌质淡,脉弱。

(3) 方例:四君子汤。

患者,女,29 岁,以"间断性胃脘痛 3 月余"来诊,平素脾胃虚弱,食欲缺乏,纳差,胃部疼痛,或左或右,大便每日 1 次,不成形,周身疲乏,舌苔薄白,边有齿痕,脉沉细。中医诊断:胃脘痛。处方:党参 20 g,白术 12 g,茯苓 20 g,陈皮 12 g,姜半夏 12 g,焦三仙各 20 g,干姜 6 g,枳壳 12 g,鸡内金 20 g,黄连 6 g,甘草 6 g,7 剂,每日 1 剂,水煎服。

二诊:服药后,胃痛减轻,纳可,餐后仍觉胃脘痛不舒,大便每日一次,不成形,舌苔中部厚有齿痕,脉沉细。处方:上方加丁香 6 g,砂仁 6 g,7 剂。

三诊:现仍有胃脘部痞满不适或有疼痛,疼痛次数较前减少,饮食厌油腻,纳差,大便时有不成形,舌苔中部厚,脉沉细。处方:党参 20 g,白术 12 g,茯苓 20 g,陈皮 12 g,姜半夏 12 g,焦三仙各 20 g,干姜 6 g,枳壳 12 g,木香 6 g,砂仁 6 g,当归 20 g,白芍 20 g,甘草 6 g,10 剂。

四诊:胃痛明显减轻患者诉时有气短,睡眠浅,多梦,饮食一般,舌苔中部厚,脉沉细。处方:党参 20 g,白术 12 g,茯苓 20 g,陈皮 12 g,姜半夏 12 g,焦三仙各 20 g,干姜 6 g,鸡内金 20 g,酸枣仁 20 g,砂仁 6 g,7 剂。

五诊:近来胃痛未作,服药后睡眠改善,例假来 3 d,周身乏力,大便时不成形,舌苔薄白有齿痕,脉细。处方:党参 20 g,白术 12 g,茯苓 20 g,陈皮 12 g,姜半夏 12 g,焦三仙各 20 g,当归 20 g,白芍 20 g,香附 20 g,山药 20 g,甘草 6 g。7 剂。此后嘱服香砂六君子丸 2 月,并注意饮食及生活习惯。后回访半年未曾反复。

按语：此案例为刘师活用四君子汤治疗胃痛典范。患者平素脾胃虚弱加之饮食不当，嗜食生冷，久而导致胃脘疼痛。脾虚易生痰助湿，致食欲缺乏、纳差、大便不利；而脾虚水谷精微运化不利，升降枢机不利，致气机不利，出现胃部疼痛、周身乏力。脾虚是本，痰湿、气机不畅为标，健脾为主，祛痰行气为辅。方用四君子汤和二陈汤加理气类药。治疗期间根据不同时期出现的不同兼症，随证加减，收到良效。

（三）清胃法

1. 清胃凉血

（1）病因：多因平素嗜食辛辣肥腻，化热生火，或情志不遂，气郁化火，或热邪内犯等所致。

（2）适应证：本证以胃病常见症状和热象共见为辨证要点。热炽胃中，胃气不畅，故胃脘灼痛。肝经郁火横逆犯胃，则吞酸嘈杂，呕吐，或食入即吐。胃热炽盛，耗津灼液，则渴喜冷饮；功能亢进，则消谷善饥。胃络于龈，胃火循经上熏，气血壅滞，故见牙龈肿痛，口臭。血络受伤，血热妄行，可见齿衄。热盛伤津耗液，故见大便秘结，小便短赤。舌红苔黄，脉滑数为胃热内盛之象。

（3）方例：清胃散。

患者，男，4岁，2010年10月18日初诊。口腔内出现散在溃疡2 d。刻诊：口腔两侧颊黏膜可见散在大小不等的溃疡，周围黏膜微发红，伴疼痛，接触刺激性食物时痛甚，纳差喜食凉品，口干，小便色黄，大便稍干，咽微红，舌质红、苔黄厚腻，寸口脉小弦。此为湿热壅于胃腑，殃及唇口。治以清胃泄热，健脾化湿。方用：生地黄、当归、牡丹皮、竹叶、焦神曲、焦山楂、焦麦芽、藿香、茯苓、白茅根、蝉蜕各10 g，石膏20 g，升麻5 g，黄连3 g，炙甘草3 g，栀子6 g。3剂，水煎分服。并嘱饮食清淡。

21日复诊：口腔溃疡明显好转，疼痛缓解，无口干，纳可，小便淡黄，大便稍溏，舌质略红、苔薄白，脉小弦。再以上方去黄连，加黄芩、枳壳各10 g，石膏改为10 g。3剂，医嘱同前。

25 日诊:患儿唇内黏膜仅有一处小溃疡,且疼痛轻微,咽红不痛,纳可,无发热口干,二便调,舌质淡、苔薄白,继续服用 3 剂,症状消失,病告痊愈。

按语:方中用黄连量少,因苦寒易伤脾胃,但取其苦寒泻火之性,功擅清胃热,直折胃腑之热势;脾运化失司而伴纳差,故用焦三仙健脾护胃;焦栀子泻脾胃及三焦之火;茯苓可利湿健脾;竹叶、白茅根清心凉血利尿,导热从小便而解;蝉蜕疏散风热,使热有出路共奏清脾胃之郁火之功。二诊时,又据病情把黄连改为黄芩,因小儿为"稚阴稚阳"之体,脾常不足,苦寒易伤脾胃故当中病即止,体现了时时注意顾护小儿正气的重要性,并加入行气宽中之枳壳,标本兼顾,服药后诸症悉愈。

2. 疏肝清胃

(1)病因:本病是外邪犯胃、饮食不节、情志失调及素体脾虚所致,病在脾胃,与肝胆十分密切相关。

(2)适应证:本病虚实夹杂、寒热互结,其主要病机为素体脾胃虚弱,胃失和降,情志不畅以致肝气犯胃,郁热内蕴,肝胃不和,胃气上逆,胃气通降不利等所致,治疗当以疏肝理气、健脾和胃、清热解毒、制酸止痛。

(3)方例:清胃降逆汤。

3. 清胃和中法

(1)病因:本病多因饮食不节,纵恣口腹,热积肠胃所致。

(2)适应证:凡因湿热中阻,或寒湿内停,久郁化热,气机不畅所致;临证表现为胃脘疼痛,胸膈不利,呕吐酸水或苦水,或口干欲饮水,小便色黄,大便秘结,舌红苔黄,脉象滑数者。

(3)方例:清中汤。

4. 清气除热法

(1)病因:多见于感染性疾病。

(2)适应证:适用于邪热阻于阳明胃经的证候。临床表现为身热,口渴,汗多,烦躁,舌苔黄燥,脉洪大而数;或口渴引饮,消谷善饥,脉象滑数者。

(3)方例:白虎汤。若胃阴受伤,舌红而干,脉象细数,则用玉女煎清胃滋阴。

患者，男，11 岁，2013 年 5 月 16 日初诊。3 d 前发热，咽痛，第 2 日，热势更高，感头痛，并于右耳下感肿痛，咀嚼困难，经用"克林霉素""炎琥宁"等药治疗未缓解而到我院就诊。现症见：壮热头痛，体温 39.2 ℃，烦躁，口渴，喜冷饮，尿黄。耳下部肿胀，疼痛，质地中等，中心无波动感，同侧腮腺管口红肿，红苔黄，脉数有力。血常规检查：白细胞 11×10^9/L，淋巴细胞比值 0.46；尿和血淀粉酶正常。诊断：右侧痄腮。证属肺胃热毒型。治宜清热解毒、活血消肿。投自拟白虎清热活血汤原方：生石膏 50 g（先煎），粳米 30 g（先煎），葛根、柴胡、赤芍、丹参各 15 g，知母、黄芩、银花、连翘、板蓝根、枳实、陈皮、甘草各 10 g。另备大黄粉、酸醋适量。每日 1 剂。外用大黄粉醋调敷患部，方法同前。经治 3 d 痊愈，2 周后追访未复发。

按语：本病系外感风温火毒上攻，郁结少阳、阳明之络，致络脉失和，气血凝滞，郁结于耳下，发为本病。治以清热解毒、活血消肿。方中白虎汤为清热生津之圣方，黄芩、银花、连翘、板蓝根清热解毒；玄参清热养阴、解毒散结；赤芍、紫丹参凉血、活血消肿；柴胡、葛根透表泄热；枳实、陈皮理气行滞；配用大黄粉醋调外敷，取大黄泻火凉血、活血消肿之功，酸醋软坚散结之效。如此内外合治，自可加速病愈。

（四）化瘀法

化瘀和胃：

（1）病因：阳明胃经乃多气多血之经，胃病初起在气，气滞日久影响血络通畅，以致血瘀胃络，故慢性胃痛久病在血，即"久病入络""胃病久发，必有聚瘀"，见瘀血停胃型胃痛。

（2）适应证：本病多因情志失调而引起，由于忧思恼怒，导致肝脾失调、肝胃不和，肝气郁结，横逆犯胃。致使气机不通，瘀滞由生，久病入络，气滞血瘀，不通则痛。治疗本病最终仍需回归到扶正固本。临床治疗上可健脾养胃、益气养阴化瘀并举，使脾气得升，胃气得降，气机出入有序，脾胃安和。

（3）方例：失笑散。

　　患者,男,45 岁,2011 年 2 月 10 日初诊。有胃脘部隐痛病史4 年余,空腹及夜间疼痛明显,伴有反酸、胃灼热,晨起口苦,易饥,偶有嗳气,大便每日 1 次、不成形,多梦,舌黯红,苔黄厚腻,脉细滑。胃镜检查示:慢性萎缩性胃炎伴糜烂。中医诊断为胃痛,证属痰瘀互阻。治以通瘀化痰、制酸止痛。方用黄连温胆汤合失笑散加减:枳实 15 g,竹茹 9 g,陈皮 12 g,清半夏 9 g,茯苓 15 g,黄连 6 g,炮姜6 g,黄芪 18 g,蒲黄(包)12 g,炒五灵脂 12 g,浙贝母 15 g,滑石(包)10 g,炙甘草 6 g。每日 1 剂,水煎,上午 8~9 时、下午 3~4 时、晚上 8~9 时服药。服药 14 剂后,胃脘部隐痛较前明显减轻,仅夜间偶有发作,仍多梦,大便好转,舌黯红,苔薄,脉细滑。守方去浙贝母,加乌贼骨 30 g、珍珠粉(冲)3 g,继服 14 剂后症状基本消失。

　　按语:失笑散药味少而精,活血祛瘀、散结止痛效佳,但患者除具有血瘀表现外,尚有反酸、胃灼热、夜间痛甚、寐差多梦及舌苔黄厚腻、脉细滑等痰湿内阻的表现,故合用黄连温胆汤燥湿化痰、理气和胃。二诊因痰湿已去大半,故去浙贝母,加用乌贼骨、珍珠粉,既能促进胃黏膜愈合,又能安神。

(五)通下法

1.泻火通便法

(1)病因:素体阳盛,或热病之后,余热留恋,或肺热肺燥,下移大肠或过食醇酒厚味,或过食辛辣,或过服热药,均可致肠胃积热。

(2)适应证:适用于邪热郁结,胃肠壅滞的证候。临床表现为腹中疼痛,大便秘结,口舌生疮,舌红苔黄,脉数而实。

(3)方例:凉膈散、调胃承气汤。药以苦寒泻火与咸寒软坚并用,如大黄、芒硝等。

　　患者,男,35 岁,2018 年 7 月 14 日就诊。1 年前因工作压力大出现胃脘胀满,胸骨后烧灼感,进食异物感,晨起口腔异味明显,口干口苦,情绪焦躁,饮食可,睡眠多梦,二便调。曾行胃镜检查提示为胆汁反流性胃炎，间断口服 PPI 及中成药治疗，症状时有反复。遂求助于中医系统治疗。刻诊：胃脘痞满打嗝，矢气后可减轻，善太息，胸骨后烧灼感进食异物感，反酸，嗳气频，纳稍差，二便正常，夜寐不安。舌红，苔薄黄，脉弦。西医诊断：原发性胆汁反流性胃炎，中医诊断：胃脘痛，证属胆胃不和。治以清胆和胃，疏肝理气。方用凉膈散合四逆散加减蒲公英 15 g，连翘 10 g，黄芩 12 g，柴胡 10 g，枳壳 15 g，炒白芍 10 g，木香 8 g，砂仁 6 g（打碎后下），陈皮 15 g，青皮 10 g，乌贼骨 30 g，浙贝母 10 g，蒺藜 10 g，延胡索 20 g，炙甘草 10 g，7 剂，每日一剂，饭后 1 h 温服。

2018 年 7 月 21 日二诊：患者反酸、嗳气，口腔异味明显减轻，胃部胀满、胸骨后烧灼感有改善，仍有口干，多梦，舌淡红，苔薄白，脉弦。清胆和胃初见成效，效不更方，二诊减蒲公英为 10 g 以防寒凉太过而伤及脾胃，调砂仁 10 g 以增健脾理气之功，恢复中焦运化之职。患者失眠，口干，考虑胆经火旺灼伤肝阴，阴血不足，虚热上扰神明所致。加炒酸枣仁 30 g，知母 10 g 以养血、滋阴、安神，天麻 10 g 平肝潜阳，10 剂，服用方法同前。

2018 年 8 月 5 日三诊：患者诸症皆有好转，舌质淡红，苔白，脉弦。间断因饮食不慎自觉反酸胃灼热，以二诊方 1 个月，并嘱其调畅情志，戒生冷辛辣滋腻之品。2 个月后随访，症状未再发。

按语：凉膈散本是治疗“积热”之方，刘河间曾提出“六气皆从火化”“五志过极皆为热病”，《内经》病机十九条指出“诸逆冲上，皆属于火”，胆汁反流性胃炎主要病机为胆热上扰，清利胆热为治疗首位。胆为奇恒之府，贮藏胆汁，胆汁为苦寒清冽之品，故胆喜甘寒而恶郁热。凉膈散主清中上二焦之热，患者口干苦症状明显，平素工作压力大，脉有弦像，考虑为肝气不畅，胆郁有热，以黄芩、连翘清胸膈郁热，《神农本草经》描述黄芩“主诸热，黄疸，肠澼泄痢……火疡”，黄芩色黄形中空，黄色主脾土，形中空似肠胃，其主诸热者，指肠胃诸热病而言。现代医学研究发现，黄芩具有抗炎、抗肿瘤、抗氧化等作用。连翘、蒲公英清热解毒，散结消肿，清热而不伤阴，连翘有“疮家圣药”美称，连翘中的连翘酯苷具有退热、抗感染的功效。蒲公英药性苦寒，但其“苦不伤阴，寒不败胃”，对胃热炽盛,反酸、胃灼热等症状有很好的治疗作用,中医古有苦寒伤胃之说,但现代医学研究证实,黄连、黄柏、苦参、蒲公英等苦寒药,只要适量地运用,可促进消化液分泌,增进食欲。方中柴胡作为草药最早出现于《神农本草经》,《本草新编》中描述柴胡"泻肝胆之邪,去心下痞……除烦热"。现代药理研究发现柴胡具有小肠推进作用,同时可以抑制胃酸分泌。白芍养肝和营,枳壳宽中除胀行气下气,枳壳中含有的柠檬烯具有明显的促胃肠动力作用。陈皮、青皮常作为药对出现,陈皮在《名医别录》载:"主脾不能消谷",青皮"除痰消痞,治肝气郁结",陈皮性缓,青皮峻猛,一缓一烈,行气化滞消积之功大大增强。配合乌贝散制酸止痛,延胡索理气活血,炙甘草健脾固中,调和诸药。全方合用,胆热清,肝气畅,胃气降,肝胆通调,脾升胃降,中焦恢复生机,临床症状自然消散。二诊患者症状减轻,减蒲公英用量为 10 g,防止寒凉太过而伤胃。患者睡眠欠佳,给予酸枣仁酸甘化阴以生津,养肝血以安神,知母甘寒,养阴生津,可以清肝热,防津枯。天麻平肝潜阳,现代药理研究天麻中所含的天麻素具有镇静、催眠功效。三诊患者胆热已清,脾胃功能恢复,遂以二诊处方巩固疗效。

2. 逐水通便法

(1)病因:湿邪困脾,冒雨涉水,或久卧湿地,或凉食生冷肥甘,以致湿邪内停,困脾碍胃,脾失健运升清,胃失和降,脾胃升降失调。

(2)适应证:适用于脾胃运化失常,水邪内停的证候。临床表现为脘腹胀满,肠中水声辘辘,二便不通,舌苔厚腻,脉象沉实。

(3)方例:舟车丸、十枣汤。药以泻下与逐水并用,如甘遂、芫花、大戟、牵牛子等,此法是权宜之计,酌情使用,不可过服。

患者,男,71 岁,患者 2015 年 1 月出现发热、腹胀,精神欠佳,乏力,查上腹部 CT 示:肝硬化、脾大、门脉高压、大量腹水。住院测腹围 95 cm,小便量少,日 300 mL,予护肝及利尿对症治疗,腹胀改善不明显,遂以芫花、大戟、甘遂各 3 g 研末,大枣 10 枚煎汤晨起空腹送服治疗,服后患者小便量增多,日 2 200 mL,大便次数增多,稀便,测腹围88 cm,后改以芫花、大戟、甘遂各20 g,白及20 g醋炒研粉,取10 g粉末以白蜜调膏平铺于纱布上外敷于脐周,以胶布固定,1 次/d,每次4~6 h,小便量日2 000 mL,大便稀,日2 次,治疗2 周后,测腹围78 cm,腹胀感明显减轻。

3. 攻痰通便法

(1)病因:情志失调,气机郁滞,气化失常,津液输布不利,停滞为痰,或饮食所伤,中焦受损,运化失职,饮食停滞,气机阻滞,食积生痰;或邪客脏腑,阻碍气机,痰浊内生。

(2)适应证:适用于顽痰凝结中焦,气机不利的证候。临床表现为胃脘痞满,呕吐反复不止,大便秘结,舌苔白腻,脉象弦滑。

(3)方例:半夏芒硝汤。药以祛痰与泻下并用,如半夏、莱菔子、陈皮、刀豆子、芒硝等。此法亦宜慎用,长时间服用,将会伤胃气或胃阴。

4. 逐瘀通便法

(1)病因:多因气虚鼓动无力,或气滞日久影响血络通畅,停滞为瘀,瘀血凝结,阻滞经脉。

(2)适应证:适用于瘀血阻于中焦的证候。临床表现为腹中癥块,舌色紫,脉象多涩。

(3)方例:桃仁承气汤或大黄蛰虫丸。药以祛瘀与泻下并用,如桃仁、红花、蛰虫、三棱、莪术、大黄等,此法须具备瘀血阻滞,已成癥瘕、积聚,一般气滞血郁,瘀血未明显形成,不宜使用。

患者,男,58 岁,职业货车司机。主诉:乏力,伴水肿、胁痛1 年余。患者诉1 年前无明显诱因出现疲乏无力,伴双下肢轻度水肿、胁痛,就诊当地医院,查肝功能提示:ALT 200 IU/L,AST 90 IU/L。肝穿病理提示:G1S4,采取护肝治疗,肝功能及症状均有改善出院。今上述症状仍反复,就诊我院,查肝功能:ALT 1 201 U/L,余正常。查体:舌质晦暗,有瘀点,边有齿痕,苔黄,下络迂曲,脉沉涩,面色晦暗,皮肤、巩膜无黄染,肝掌、蜘蛛痣,肝肋下未触及,脾肋下1 cm可触及,质中,无触痛,双下肢轻度凹陷性水肿。刻下症见:乏力,下肢轻度浮肿,偶有胁部胀痛,口稍干,纳寐尚可,夜尿频,大便难解,3～4 d一行。西医:诊断肝硬化;中医诊断:积聚病(气滞血瘀)。病机:脾失健运,肝肾亏虚,气滞血瘀,瘀血阻络。治以健脾益气,补益肝肾,活血化瘀通络。方拟:大黄䗪虫丸加减,处方如下:大黄9 g、䗪虫6 g、黄芪15 g、白术10 g、黄芩9 g、秦皮9 g、小蓟10 g、杜仲10 g、桃仁10 g、杏仁6 g、芍药15 g、柴胡9 g、牛膝9 g、蛴螬9 g、地龙2 g、甘草3 g。5剂,水煎内服,分早晚两次饭后温服。

1周后复诊,乏力较前缓解,下肢水肿稍消退,大便较前好排出,续前方稍加减。

1个月后复诊,肝功能正常,下肢水消退,乏力诸症明显改善。

按语:方中大黄、黄芩、柴胡、蛴螬、䗪虫、地龙、桃仁涤荡热邪,活血化瘀,疏肝通络,黄芪、白术、芍药、杜仲、牛膝健脾益气,补益肝肾,扶固正气,秦皮、小蓟、杏仁利水消肿,甘草调和诸药,全方共奏扶正固本,除肝经之瘀功效。

(六)调和法

1.调和寒热法

(1)病因:邪热居于胸膈、胃脘,影响胃之和降,则欲呕吐,胃热上扰心神,则心烦不安,寒邪犯于脾,寒凝气滞,则腹中疼痛,喜温喜按。

(2)适应证:适用于胸中有热,胃肠有寒,升降失调,上下不和的证候。临床表现为胸中烦热,胃脘痞满,气逆上冲,时欲呕吐,腹中疼痛,或肠鸣泄泻,或身热微恶寒,舌苔白滑,脉弦。

(3)方例:黄连汤。药以辛开苦降,寒热并用,如黄连、半夏、干姜、桂枝等。

患者,男,15岁,2017年5月12日初诊。患者自幼腹部受凉,时作腹痛,1年来加重,晨起呕恶,腹胀,腹鸣泄泻,经多方治疗,效果不佳而求诊。诊见:面色少华,体型较瘦,手发凉,皮肤湿润,手心有汗出,时觉心烦,容易紧张,喜食肥腻、辛辣,腹胀腹痛,大便4～5次/d,黏滞。尖红,边有瘀点,苔薄微黄水滑,脉弦滑。西医诊断:慢性肠炎。中医诊断:腹痛。辨证:胃热肠寒,脾虚肝旺。治则:调和肠胃,柔肝止痛。方药:黄连汤合痛泻要方加减。处方:黄连9 g,桂枝12 g,干姜12 g,党参15 g,大枣15 g,清半夏9 g,熟大黄6 g,防风12 g,青皮9 g,陈皮9 g,炒白术15 g,酒白芍20 g,炙甘草10 g。7剂,1剂/d,水煎服,昼夜分2次服,并嘱禁食肥甘厚味及辛辣之品。

2017年5月18日二诊:患者诉,腹部胀痛明显减轻,大便2~3次/d,排时畅顺,腹鸣减轻,舌瘀点减少,苔微黄,脉弦稍滑,效不更方,原方再进7剂。

2017年5月25日三诊:患者面色增华,呕恶消失,食纳增加,大便1~2次/d,腹鸣,舌淡红,苔白薄,脉现缓象。调方如下:黄连3 g,桂枝6 g,干姜3 g,党参10 g,炒白术10 g,清半夏6 g,陈皮6 g,砂仁6 g,炙甘草6 g。14剂,善后而愈,1年后随访,未见复发。

按语:患者因受凉而发病,手部发凉,皮肤湿润。素体有虚寒,同气相求,故求温热,喜食辛辣之品。辛辣之品易动相火,造成阳气上越,阴阳相格,邪气停滞于中焦,故作呕恶、腹鸣、腹痛泄泻,脾虚日久,气血失化,面色无华。喜食肥腻,痰湿聚积,湿热郁阻,则见手心出汗,舌微黄而水滑,脉弦滑。方选黄连汤,温下清上、调整阴阳、降逆止呕;合痛泻要方,补脾柔肝、缓急止痛;加熟大黄,通因通用、荡积活瘀;加青陈皮以理气、和胃醒脾,故能7剂效显,二诊效不更方,又7剂正胜邪退。三诊调方善后而愈。

2.调理湿热法

(1)病因:湿邪侵袭人体,多由气候潮湿,或涉水淋雨等久居湿地所致,湿为重浊黏滞之邪,阻滞气机,清阳不升,湿热互结,热不得越,湿不得泄,而致湿热内蕴。

(2)适应证:适用于湿热内阻,脾胃俱病的证候。但湿热夹杂在临床上有多种多样的病证,表现于整体者,如湿温;表现于肌肤者,如黄疸、湿疹;表现于肠道者,如痢疾、泄泻。湿与热互结,清热易于滋湿,燥湿则易助热,两者如处理不当,或助长某一病邪或治之无效。此可根据《温热论》"渗湿于热下,(湿)不与热相搏,势必孤矣",选用甘淡之品。

(3)方例:方如六一散、甘露消毒丹。药以甘淡渗湿,辅佐苦寒清热,如滑石、木通、黄芩等。

患者,男,28岁。初诊日期:2000年10月24日。患者乙型病毒性肝炎、反复肝功能异常近10年。曾多次于当地医院就诊,每经西药护肝、降酶及口服中草药清热解毒而缓解。其间黄疸发作次数较少,症状亦较轻,易于消退。近2年病情加重发作频繁,且常伴有较深的黄疸,食欲明显减退,身体逐渐消瘦,在当地医院治疗效果不佳,心情亦受到影响。近15 d病情加重。刻诊:恶心、呕吐明显,呕吐物为胃内容物及痰涎,纳差,口涌清涎,口淡不苦,胃脘隐痛不适;身、目、尿俱黄,大便干结;舌暗红、苔白,脉弦滑。肝功能:TBIL 186.9 μmol/L,ALT 510 U/L。乙肝五项:HBsAg(+),HBsAb(−),HBeAg(+),HBeAb(−),HBcAb(+)。腹部B超:肝切面内形态大致正常,肝内光点分布不均,光点增粗,回声增强,血管网走向尚清晰,门脉内径1.6 cm,肝剑突下6.3 cm,右肋下未见,胆囊切面内径7.9 cm×3.6 cm。囊内未见异常回声,脾厚5.1 cm;提示肝硬化、脾大。西医诊断:慢性乙型病毒性肝炎(黄疸型),肝炎后肝硬化;中医诊断:黄疸(湿重于热)。辨证分析:患者胃脘隐痛不适、纳差、口涌清涎、口淡不苦,为脾虚湿盛、脾失运化所致;身、目、尿黄染而大便干结、舌暗红,为湿阻化热、弥漫三焦之征;恶心、呕吐胃内容物及痰涎乃因脾虚湿阻、凝结为痰痰湿内生,饮食不化,食积气滞,则胃失和降;苔白、脉弦滑,亦为湿阻热郁、痰饮不化之征。当此"脾胃同病"之时,治疗首当"和胃",胃和则汤药始能入口,进一步再"运脾醒脾、化湿退黄"。故治法先予清热利湿、化痰和胃、运脾退黄。处方:茵陈蒿30 g,金钱草30 g,虎杖10 g,石菖蒲10 g,广陈皮10 g,生白术10 g,藿香10 g,白蔻仁10 g,泽泻15 g,猪苓15 g,黄芩10 g,黄柏5 g。每日1剂,水煎,早晚分服。同时予甘力欣注射液30 mL、茵栀黄注射液60 mL静脉滴注,1次/d。

二诊(10月28日):精神、食欲明显好转,无明显胃脘疼痛,口淡、口涌清涎已明显减轻,身、目、尿黄减,无恶心、呕吐;大便每日1次,颜色及形态尚可。肝功能:TBIL 84.4 μmol/L,ALT 430 U/L。原方加板蓝根10 g。甘切欣及茵栀黄注射液继用。

三诊(10月31日):精神、食欲好,口中涌涎量减少,身黄不明显,仍目黄、小便黄;大便每日 1 次,颜色及形态可。查肝功能:TBIL 57.0 μmol/L,ALT 175 U/L。患者黄染明显减轻,前方去黄柏,以免苦寒伤及脾肾,茵栀黄注射液同理而停用;因转氨酶仍高,故甘利欣继用。陈皮 10 g,白术 12 g,太子参 10 g,泽泻 15 g,猪苓 15 g,茯苓 10 g。转氨酶已近正常,故停用甘利欣。

四诊(11 月 13 日):小便略黄,无明显症状;舌暗淡、苔薄白,脉弦滑。肝功能:TBIL 22.8 μmol/L,ALT 正常。湿热余邪未清、瘀血阻滞,在前方基础上加用活血通脉、化痰软坚之品以善其后。处方:柴胡 10 g,黄芩 10 g,茵陈蒿 30 g,虎杖 10 g,法半夏 10 g,陈皮 10 g,白术 12 g,太子参 10 g,泽泻 15 g,猪苓 15 g,茯苓 10 g,地龙 10 g,地鳖虫 5 g,生牡蛎 10 g。

按语:该患者虽辨证为湿重于热,但既有化热入腑、大便干结之象,又有脾虚不能化湿之虑,所以用药组合上颇费思量,既要化湿不伤阴、解毒不伤脾,又要醒脾运脾不化燥、助热。因此,化湿运用茵陈蒿、金钱草、泽泻、猪苓组合,虽大剂量用之,但均属清淡之品,不易助热伤阴,亦不虑伤及脾胃;再以广陈皮、生白术、藿香、白蔻仁芳香化湿、助脾运化;虎杖、黄芩、黄柏清三焦热,兼以通腑泻热,防治湿浊化热入腑;菖蒲一味,兼有化痰和胃、开窍醒神之功效,既能化痰止呕、和降胃气以助食欲,又可以开窍醒神防治湿热化痰上蒙清窍而昏迷。

(七)消和法

1.消食导滞法

(1)病因:暴饮暴食,饮食停滞,纳运无力,过食肥甘厚腻或辛辣,酿生湿热,蕴蓄胃肠,或恣食生冷,寒湿内停,中阳受损,均可损伤脾胃。

(2)适应证:适用于饮食不节,食积停滞的证候。临床表现为胃脘疼痛,按之痛剧,恶心呕吐,嗳腐吞酸,厌恶饮食,大便秽臭,舌苔厚腻,脉象滑实。

(3)方例:保和丸。药以消食化积与行气畅中并用,如山楂、莱菔子、神曲、麦芽、陈皮等,若积滞内停不化,脘腹痞满胀痛,大便秘结不解,则用木香槟榔丸攻积导滞。

　　患者,男,7 岁,2016 年 2 月 15 日。平素便秘患儿,近 3 d 大便未行。平素大便偏干,偏食肉食等肥甘厚味,甚则泻下如羊屎状便。平素常靠开塞露排便。稍腹胀伴有口气,无发热及腹痛,矢气正常,小便黄。精神可,腹软,无压痛,肠鸣音正常,舌红苔少略花剥苔。观其脉症,此为食滞胃肠证,兼以阴虚肠燥。治以消食和胃,增液润下排便。方剂组成为:陈皮 10 g、半夏 10 g、姜厚朴 10 g、玄参 10 g、生地黄 10 g、麦冬 10 g、酒大黄 6 g(后下)、莱菔子 10 g、焦山楂 15 g、焦神曲 10 g、连翘 10 g、枳实 5 g、甘草 5 g,共 7 剂,嘱若患儿大便情况好转,酒大黄可选择同煎乃至不下。

　　2 月 22 日二诊:药后大便可顺利排下,1 日 1 行,便头稍干。余查体同前。二诊时患儿舌苔未见好转,故前方去枳实、厚朴,酒大黄酌情加减,另加党参 15 g,再投数剂后告大便已好转,家属想停服汤药,遂嘱患者停服汤剂,合理喂养,平素可服用金双歧 3 片,巩固治疗。

　　按语:患儿素体脾虚,气阴不足,导致肠道津液不足,再加上平素嗜食肉面,少食蔬菜瓜果,久之便秘益甚。谷道不畅则脾胃过度腐熟水谷,使水谷之气。上乘而出口气。便秘日久则伤阴甚则耗气,致使胃肠津液更是不足,大便更难外排甚至使小儿对排便产生恐惧心理。明代薛己著《保婴撮要·卷十·伤食发丹》记载:"伤食发丹者,因脾胃之气未充,乳食过多,不能运化,蕴热于内,而达于肌表也。若因食乳停滞者,先用保和丸消之,大便秘结者,量加大黄通之。"保和丸为治疗食积的常用方,该患儿已有伤阴之象,单用保和丸泻下之力稍显绵薄,遂加大黄以泻下,但实难治本,故兼加增液汤以增液行舟之意,使津液得补,宿便得行,食积得下,标本得治。再诊时考虑患儿伤阴日久恐伤其正气,故停下气之品加之以党参补气,以断后顾之忧。小儿生理特点中肺常不足,肺与大肠互为表里,大便不通畅很容易导致小儿肺部疾患,因此平素便秘、嗜食肥甘厚味患儿更需注意饮食节制、日常护理,相反若小儿肺部疾患为主症兼见大便干燥不通畅患儿,临床治疗肺部疾病辅以泻下之品,疗效确切。

2.消瘀散积法

(1)病因:凡外感六淫,内伤七情,跌仆损伤等原因,一旦引起心、肺、肝、脾等脏腑功能失常,血液运行不畅,或致血离经脉而淤积体内,均可导致瘀血形成。

(2)适应证:适用于瘀血阻于脾胃,络脉壅塞的证候。临床表现为脘腹疼痛,积聚,疟母,或呕血,便血,血色紫黑,舌质紫黯,脉象多涩。

(3)方例:膈下逐瘀汤、鳖甲煎丸。药以破血祛瘀为主,适当配合行气或泻下之品,如当归、红花、蛰虫、赤芍、桃仁、蜣螂、五灵脂、丹皮等。

患者,女,78岁。初诊2015年2月3日。主诉:脐部凉痛2年,疼痛部位固定,心悸阵作1年。伴明显焦虑。既往史:高血压10年,血甘油三酯(TG)、血胆固醇升高20年,胆结石20年。舌微红苔薄白,脉弦滑。中医诊断:腹痛气滞血瘀、瘀热证;西医诊断:腹痛待查。治法:活血化瘀,行气止痛,兼以凉血清热。处方:炒五灵脂6 g、当归10 g、川芎10 g、桃仁15 g、丹皮15 g、赤芍15 g、乌药6 g、延胡索20 g、生甘草10 g、香附5 g、红花15 g、枳壳5 g。14剂,水煎服,每日一剂。调护:忌生冷、油腻、肥厚、刺激性食物。调畅情志。

二诊2015年2月17日症状变化:脐部凉痛服药后明显减轻,心悸无明显变化。舌淡红苔薄白,脉沉。诊断及治法:同前。处方:炒五灵脂6 g、当归10 g、川芎10 g、桃仁15 g、丹皮15 g、赤芍15 g、乌药6 g、延胡索20 g、生甘草10 g、香附5 g、红花15 g、枳壳5 g、茯苓30 g。14剂,水煎服,每日一剂。调护:同前。

按语:患者每2周在门诊随诊一次,症状逐渐好转,三诊后脐部凉痛症状消失。处方始终以膈下逐瘀汤为主。曾加用葛根60 g,茯苓60 g平心定悸,宁心安神,患者心悸好转。后随访,患者脐部凉痛的不适没有复发。本患者老年女性,慢性脐部疼痛2年,疼痛的性质、部位都固定,舌微红,脉弦滑。辨证为气滞血瘀、瘀热证。诊断依据《医林改错》条目"凡肚腹疼痛,总不移动,是血瘀。"选用膈下逐瘀汤治疗。辨证准确,选药精当,用量精准,临床疗效显著。

3. 化湿利水法

(1)病因:涉水冒雨,久居湿地,水湿之邪内侵,或饮食不节,脾胃虚寒,脾被湿困,失其健运。

(2)适应证:适用于水湿阻于中焦,脾胃不健,纳运失常的证候。临床表现为脘腹痞满,不思饮食,或恶心呕吐,大便泄泻,小便量少,或浮肿,舌苔白腻,脉象沉缓。

(3)方例:胃苓汤。药以苦温燥湿与淡渗利水并用,如苍术、厚朴、陈皮、茯苓、泽泻、猪苓等。

　　患者,女,45 岁,2012 年 2 月 20 日就诊。腹泻 3 年,每日 2 ~ 3 次,稍进油腻食品,症状加重,食少,面色萎黄,舌淡苔白,脉细弱。大便常规:黄色稀便,镜检:有少许脂肪颗粒。西医诊断为消化不良症。中医诊断为泄泻,证属脾胃虚弱,气虚水停,下注于肠。故治以健脾益胃、升气止泻。方以胃苓汤加味:猪苓 9 g,茯苓 15 g,白术 12 g,桂枝 6 g,泽泻 9 g,苍术 6 g,厚朴 6 g,陈皮 6 g,甘草 6 g,黄芪 30 g,党参 9 g,芡实 9 g,黄芩 6 g,生姜 9 g,大枣 4 枚。两日 1 剂,水煎,晚饭前半小时服。患者服 10 剂后症状明显好转。因患者患病时间较长,故不可操之过急,以本方加减调治 3 个月后,患者腹泻消失。

　　按语:《素问·阴阳应象大论》篇说:"湿胜则濡泄。"《医学心悟·泄泻》:"书云,湿多成五泻,泻之属湿也,明矣。然有湿热,有寒湿,有食积,有脾虚,有肾虚,皆能致泻,宜分而治之。"本案患者食积、肾虚、热象都不明显,以脾虚表现为主,故用胃苓汤淡渗利湿,运脾燥湿,芳香醒脾,温中和胃。加黄芪、党参补脾气,加芡实补脾利湿止泻。

二、脾胃经脉病证治则与治法

(一)健脾法

1. 胃痛

(1)选穴:①中脘、气海、足三里;②脾俞、胃俞;③手三里、足三里。

(2)功效:健脾益气,通络止痛。

(3)主治:胃痛喜按,面白,消瘦乏力。

(4)操作:①中脘直刺 1.0~1.5 寸,施以捻转补泻手法,先泻后补;气海直刺 1.0~1.5 寸,针刺用补法;足三里直刺 1.0~1.5 寸,针刺用补法。②脾俞、胃俞先直刺 5~8 分,在得气、守气的基础上施以补法,再将针提至皮下,向脊椎方向斜刺 1 寸左右,并施以补法,留针 25 min。③手三里直刺 1.0~1.2 寸,针刺用泻法,亦可与足三里施以同步针法。

2.泄泻

(1)选穴:①合谷、足三里;②脾俞、胃俞、三阴交;③中脘、章门、足三里。

(2)功效:健脾和中,升阳止泻。

(3)主治:脾虚泄泻。食少脘闷,面黄肢倦,时溏时泻,多食即泻。

(4)操作:①合谷直刺 0.8~1.2 寸,足三里直刺 1.0~1.5 寸,先泻后补,令针感向足背放散为佳。②脾俞、胃俞先直刺 0.5~1.0 寸,得气后再向椎体方向斜刺 1 寸左右,施以平补平泻手法;三阴交直刺 0.3~0.5 寸,施以平补平泻手法。③中脘直刺 1 寸左右,得气之后,再向下、向两侧斜刺 1.0~1.5 寸;章门斜刺 5 分左右,施以捻转补法;足三里同前。

(二)理气法

1.胃痛

(1)选穴:①期门、内关;②足三里、太冲;③左支沟、阳陵泉,右合谷、足三里。

(2)功效:疏肝理气,和胃止痛。

(3)主治:胃脘攻冲胀痛,痛引两胁,生气恼怒则痛甚。

(4)操作:①期门斜刺 0.5~0.8 寸,针刺用泻法;内关直刺 0.5~1.0 寸,施以同步行针法。②足三里直刺 1.0~1.5 寸,针刺用补法;太冲直刺 0.5~1.0 寸,先行捻转泻法,再施同步行针法。③支沟直刺 0.5~1.0 寸,针刺用泻法;阳陵泉直刺 1.0~1.5 寸,施以泻法;合谷直刺 1.0~1.5 寸,针刺先泻后补;足三里同前;四穴亦可行同步行针法。

2.呃逆

(1)选穴:①内关、水沟、中脘、膈俞、内庭、太冲,咽后壁点刺;②颈$_{1~5}$的颈部夹脊穴。

(2)功效:调神降气。

（3）主治：窍闭神匮，神不导气，致使胃气不降，气逆上冲。

（4）操作：①第1组操作，患者取仰卧位，先刺双内关进针1寸左右，得气后施捻转泻法1 min；再刺水沟，向鼻中隔方向斜刺0.3～0.5寸，采用雀啄手法（泻法），以流泪或眼球湿润为度；双侧内庭穴，进针1寸左右，手法同内关穴；双侧膈俞穴向脊柱方向斜刺1.5寸，使针感沿胁肋方向前胸感传，施捻转泻法1 min；太冲穴取双侧，进针1寸左右，施捻转泻法1 min；中脘穴直刺2寸，施呼吸补泻之补法，使针感向腹部四周放射，行针1 min。再用0.30 mm×75 mm的芒针在咽后壁点刺3～5点，以咽后壁出血2 mL为度。②第2组操作，患者取坐位，背向医师，尽量暴露颈部，取颈$_{1\sim5}$的颈部夹脊穴，斜刺向脊柱方向进针，深度1.0～1.5寸，施以提插与捻转相结合手法。每天上午针刺第1组穴，下午针刺第2组穴。

3. 腹痛

（1）选穴：①魂门、胃俞；②肝俞、足三里；③左支沟、阳陵泉，右合谷、足三里；④内庭、足临泣。

（2）功效：疏肝理气止痛。

（3）主治：脘腹胀痛，连及胁肋，痛无定处，若遇忧虑恼怒，疼痛易于发作或加剧，得嗳气或矢气后则痛减，舌苔薄白，脉弦。

（4）操作：①魂门、胃俞先向下斜刺0.5寸，在得气的基础上施以泻法，再向脊柱方向斜刺0.5～1.0寸，得气，行针1～3 min，留针30 min，在留针期间再行针2～3次。②肝俞针法同魂门；足三里直刺0.5～1.0寸，针后加灸，每穴灸5～10 min。③支沟、阳陵泉直刺1.0～1.2寸，施以同步捻转泻法，合谷、足三里直刺1.0～1.2寸，施以同步捻转补法。④内庭直刺0.5～0.8寸，足临泣直刺0.5～0.8寸，施以捻转泻法。

4. 泄泻

（1）选穴：①期门、天枢、太冲；②左支沟、阳陵泉，右合谷、足三里。

（2）功效：疏肝和中止泻。

（3）主治：肝气郁结泄泻。素有性情急躁，胸胁胀满，每逢七情变动（如恼怒等）则泄泻腹痛发作。

（4）操作：①期门斜刺0.3～0.5寸，施以捻转泻法；天枢用2寸针直刺1.0～1.5寸，令半边腹内有收缩感为度；太冲直刺0.5～0.8寸，施以同步行针法。②支沟直刺1.0～1.2寸，阳陵泉直刺1.0～1.2寸，同步行针，施以泻法;合谷直刺 0.8~1.2 寸,足三里直刺 1.0~1.5 寸,先泻后补,令针感向足背放散为佳。

5. 便秘

(1)选穴:丰隆、支沟。热秘加内庭、天枢;气秘加中脘、太冲;虚秘加足三里;冷秘加灸关元。

(2)功效:通调腑气,导滞下行。

(3)主治:热秘:腹胀腹满拒按,大便干结难下,数日一行,排出后身觉舒快。气秘:大便多日不通,欲便不得,窘迫难下,胸胁痞满,甚则腹胀痛。虚秘:大便努争难下,但并不干硬,或秘结带黑色,便如羊屎,腹痛胀。冷秘:大便艰涩,排出困难,腹中气攻或痛。

(4)操作:热秘、气秘用泻法,虚秘用补法,冷秘用灸法。丰隆直刺1.5 寸,支沟直刺 1 寸,腹部穴位及足三里直刺 1.5 寸,足部穴位直刺 0.5 寸。

(三)化瘀法

1. 胃痛

(1)选穴:①期门、中脘、血海;②膈俞、至阳、三阴交;③章门、劳宫。

(2)功效:活血化瘀。

(3)主治:胃脘疼痛,痛有定处,状如针刺,舌质暗,有瘀点、瘀斑。

(4)操作:①期门斜刺 0.5~0.8 寸,针刺用泻法;中脘直刺 1.0~1.5 寸,施以捻转补泻手法,先泻后补;血海直刺 1.0~1.2 寸,针刺用泻法。②膈俞直刺 0.3~0.8 寸,施以泻法;至阳向前上方斜刺 1.0~1.5 寸,令针感直达病所(胃脘部有收缩感)为宜;三阴交从内向外斜刺 0.8~1.0 寸,针刺先泻后补。③章门斜刺 0.5~1.0 寸,施以捻转泻法;劳宫直刺 0.3~0.5 寸,行提插泻法,亦可施同步行针法。

2. 腹痛

(1)选穴:①章门、劳宫;②中脘、期门;③曲泽、委中。

(2)功效:通经活络,祛瘀止痛。

(3)主治:脘腹疼痛,痛势较剧,痛如针刺,痛有定处,舌质暗,有瘀点、瘀斑,舌下静脉充盈(怒张),脉弦滞、弦涩。

(4)操作:①章门斜刺 0.5~0.8 寸,劳宫直刺 0.5~0.8 寸,针刺用泻法。②中脘直刺 1.0~1.2 寸,期门斜刺 0.5~0.8 寸,针刺用泻法。③曲泽、委中三棱针缓刺放血,出血颜色由紫黑色变为鲜红色为度。

(四)温中法

1. 胃痛

(1)选穴:①中脘、气海、足三里、三阴交;②上脘、中脘、下脘、足三里。

(2)功效:温中散寒止痛。

(3)主治:胃脘冷痛,得热痛减,遇寒痛甚,四肢不温。

(4)操作:①中脘直刺 1.0~1.5 寸,施以捻转补泻手法,先泻后补;气海直刺 1.0~1.5 寸,针刺用补法,重用灸法,艾条灸 15~20 min;足三里、三阴交先泻后补,再施温针灸 5~10 min。②上脘、中脘、下脘直刺 1.0~1.5 寸,艾条灸 10~15 min;足三里直刺 1.0~1.5 寸,针刺用补法。

2. 腹痛

(1)选穴:①公孙、内关;②中脘、天枢、气海、足三里。

(2)功效:温中散寒止痛。

(3)主治:腹痛急暴,得热痛减,遇寒则甚,小便清利,大便溏薄,舌苔白润,脉沉。

(4)操作:①内关直刺 0.5~1 寸,公孙直刺 0.5~1 寸,施以交叉同步捻转行针法。②中脘直刺 1.0~1.2 寸;天枢直刺 1.0~1.5 寸,令针感沿侧腹部放散;气海直刺 1.0~1.5 寸,行先泻后补手法;足三里直刺 0.5~1 寸。针后加灸,每穴 5~10 min。

3. 腹痛

(1)选穴:①脾俞、胃俞;②足三里、三阴交;③中脘、气海、天枢、足三里。

(2)功效:温中补虚,缓急止痛。

(3)主治:腹痛绵绵,时作时止,痛时喜温喜按,饥饿、劳累后加重,食后、休息后稍减,神疲畏寒,大便溏薄,舌淡苔白,脉沉细。

(4)操作:①脾俞、胃俞先向下斜刺 0.5 寸,在得气的基础上施以泻法,再向脊柱方向斜刺 0.5~1 寸,得气,行针 1~3 min,留针 30 min,在留针期间再行针 2~3 次。针刺先泻后补,重用灸法。②足三里直刺 0.5~1 寸,针后加灸 5~10 min;三阴交直刺 0.5~1.2 寸,针刺用补法,并重用灸法。③中脘直刺 1.0~1.2 寸;气海直刺 1.0~1.5 寸;天枢直刺 1.0~1.5 寸,令针感沿侧腹部放散;足三里同前。

4.泄泻

(1)选穴:①天枢、足三里;②中脘;③脾俞、胃俞、大肠俞、小肠俞。

(2)功效:温中化湿,散寒止泻。

(3)主治:寒湿泄泻。泻下澄澈清冷,甚如水样,或如鸭溏,脘闷纳呆,身重嗜卧。

(4)操作:①天枢用2寸针直刺1.0~1.5寸,令半边腹内有收缩感为度;足三里直刺1.0~1.5寸,先泻后补,令针感向足背放散为佳。②中脘直刺1寸左右,得气之后,再向下、向两侧斜刺1.0~1.5寸,施以捻转泻法,留针30 min,每间隔10 min行针1次,寒重者,艾条3支,合用重灸,令腹内温暖舒适为度。③脾俞、胃俞先直刺0.5~1.0寸,得气后再向椎体方向斜刺1寸左右,施以平补平泻手法;大肠俞、小肠俞直刺0.8~1.2寸,先施以泻法,再施以捻转补法,亦可重灸10~15 min。

(五)通下法

1.腹痛

(1)选穴:①璇玑、足三里;②手三里、足三里;③内关、内庭。

(2)功效:消食导滞止痛。

(3)主治:脘腹胀满,痛处拒按,或痛则欲泻,泻后痛减,恶食,嗳腐吞酸,舌苔白腻,脉滑实。

(4)操作:①璇玑针尖向下斜刺0.3~0.5寸,针刺用泻法;足三里直刺0.5~1.0寸,针后加灸,每穴灸5~10 min。②手三里直刺1.0~1.5寸,足三里同前。③内关直刺0.5~1.0寸,内庭直刺0.5~0.8寸。

2.泄泻

(1)选穴:①璇玑、足三里;②建里、足三里;③中脘、天枢、气海、三阴交。

(2)功效:健脾和胃,消食化滞。

(3)主治:宿食内停泄泻。腹痛,泻下臭黏,泻后痛减,脘痞纳呆,嗳腐泛酸。

(4)操作:①璇玑针尖向下斜刺0.5寸左右,施以捻转泻法;足三里直刺1.0~1.5寸,先泻后补,令针感向足背放散为佳。②建里直刺0.8~1.0寸,施以平补平泻手法;足三里同前。③中脘直刺1寸左右,得气之后,再向下、向两侧斜刺1.0~1.5寸;天枢用2寸针直刺1.0~1.5寸,令半边腹内有收缩感为度;气海直刺1.0~1.5寸,施以捻转补法;三阴交直刺0.3~0.5寸,施以平补平泻手法。

（六）通络法

1. 呕吐

（1）选穴：内关、足三里、魄户、中府。感受外邪，加外关；饮食所伤，加合谷；肝气犯胃，加曲泽；痰饮停蓄，加阴陵泉；脾胃虚弱，加中脘和上脘；胃阴不足，加三阴交；呕吐甚者，加金津、玉液。

（2）功效：疏经通络，降逆止呕。

（3）主治：①感受外邪，突然呕吐，伴寒热表证，头身疼痛，胸脘满闷；②饮食所伤，呕吐酸腐，嗳气厌食，脘腹胀满，大便臭秽而溏；③肝气犯胃，呕吐吞酸，嗳气频繁，胸胁胀满，烦闷不舒；④痰饮停蓄，呕吐清水痰涎，脘闷不食，头晕目眩，心悸；⑤脾胃虚弱，饮食稍有不慎即呕吐，时作时止，倦怠无力，不欲饮食，四肢不温，腹满便溏；⑥胃阴不足，干呕，时作时止，口燥咽干，似饥而不欲食。

（4）操作：内关直刺 0.5 寸；足三里直刺 1 寸；魄户斜刺 0.5～0.8 寸；中府向外斜刺或平刺 0.5 寸，不可向内深刺，以免伤及肺脏。隔姜灸中脘和上脘 20 min。患者取坐位或卧位，手臂前伸，肘上扎止血带，肘窝部常规消毒，用三棱针或 7～9 号头皮针在曲泽穴（相当于肘正中静脉）刺络放血，流出暗红或暗紫色血液数滴后，松开止血带，待血色变正常后，拔除针具，以消毒棉球压迫止血。呕吐严重者可加金津、玉液穴三棱针刺络出血。实证用泻法，虚证用补法。

（七）清热法

1. 胃痛

（1）选穴：①足三里、内庭；②内关、厉兑；③二间、内庭。

（2）功效：清胃泻火止痛。

（3）主治：胃脘疼痛，喜冷畏热，便秘溺赤。

（4）操作：①足三里直刺 1.0～1.5 寸，针刺用补法；内庭直刺 0.3～0.5 寸，施以泻法。②内关直刺 0.5～1.0 寸，施以同步行针法；厉兑斜刺 0.1～0.2 寸，针刺用泻法。③二间直刺 0.2 寸，针刺用泻法；内庭同前。

2. 腹痛

（1）选穴：①足三里、阴陵泉；②足三里、内庭。

（2）功效：清泄邪热,通调腑气。

（3）主治：腹痛拒按,胸闷不舒,大便秘结,或溏滞不爽,烦渴引饮,自汗,小便短赤,舌苔黄腻,脉濡数。

（4）操作：①足三里直刺 0.5 ~ 1 寸,针后加灸 5 ~ 10 min;阴陵泉直刺 1.0 ~ 1.5 寸,针刺用泻法。②足三里同前,内庭直刺 0.5 ~ 0.8 寸。

3. 泄泻

（1）选穴：①中脘、天枢、上巨虚;②大肠俞、阴陵泉;③天枢、合谷、内庭、足三里。

（2）功效：清化湿热,宽肠止泻。

（3）主治：湿热泄泻。泻下急迫,或泻下不爽,痛泻交加,粪臭灼肛,小便短少。

（4）操作：①中脘直刺 1 寸左右,得气之后,再向下、向两侧斜刺 1.0 ~ 1.5 寸;天枢用 2 寸针直刺 1.0 ~ 1.5 寸,令半边腹内有收缩感为度;上巨虚直刺 1.0 ~ 1.5 寸,施以捻转泻法。②大肠俞直刺 0.8 ~ 1.2 寸,先施以泻法,再施以捻转补法,亦可重灸 10 ~ 15 min;阴陵泉从内向外刺 1.0 ~ 1.5 寸,施以提插泻法。③天枢同前;足三里直刺 1.0 ~ 1.5 寸,先泻后补,令针感向足背放散为佳;合谷直刺 0.8 ~ 1.2 寸;内庭直刺 0.5 ~ 0.8 寸,针刺用泻法。

（八）收敛法

泄泻：

（1）选穴：①命门、太溪;②中脘、天枢、关元、足三里、三阴交。

（2）功效：温肾健脾,固涩止泻。

（3）主治：五更泄泻,形寒肢冷,腰膝酸软。

（4）操作：①命门直刺 0.5 ~ 1.0 寸,针刺用补法,灸 10 ~ 15 min;太溪直刺 0.5 ~ 0.8 寸,针刺用补法。②中脘直刺 1 寸左右,得气之后,再向下、向两侧斜刺 1.0 ~ 1.5 寸;天枢用 2 寸针直刺 1.0 ~ 1.5 寸,令半边腹内有收缩感为度;关元直刺 1.0 ~ 1.5 寸,针刺用补法,重灸;足三里直刺 1.0 ~ 1.5 寸,三阴交直刺 0.3 ~ 0.5 寸,针刺用补法,亦可加灸,每穴灸 3 ~ 5 min。

三、脾胃兼病治则与治法

脾胃兼病,是指因脾胃病证累及其他脏腑,以及气血等所致病证的治疗法则。

（一）肝脾兼病治法

1. 益气补血法

（1）病因：多因饮食不节，或劳倦过度，忧思日久，或禀赋不足，素体亏虚，或年老体衰，或久病久耗，调养失慎等。

（2）适应证：发病多见于老年人，或久病患者，以中年女性尤为多见。常因脾气不足，气血运化失调，肝脏得后天精微充养不足，以致筋缓手足不能收持，目暗视物不清。女性多伴有月经不调、月经后期等。

（3）方例：补肝汤或八珍汤。

四物汤补血调血，以补肝固本；酸枣仁甘平以养心安神；木瓜酸温可舒筋活络养肝；炙甘草调中益气，且可调和诸药。全方合用有补肝养筋明目的疗效。

取四君子之参、术、苓、草健脾益气，气足则血自生，旨在治本，四物汤之归、芍、地、芎补益营血，既能补脾营，又能益肝血，两全其美。

患者，女，24岁，高校研究生。2016年3月28日初诊。反复行经腹痛2年余。无性生活史，平素月经规律，周期正常。但每于月经来潮前5 d左右始小腹隐痛不适，至行经第1、第2日腹痛难忍，疼痛呈撕拉感。热敷、生姜红糖水、艾灸等方法不能缓解。经血色暗红，少量血块，月经量少，平均3 d干净，伴腰酸、乏力，肛门重坠感，曾于外院查妇科彩超提示，后位子宫，子宫及附件未见器质性病变。来诊时月经第1日，疼痛难忍，症状如上，舌质淡，苔薄白水滑，舌体胖大，边有齿痕，脉细滑。予四逆散合八珍汤加减：党参30 g，白术10 g，茯苓20 g，熟地黄20 g，川芎20 g，当归10 g，白芍10 g，柴胡12 g，枳实12 g，炙甘草10 g，两面针10 g，路路通10 g，益母草20 g。3剂，1剂/d，水煎服。

二诊：2016年4月24日，诉上方当日服1剂后，大量小血块随经血而下，下后瞬觉畅快，腹痛缓解，月经量较前增多约1/3，现月经将至，提前来调理。舌脉基本同前。继予四逆散合八珍汤加减：党参30 g，白术10 g，茯苓20 g，熟地黄20 g，川芎20 g，当归10 g，白芍10 g，柴胡12 g，枳实12 g，炙甘草10 g，益母草20 g，牛膝20 g，桃仁10 g。共5剂，1剂/d，水煎服。嘱其经来不停药，平素饮食注意补充营养。

三诊:2016年5月26日。诉药后反应同前,腹痛、肛门重坠感明显减轻。后连续2个月经前均来继予上方同服,未次诉经来基本无血块,轻微腹痛不适,已无腰酸乏力。

按语:患者虽为年轻女性,但高校研究生学习、科研压力较大,加之平素性格要强,肝郁明显,肝木乘脾,脾失运化,精微难以化赤为血,故气血不足,日久亦导致瘀血阻滞。舌质淡,苔薄白水滑,舌体胖大,边有齿痕,脉细滑为较典型之肝郁脾虚,气血不足之象。因其血虚不荣,故其腹痛呈撕拉感,气虚血液不行,经血积于胞宫内,排出不畅,瘀血阻滞于内,实邪内阻,不通则痛,则疼痛难忍,服药后气虚得补,瘀血得行,故有大量小血块随经血而下,下后瞬觉畅快,腹痛缓解;瘀血内阻压迫直肠,故有明显肛门重坠感。患者疼痛表现偏似实证,但结合其舌脉,究其原因乃肝郁血虚,故服上方针对病机后,痛经及其伴随。

2. 健脾化湿法

(1)病因:多因久居湿地或恣食生冷肥甘,以致湿邪内停,困阻脾胃。

(2)适应证:常见于因脾脏受邪,脾虚运化失调,水湿聚而化热之脘腹痞满,恶心呕吐,不思饮食,肋胁疼痛,或见身目俱黄,小便不利,舌苔黄腻,脉象弦滑者。

(3)方例:茵陈五苓散。

以五苓散健脾化湿,通阳化水,使湿邪从下而行,不致湿阻化热上蒸于肝;配茵陈清热退黄,以治其标。

患者,男,57岁,1995年7月15日就诊。诉患有慢性胃炎病史2年,反复发作。症见:胃脘疼痛,腹胀纳差,舌质淡,苔薄,脉细滑。胃镜示:慢性胃炎(肥厚型)。中医辨证:寒湿中阻,胃失和降。治以散寒除湿、理气和胃。处方:茯苓、白术、猪苓、泽泻、陈皮、苏梗各12 g,桂枝、半夏各9 g,吴茱萸、干姜各6 g。服上方4剂,患者症状大减。守上方略有出入,继服14剂后痊愈。后再未复发。

3.温脾散寒法

（1）病因　多由腹部受凉,过食生凉,过劳倦伤中,复感寒邪所致,或久病伤阳,脾阳不振,阳虚凝所致。

（2）适应证:见于寒邪直中或中焦脾阳不振,少腹疼痛,睾丸坠胀亦痛,甚则虚怯蜷缩,畏寒肢冷,舌苔白滑,脉象沉弦者。

（3）方例:附子理中丸合吴茱萸汤。

取附子理中丸温脾以升阳气,吴茱萸汤温胃以降阴浊,中焦阳气振奋,气机畅通,肝经寒邪随之而散。若睾丸胀痛剧者,可加小茴香、荔核、橘核等。

患者,女,32岁。2013年6月4日初诊。主诉:腹泻2年余。现大便每日1~2次,质清稀,完谷不化,现腹部喜温喜按;便前腹痛;泻后痛减;纳差,口淡无味,阴雨天胃胀明显;怕冷,疲倦欲寐,腰膝酸冷,汗出少,夜寐安和;舌质淡红,苔薄白润,有紫气;脉:右寸关弦细弱,左尺微。病机属脾肾阳虚,寒湿中阻,火不生土。药物组成:制附片60 g(先煎2 h),生晒参10 g(先煎半小时),生白术15 g,生姜20 g,炙甘草5 g,桂枝30 g,丁香15 g,白豆蔻15 g,砂仁15 g,法半夏20 g。7剂,水煎服。每日2次。

7 d后复诊,患者大便每日1行,较成形,无完谷不化,腰膝酸冷明显改善,便前腹痛感亦减轻,食纳稍增。

按语:泄泻的主要病机为脾虚湿盛,本案患者大便溏烂、完谷不化、腹部喜温喜按、纳差、口淡无味、阴雨天胃胀明显,脾虚湿盛之象明显,且主要为脾阳亏虚,寒湿之邪内盛。再结合怕冷、疲倦欲寐、腰膝酸冷等症,肾阳明显不足,脉证符合仲景所述少阴病提纲证之"脉微细,但欲寐"少阴阳虚无疑。肾阳亏虚,命门火衰,火不生土,后天失养,脾阳失于温煦,致脾肾阳虚。以大剂加味附子理中汤大补命门之火,补火生土,振奋脾阳,脾肾双补,同时配合化湿祛寒之品,处方契合病机。

(二)脾心兼病治法

1. 健脾养心法

(1)病因:多因病久失调,或劳倦思虑,或慢性出血而致。

(2)适应证:见于思虑过度,劳伤心脾,气血亏虚之倦怠食少,面色萎黄,心悸怔忡,健忘失眠,盗汗,舌淡,苔薄白,脉细弱者。

(3)方例:归脾汤。

以黄芪、人参(证势轻者用党参)、白术、甘草补益脾气,气旺则血亦足,即"阳生则阴长"之意;配龙眼肉、当归补血以助脾营,酸枣仁、远志、茯神益血而兼安神宁志;木香和中醒脾,使补而不滞。

患者,女,56岁,2018年10月16日初诊,主诉"房性早搏3年,心悸、气短3 d"。患者于3年前无明显诱因出现间断心慌、胸闷、气短,经心电图检查诊断为"心律失常,频发房性早搏",未做特殊治疗。3 d前,因家庭琐事,情绪波动,上述症状再次发作,自觉程度较前严重。发作时患者自觉心慌气短,烦躁不安,夜眠差。刻下症见心前区不适,日夜悸动不宁,乏力懒言,可劳作,但活动劳累后乏力感更甚,平素手脚冰凉,不喜食寒凉之品。患者平素个性要强,性子急躁,遇事即眠不安。望诊面色少华,精神欠佳,舌体稍胖,舌质暗,苔薄,脉弦细。纳食一般,夜眠不安,大小便正常。诊断该患者为心悸病,证属气血不足、心神不安。治宜益气养血、强心安神。处方:太子参30 g,白术15 g,黄芪15 g,当归20 g,远志10 g,龙眼肉15 g,炙甘草6 g,茯神20 g,地锦草15 g,鸡血藤30 g,青皮10 g,肉桂10 g,生姜3片,大枣4枚。水煎服,每日1剂,共7剂。

二诊:患者诉心悸、气短感减轻,身体困乏稍减,手足渐温,夜眠好转。原方继服14剂。

三诊:患者诉心慌未再发,精神渐好,活动有力,手足已温,夜眠好转。原方去青皮、肉桂加佛手6 g,继服14剂善后,以巩固疗效。

按语:患者素有房性早搏病史,刻下症见心悸气短,日夜悸动不宁,乏力懒言,夜眠差,面色少华,舌体胖,舌质暗,苔薄,脉弦细,此乃气血不足、心神不安之象。正如《丹溪心法·惊悸怔忡》云：
"人之所主者心，心之所养者血，心血一虚，神气不守，此惊悸之所
肇端也。"脾为后天之本，气血生化之源。脾气健运，血液方能化生
有源，血足则心有所养；反之脾气运化无力，则可致血虚，进而无以
养心，发为心悸。气血亏虚，则面色少华，乏力懒言，脉细亦是血虚
之象。气血亏虚，胸中阳气不足，推动无力，气血运行不畅，不能通
达四肢，故见肢体困倦，手脚冰凉，不喜寒凉之症。患者可劳作，但
活动劳累后乏力感更甚，劳倦耗气，患者本就气虚不足，劳作后则
加重气之耗散，故乏力感更甚。若患者劳作后反感身体舒畅而无
乏力困倦感，则应辨为气郁气滞而非气虚，当谨慎辨之。故治宜益
气健脾、养心补血，使脾健则气血得以生化，心气足则血液运行顺
畅，心脾气血充足，心脉濡养，则心悸诸症可消。方选归脾汤加减。

2. 补脾化瘀法

(1)病因：多因脾胃素虚，或饮食所伤，或劳倦思虑伤脾或久病伤脾，导
致脾气虚弱，运化失司，气血生化无源，气血虚亏，固摄无力，致血逸脉外
化瘀。

(2)适应证：见于因脾虚化血行血不畅，以致心血瘀阻之心悸胸痛如针
刺，或牵左肩臂，气短，神疲乏力，舌质紫黯或瘀点，脉象细涩或结代，投血府
逐瘀汤无效者。

(3)方例：人参三七汤。

用人参、白术、甘草补益脾气，脾气旺盛则心气充足，脉道流畅，血无所
滞；三七、蒲黄、红花活血化瘀，以治其标。若暴痛欲脱，肢冷脉微，急用参附
汤急救回阳。

3. 健脾祛痰法

(1)病因：多因脾虚化痰无力，痰浊上扰心神所致。

(2)适应证：见于脾虚化痰无力，痰浊上扰心神之心胸疼痛，以左胸为
剧，甚至痛引左臂，咯吐痰涎，形体肥胖，舌苔厚腻或厚浊，脉象弦滑或结
代者。

(3)方例：六君子汤合神术煮散。取六君子汤补益脾气，兼化痰湿；配神
术煮散健脾燥湿，兼以开窍宁神。

患者,女,52 岁。患者有胃脘痛史 3 年,情志不畅时疼痛明显加剧。刻下:胃脘隐隐作痛,口淡无味,偶有泛酸,口臭明显,食后腹胀。舌淡、苔白腻,脉沉细。证属寒湿困脾。治拟健脾祛湿、理气和胃。神术散加减:苍术、厚朴、柴胡、制半夏、藿香各 10 g,陈皮 12 g,焦山楂 20 g,茯苓、延胡索各 15 g,砂仁、甘草各 6 g。每日 1 剂,水煎服。7 剂后,胃脘隐痛较前明显减轻,食后腹胀亦减,上方治疗 1 月余,胃脘痛未作。

按语:无论湿邪困阻脾胃,还是脾胃功能失调,湿邪内生,常可出现胃脘隐隐作痛,缠绵不愈,口淡无味,倦怠身重,肢节重痛,舌淡、苔腻,脉沉细或而濡等症。当投健脾胃、祛寒湿之法,方选神术散加减。方中苍术、茯苓、甘草健脾化湿;藿香、砂仁化湿醒脾;陈皮、半夏、厚朴降浊健胃;柴胡疏肝和胃;焦山楂健脾开胃;延胡索理气止痛。诸药同用,共奏祛湿健脾益胃之功。方证合拍,胃痛得除。

4.泄热清心法

(1)病因:多因调护失宜,凉食肥甘厚腻,蕴积生热,内火偏盛,邪热内积心脾。

(2)适应证:中年人常见。可因过食辛辣刺激食物等见心中烦热,面赤口渴,不寐或寐后乱梦惊扰,口舌生疮,小便短赤,舌红苔黄,脉数者。

(3)方例:泻心汤。

以黄连、黄芩、大黄清泻胃热。胃热得清,心火亦随之下降,其中黄连亦属清心火之良品,大黄为导心火之专药。若患者狂躁谵语,哭笑无常,口渴欲饮水,面赤气粗,便秘溲赤,舌质红,苔黄腻,脉滑数者,予泻心汤合礞石滚痰丸。取泻心汤泻胃热以导心火,配滚痰丸之礞石攻逐陈积伏匿之痰,沉香降逆调气,使心神得安。

患者,女,48 岁,2019 年 8 月 12 日初诊。主诉:胃脘痞闷反复发作 2 年,加重 1 个月余。患者 2 年来胃脘痞闷反复发作,曾间断服用西药治疗,疗效不佳,1 个月前因进食生冷后症状加重。刻下症:胃脘部痞闷胀满不适,常于饭后加重,嗳气,口吁口苦,时有呕吐、反酸,便溏,每日2次,纳少,眠可,舌微红,苔薄白,脉细弦。患者平素胃脘喜暖恶寒,饮食稍有不慎即发泄泻。辅助检查未见异常。中医辨证:寒热错杂型胃痞。治法:辛开苦降,平调寒热。方拟半夏泻心汤加减。处方:姜半夏10 g,干姜10 g,黄芩片10 g,黄连片6 g,茯苓15 g,山药10 g,木香10 g,厚朴12 g,莪术12 g,桂枝10 g,小茴香10 g,吴茱萸3 g,甘草片6 g。7剂,每日1剂,水煎服,分早晚温服。

2019年8月19日二诊:诸症减轻,胃脘胀满不舒好转,嗳气减少,时欲呕吐,无反酸,大便质偏稀,每日1行,纳食好转,眠可。在上方基础上去吴茱萸,加党参片15 g,白术15 g。7剂,每日1剂,水煎服,分早晚温服。

2019年8月28日三诊:诸症明显好转,偶有胃脘痞闷,大便成形,每日1剂,纳眠可。继续予上方14剂巩固疗效,煎服法同前。

按语:本案患者平素胃脘喜暖恶寒,饮食稍有不慎即泄泻,为脾胃虚弱,病程日久,损伤中阳;饮食不慎易化生痰湿,困阻脾胃,进一步影响脾胃运化功能,导致脾胃升降失司,故见胃脘部痞满不舒。胃气逆于上,则嗳气、呕吐;脾气陷于下,则见便溏。方中半夏、干姜温补辛开,黄芩、黄连苦降清泄,清热而不伤阳气,一升一降,调畅气机。患者兼有肝胃郁热之象,加吴茱萸取左金丸之意,以疏肝泄热。同时不忘顾护脾胃,予茯苓、山药、木香、厚朴、莪术以健运脾胃,行气消胀。考虑患者脾胃虚寒之象偏重,予桂枝、小茴香温里散寒,甘草调和诸药。二诊时患者症状较前减轻,无反酸,故去吴茱萸,加党参、白术继以健脾助运。三诊时患者诸症明显改善,故继续以上方调理巩固。

(三)脾肾兼病治法

1.温阳建中法

(1)病因:多因脾气虚日久,调护失养,久病损伤等脾阳受损,清阳下陷所致。

(2)适应证:多发病于老年或久病患者。病程较久,脾阳不振,畏寒肢冷,面色苍白,精神衰疲,腰膝酸软,饮食衰减,阳痿,妇女宫寒不孕,舌质淡,脉沉细无力而尺部更甚者。

(3)方例:黄芪建中汤。

本方即小建中汤加黄芪组成。取小建中汤温中补虚,配黄芪增强温补脾气作用。若虚赢甚者,可加红参扶助元气;亦可适加肾之引经药一两味,如杜仲、巴戟天、补骨脂、韭子等以达病所。

患者,女,35岁。主诉:小便次数增多2年,现每夜小便20余次,睡眠差,严重影响患者生活,异常痛苦与疲惫,中西医多方治疗无效,故求治于我处。舌稍暗,苔薄白,脉革。中医诊断:尿频。辨证:肺脾气虚、肾气不足。治以补益肺脾、补肾缩尿为法。处方:生黄芪60 g、白芍30 g、桂枝9 g、炙麻黄6 g、杏仁9 g、益智仁15 g、覆盆子15 g、炙甘草15 g,姜枣自加,14剂。

半月后复诊时,患者小便次数明显减少,由之前的每夜20次减至每夜4次,上方加减善后。

按语:本案患者病程较长,多方治疗后情况未见好转,本虚明显,肺、脾、肾三脏气化不及,导致津液下输膀胱,而见尿频,本例在黄芪建中汤的基础上,去饴糖,加入炙麻黄6 g、杏仁9 g、益智仁15 g、覆盆子15 g,肺脾肾三脏同调,以补益肺脾为主,同时加入少量补肾缩尿之品,14剂后症状明显缓解。

2.温阳利水法

(1)病因:多历脾阳虚衰,阳不化水,水气内停,阴水下趋所致。

(2)适应证:多见于久病或年老患者。由于脾阳虚衰,阳不化水,水气内停,加之水为阴邪,其性下趋,故身半以下肿甚。临证可见尿少身肿,腰以下肿甚,按之没指,腰酸肢冷,胸腹胀满,或兼心悸气短,喘咳痰鸣,舌质淡,苔白腻,脉沉弦者。

(3)方例:实脾散。

以附子、干姜、草果温振脾阳;白术、甘草、生姜、大枣实脾强中,以制肾水;厚朴、木香调中行气;茯苓、大腹子、木瓜导湿下行。若肾水上泛凌心肺,心悸气短,喘咳痰鸣者,可用苓桂术甘汤温中化水,以治水气痰湿。

(四)脾肺兼病治法

1.补脾益肺法

(1)病因:多因先天不足,久病劳损,津气亏损,失于濡养所致。

(2)适应证:多见于中老年。多长期患病,或素体禀赋不足,临证见咳喘气短,动辄更甚,咳声低弱,神疲乏力,自汗,面白,舌质淡,脉象虚者。

(3)方例:四君子汤。

人参为君,甘温益气,健脾养胃。臣以苦温之白术,健脾燥湿,加强益气助运之力;佐以甘淡茯苓,健脾渗湿,苓术相配,则健脾祛湿之功益著。使以炙甘草,益气和中,调和诸药。四药配伍,共奏益气健脾之功。如气虚甚者宜用六神散;气虚兼夹痰湿者,则用六君子汤。三方均以参、术、草为基础,专补脾气。

对于慢性呼吸系统疾病而致的咳喘,虽多有邪实蕴肺,但"邪之所凑,其气必虚",故"培土生金"之法在慢性咳喘中的应用颇多。调治咳喘之法,重在扶助脾胃治本,以"滋其化源",在此基础上或温化寒痰,或清热化痰,或温肾纳气,或清热润肺等,视兼证之不同而随证治之。若平素脾胃不足,痰饮内生蕴肺者,常见纳少便溏,脘痞呕恶,咳嗽痰多,痰清稀量多,以四君子汤加陈皮、法半夏以温化痰饮而行气,加杏仁、紫菀宣降肺气而平喘咳。若中焦阳气不足,寒饮内停,郁结不化者,以四君子汤加干姜、五味子、法半夏、细辛等,温中化饮散寒。若喘咳痰黄,胸脘憋闷为痰热阻肺者,以四君子汤合小陷胸汤健脾而化痰热,并加枳壳、桔梗以开肺气。咳喘日久,损及肾气者,在以四君子汤健脾胃的基础上,加菟丝子、五味子、益智仁温肾纳气。若肺阴不足,干咳燥渴者,常在四君子汤健脾胃而生津液的基础上,加阿胶、麻仁、甜杏仁、桑叶等润肺散燥热之品。对于久患喘嗽,正气虚弱,病机复杂者,可先用四君子汤加减先调脾胃,取"胃气壮则五脏六腑之气皆壮"之意。

2.健脾祛痰法

(1)病因:多因运化失司,水湿内停,积聚成痰所致。

(2)适应证:见于脾运失健,水湿不行,聚而为痰,影响肺之肃降,临证见咳嗽痰多,色白清稀,胸闷不舒,脘腹痞满,舌苔白腻,脉象缓滑者。

(3)方例:二陈平胃汤。

此方即平胃散与二陈汤之合方。取平胃散燥湿健脾,二陈汤和中调气,理肺化痰。若湿痰久阻,脾气受伤,亦可用橘半枳术丸健脾理中,祛痰理肺。

患者,男,37 岁,2013 年 9 月 17 日初诊。主诉:胃痛 10 年,加重 1 年。现病史:患者近 10 年自觉无明显诱因胃脘疼痛,近 1 年加重。常于饭后 1 h 阵发性疼痛显著,纳食可,近日稀便,因长期夜班,白日眠差。舌苔薄腻,边尖赤,脉弦细无力。诊断:胃脘痛(痰湿内阻)。治则:燥湿化痰,止痛安神。方药:二陈平胃汤加减,苍术 6 g、陈皮 10 g、厚朴 6 g、香附 10 g、乌药 10 g、川楝子 10 g、延胡索 10 g、茯神 15 g、法半夏 12 g、北沙参 12 g、合欢皮 15 g、白豆蔻(后下)6 g、炙甘草 6 g、大枣 20 g、生姜 3 片。服用方法:6 剂,水煎服,第 1 煎水开后煮 15 min 取汁,2 次水开后煎煮 20 min 取汁,两次药汁兑匀,分 2 次服,每日 1 剂。服用 6 剂后胃脘痛大减,睡眠改善,加减继服 1 个月后胃脘痛消失,睡眠、大便正常。

按语:胃以降为和,脾以升为用。注重脾胃就是在诊病、立法、处方用药时要时刻想着脾胃。脾运失健,升降失常乃脾胃病的病机关键。调理脾胃宜有湿祛湿,有痰化痰,有寒宜温,有热宜清,使胃气降,脾气升,则中州安矣。本患者长期夜班,昼夜颠倒,起居失常,致气机紊乱,脾胃运化失职,痰湿内停,进一步阻滞气机,不通则痛故阵发胃脘绞痛。日久脾胃气阴内耗,食后脾胃不堪运化腐熟之职而疼痛益甚。胃不和则卧不安,加之长期昼夜颠倒的生活,入夜而阳不能入于阴,白昼阴阳不能合和,故睡眠差。大便稀为脾虚之象,舌苔腻为痰湿之征。治以平陈调胃汤为主方燥湿化痰。用香附、乌药、川楝子、延胡索理气止痛。易茯苓为茯神;加合欢皮以增加安神之力。以北沙参补内耗之脾胃气阴。白豆蔻芳香醒脾,开胃化浊。全方标本兼治,痰湿得化,气阴得补,神魂得安,一方而诸症悉除。

3. 生津润燥法

(1)病因:多因素体阴亏不足或久病伤阴,或过食烟酒等辛温燥烈之品。

(2)适应证:见于素体阴虚,或年老阴精亏损太过,发病可见于各种年龄,但以中老年多见。临证见咳呛少痰,痰黏难于咯出,鼻燥咽干,或胸痛,甚则痰中带血,发热,微恶风寒,头痛,舌红苔黄,脉多滑数,且服桑菊饮或单纯桑杏汤疗效不显著者。

（3）方例：桑杏汤加天花粉、知母、麦冬、石斛、芦根。取桑杏汤清宣胃肺燥热，配合天花粉、知母、麦冬、石斛、芦根养胃生津，使胃津上承于肺，肺津充足，则燥热之邪自去。

　　患者，男，50岁，2016年9月2日初诊。自诉于1个月前因劳累受风后出现喉痒干咳，伴少量黏痰，咳痰不爽，伴有畏寒无汗，发热，头痛，鼻塞，口干等症状，就诊于当地某医院，行胸部正侧位 X 射线检查，未见明显异常，予痰热清、阿奇霉素（具体剂量不详）等药物治疗，咳嗽、咳痰、发热、头痛等症状稍缓，停药后咳嗽复发，遂来我科就诊，刻下症见：阵发性咳嗽、遇异常气味或吸入冷空气后加重，伴中等量白色黏痰、咳痰不爽，咽干燥，腹胀，纳差，睡眠欠佳，身体困重乏力，小便量少色黄，大便黏腻、排便不爽，舌胖大、边有齿痕、质红、少津，苔白，脉沉细。查体：咽部充血貌；血氧96%，双肺呼吸音粗，未闻及明显干湿性啰音。辅助检查：血常规、红细胞沉降、心电图未见明显异常；肺功能示：①轻度阻塞性通气功能障碍；②支气管舒张实验阴性。西医诊断：感染后咳嗽。中医诊断：咳嗽。证属风燥犯肺兼脾虚痰阻型。治以疏风润燥行气法。处方：桑叶15 g，炒苦杏仁10 g，北沙参10 g，浙贝母10 g，淡豆豉10 g，炒牛蒡子10 g，桔梗10 g，蜜麻黄10 g，连翘15 g，藿香10 g。5剂，每日1剂，水煎500 mL，分两次口服。

　　2016年9月8日二诊：服药后咳嗽症状明显减轻，咳痰量少色白，食少，腹胀，眠睡眠可，身体困重乏力，小便正常、大便稀，舌胖大、边有齿痕、质红，苔白，脉沉细。乃外邪去而脾胃功能未复，痰阻中焦。前方去藿香，加陈皮、苏子、瓜蒌各10 g，当归、地龙各15 g。共7剂，煎服法同前。

　　2017年9月15日三诊：服上方后，咳嗽、咳痰症状消失，舌质淡，苔薄白，脉缓，余无明显不适。改用玉屏风散加减调理体质，增强正气，防止复发。予黄芪20 g，白术15 g，防风10 g，党参10 g，茯苓10 g，当归10 g，白芍10 g，五味子10 g，柴胡10 g。7剂，煎服法同前。嘱其避风寒，调饮食，适起居，勤锻炼。后随访2年未见复发。

按语:本病患者外感风燥之邪,肺失宣降,发为咳嗽,因病程迁延,外邪久不能去,入里伤及中焦,致脾胃运化失常,痰湿乃生。故诊断为感染后咳嗽,证型为风燥犯肺兼脾虚痰阻证。首诊以疏风润燥行气之法治之。予桑叶、淡豆豉、菊花、牛蒡子、桔梗、连翘宣肺祛邪;杏仁、北沙参、浙贝母、蜜麻黄降气止咳,润肺存阴。二诊时患者外邪已去,然脾胃功能未复,痰未尽除,故加强运脾祛痰之剂,患者服之则中焦复而疾病去。患者病久,正气已亏,卫外不固,若有不慎,旧疾易复发,故三诊时予玉屏风散加减增强患者体质,恢复正气,提高御邪能力,嘱患者注意饮食起居情志调理,防止疾病复发。

第二章 脾胃病证的发病与转归

第一节 脾脏病证发病与转归

发病,即发病机制,是指在致病因素的作用下,引起疾病发生的基本规律。转归,即病机转归,是指在疾病过程中的病势转变或传变规律。发病与转归,在多数情况下符合一般规律,但又可在同一致病因素下,因其感邪的轻重、体质的强弱、性别与年龄,以及治疗是否正确或及时等因素的影响或作用,又可向某一特定的方面转变或传变,从而在疾病不同的阶段形成不同的证型,或并发或继发相应的病证。了解疾病的发病与转归的规律,是指导尽可能地正确认识和研究疾病的发生与发展规律,给予正确施治,并能预测病机转归,防止恶化,使之向有利于康复的方面发展。现将肝胆及经脉病证的发病与转归内容,分述如下。

一、脾气虚弱证

脾气虚弱证,是指脾气不足,运化失健所表现的证候。多因饮食失调,劳累过度,以及其他急慢性疾患耗伤脾气所致。

1. 发病因素 ①情志所伤,如思虑、劳神等,皆可导致脾气虚弱;②饮食偏嗜或摄入营养不足,导致化源不足致使脾气虚弱;③素体脾虚或久病体虚,运化功能低下造成。

2. 转归表现 ①因情志所伤者,一般治疗较易,多随情志调畅而能自行缓解,但亦有因过度强烈或持续损伤,致成难治之病;②因饮食因素导致者,可通过药物治疗,并辅以调节饮食习惯,改善营养等治疗,使脾胃纳运正常,气血生化有源;③素体脾虚或久病体虚者,需缓慢调理体质,增强脾胃的运化功能,适当锻炼,慎起居,适寒温。

二、脾阳虚证

脾阳虚证,是指脾阳虚衰,阴寒内盛所表现的证候。多由脾气虚发展而来,或过食生冷,或肾阳虚,火不生土所致。

1. 发病因素　①过食生冷或过用寒凉药物,皆可直接损伤脾阳,导致脾阳虚衰;②年老体弱或久病肾阳不足,命门火衰,火不生土,从根本上导致脾阳虚衰。

2. 转归表现　①过食生冷或过用寒凉药物者,脾阳不振,日久不愈,脾病及肾,可导致脾肾阳虚证;②脾阳虚衰,不能生化气血,形成气血两虚证;③脾阳不振,寒从内生,阳虚不运水湿,使寒湿停留,又加重阳气虚衰,终至脾气败绝,危及生命。

三、湿热蕴脾证

湿热蕴脾证,是指湿热内蕴中焦所表现的证候。常因受湿热外邪,或过食肥甘酒酪酿湿生热所致。

1. 发病因素　①感受湿热之邪,湿热中阻,气机不通,致使湿热留滞中焦;②过食辛辣肥甘之品,导致脾胃运化失司,痰湿停滞,日久湿热内生。

2. 转归表现　①湿郁热蕴,瘀热在里,必发黄疸,若病久热甚,灼伤阴络,可见衄血、出血等证;②热邪入里,瘀热互结,发为癥瘕;③患者素体阳虚,或过用苦寒之品,脾阳受伤,湿从寒化,湿甚阳微,可为洞泄。

四、脾不统血证

脾不统血证,是指脾气亏虚不能统摄血液而导致血液溢出脉外表现的证候。

1. 发病因素　多由久病脾虚,或劳倦伤脾,致使脾气亏虚,统摄无权,血液外溢,日久不愈可见面色萎黄、心悸、不寐等,溢于肠胃,则为便血;渗于膀胱,则见尿血;血渗毛孔而出,则为肌衄;由齿龈而出,则为齿衄。脾虚统血无权,冲任不固,则妇女月经过多,甚或崩漏。

2. 转归表现　①发病的时间,一般来说,新病易治,久病难治;②与出血量的多少密切有关,出血量少者病轻,出血量多者病重,甚至形成气随血脱的危急重病;③与兼见症状有关。出血而伴有发热、咳喘、脉数等症者,一般病情较重。

五、寒湿困脾证

寒湿困脾证,寒湿之邪内盛,困阻脾胃枢机所引起,临床以脘闷体重、便溏浮肿等为主要表现的证候。常见于痰饮、泄泻、霍乱、黄疸、水肿。现代医学的急性胃肠炎、黄疸型肝炎、肾炎等疾病可见此病证。多由饮食不节,过食生冷,淋雨涉水,居处潮湿,以及内湿素盛等因素引起。

1. 发病因素　①平素饮食不节,过食生冷,致使脾阳受损,升降失调,日久出现久泻、腹痛等;②淋雨涉水,居处潮湿,寒湿之邪侵袭胃肠,脾失健运,出现脘腹痞闷胀痛、食少便溏、泛恶欲吐等,重则形成寒湿困脾证;③内湿素盛之人,易伤体内阳气,损伤脾阳,日久寒湿内生,头身困重,或肢体浮肿,久则形成寒湿困脾之证。

2. 转归表现　①持续不愈,使阳气受损,日久脾病及肾,使肾阳亦虚,肾虚气化失司,加重水肿;水湿停留,阻遏阳气运行,阳气进而削伐,终致阳气衰败;②寒邪收引,湿邪重浊,致使阳气不运,运化无权,导致腹痛、泄泻等病。

第二节　胃腑病证发病与转归

胃是人体对饮食物进行消化的主要器官,属于阳土,主要功能是受纳、腐熟水谷,《黄帝内经》称之为"水谷之海""太仓"。与脾合称为后天之本。

一、胃阴亏虚

胃阴亏虚证,是指有胃脘部灼痛隐隐,不思饮食,或嘈杂似饥,或饮不欲食,干呕呃逆,口干唇燥,大便秘结,形体消瘦,舌红少苔或无苔,脉细数之类症状的病证。

1. 发病因素　①饮食不节,过食辛辣厚味,积热于内,导致口燥咽干,舌红少苔,脉细数;②情志不畅,气郁化火伤阴,致胃失和降所表现出来的恶心、呕吐或呃逆,口燥咽干;③温病后期,或用温燥药物太过伤津,导致津液不足,表现为口干不多饮,口咽干燥或大便秘结。

2.转归表现　①本证在病理转化过程中,常因胃阴不足,胃热偏盛而灼伤肺肾之阴,尤其是肺阴,故在临证时,往往不是单纯地滋养胃阴,而要配合滋补肺阴;②饮食宜清淡,忌生冷、辛辣、肥腻之品,避免饥饱无常,发作时应进食易消化食物,且应保持精神舒畅,避免暴怒、过喜等不良情志刺激。

二、寒邪犯胃

寒邪犯胃证,是指寒邪侵袭胃脘,以胃脘冷痛,痛势急迫,喜温,呕吐清水,恶寒肢冷,苔白,脉弦紧等为常见症的证候。

1.发病因素　①胃阳素虚,阳气不振,故虚寒中生,喜温喜按,大便溏薄;②过食生冷,损伤脾阳,故胃失和降,腹部隐痛,舌淡苔白;③外感寒邪,直中胃脘,寒主收引,故胃脘疼痛,口淡不渴,脉弦紧。

2.转归表现　①寒伤胃阳,日久引起胃气虚寒证,亦可胃病及脾,形成脾胃虚寒证,脾胃气虚不能摄血,致出现脾不统血证;②胃阳不得复,久则出现消化不良,机体消瘦,重则出现贫血;③本证治疗后需注意饮食护胃,禁食寒凉,规律生活习惯。

三、胃热炽盛

胃热炽盛证,是指火热壅滞于胃,以胃脘灼痛、喜冷,发热口渴,或口臭、牙龈肿痛、齿衄,便结尿黄,舌红苔黄,脉数等为常见症的证候。本病证见于胃脘痛、消渴、牙龈肿痛、呕吐等疾病中。

1.发病因素　①过食辛热,发散不及,火热郁积胃部,致使胃脘灼热,心中烦躁,嘈杂泛酸;②情志不畅,郁而化火犯胃,常见于肝火犯胃,表现出烦躁易怒,口干口苦,舌红苔黄之证;③热邪内侵,灼伤津液,胃失和降,致使口燥咽干,渴喜冷饮,口臭等。

2.转归表现　①由于胃热过盛,火热灼津,可出现津液不足之兼证,即虚实夹杂;病久不愈,胃热伤津,转变为胃阴虚证,表现为阴虚火旺,故实火与虚火互为因果;②脾胃久失运化,气血化生之源,可导致气血两虚或饮食停滞。

四、瘀阻胃络

瘀阻胃络证,是指因气虚无力等因素导致血行不畅,涩而成瘀而出现的病证。常见于胃脘痛。

1. 发病因素 ①情志不畅,气滞日久入络,瘀停胃络,脉络壅滞;②其他病日久不愈,阴阳气血俱损,气血运行不畅,则致血瘀。

2. 转归表现 ①若瘀血留滞胃络,日久不愈,则脾胃运化失职,湿浊内生,郁而化热,火热内结,导致腑气不通,可见腹痛剧烈,拒按,大汗淋漓,四肢厥逆的厥脱危证;或血瘀日久,气机壅塞,胃失和降,胃气上逆,致呕吐反胃,瘀结胃脘,久不愈亦可形成噎膈。②本证与情志关系密切,故在治疗上需重视精神的调整,保持良好的情绪及心理状态。

五、食滞胃腑

食滞胃腑是指由于饮食停滞胃肠,以脘腹胀满疼痛,呕泻酸馊腐臭为主症的证候。亦称食滞胃脘证。

1. 发病因素 ①饮食不节,暴饮暴食,损伤脾胃,升降失司,纳运无力,食滞内停,阻滞气机,发为本证;②情志失调,如肝失疏泄,乘脾犯胃,胃失和降,或忧思伤脾,脾气受损,胃腑失和,造成饮食停滞胃腑。

2. 转归表现 ①若日久不愈,致使脾胃虚弱,运化失常,痰饮内生,可导致痞满、胃痛等病证;②若引起脉络瘀阻,血络损伤,出现吐血、黑便者提示病情加重,预后较差;③本证一般预后较好,但易反复发作,需注意饮食情志的调摄。

第三节 脾胃经脉发病与转归

脾胃经脉,联系脾胃,相互络属,外与头面四肢相系,并与其他经脉相交接,构成完整的脾胃经脉系统。脾胃是维持生命、元气的根本,因为人体一切生命活动和脏腑功能均依靠气血的供应,而脾胃乃气血阴阳之根蒂,产生气血之源泉。凡脾胃经脉之所属所络及所过之病证者,皆与脾胃密切相关。其发病与转归,具体表现有以下几个方面。

一、邪犯阳明

邪犯阳明,是指病邪侵袭脾胃经脉,所致病证而言。

1. 发病因素　阳明病的成因可以是多方面的,多由太阳经证不解,表邪内传阳明,化热入里而成;或因少阳病失治,邪热传入阳明而成;或因素体阳盛,初感外邪迅速从阳化热所致;亦可在三阴病正气恢复、阳盛阴退的过程中,转出阳明而经历本病的可能。阳明病的主要病机可以简要地概括为"胃家实"。"胃家",包括胃与大肠;"实",指邪气亢盛,正盛邪实。

2. 转归表现　①阳明经证:阳明为多气多血之经,阳气旺盛,邪入阳明最易化燥化热。里热炽盛,弥漫全身,蒸腾于外,故见身大热,不恶寒,反恶热;邪热炽盛,迫津外泄,故汗大出;热盛伤津,且汗出复伤津液,故大渴引饮;邪热上扰,心神不宁,则见烦躁;气血涌盛于面,故面赤;热迫于肺,呼吸不利,故气粗;脉洪大有力,苔黄燥,为阳明里热炽盛之象。治以清热生津为主。②阳明腑证:阳明经气旺于日晡,四肢禀气于阳明,肠腑实热弥漫,故日晡潮热,手足濈然汗出;邪热与糟粕结于肠中,腑气不通,故脐腹胀满而痛,大便秘结;邪热上扰心神,则见神昏谵语,甚则狂躁不安;苔黄燥有芒刺,或焦黑燥裂,为燥热内结,津液被劫之故;邪热亢盛,有形之邪阻滞,脉道阻滞,故脉沉而有力,若邪热迫急则脉滑数。治以峻下热结为主。

二、邪犯太阴

太阴病是以脾阳虚衰,运化失职,寒湿内盛为主要病理变化的疾病。太阴病证候是太阴病中所表现的临床症状的总称。根据证候特点,可对太阴病进行辨证,主要有表证与里证之分。太阴病证多由三阳病失治、误治,损伤脾阳,邪传太阴,或脾阳素虚,风寒之邪直中太阴而成。

脾阳虚衰,寒湿内生,气虚湿阻,中焦气机不利,则腹满;阳虚寒凝,腹中挛急,则时腹自痛;阳虚寒湿内盛,水液不化则口淡不渴;寒湿下趋,并走于下,故而自利;脾病及胃,脾虚失运,胃失和降,则食纳减少,或见呕吐;脾主四肢,中阳内虚,不能温煦四末,则四肢欠温;脾虚气弱,脉气亦鼓动无力,故脉沉缓而弱。治以温中祛寒,补气健脾为主。

三、太阴与阳明相互转归

太阴与阳明同属中焦,互为表里,生理上相互为用,病理上相互影响,两经病证在一定的条件下常易相互转化。阳明病证清、下太过,损伤脾阳,易转为太阴病证;而太阴病证滥用温燥,或寒湿郁久化热,亦可转为阳明病证。故有"实则阳明(热),虚则太阴(寒)"之说,辨证须时时注意病情虚实寒热的变化。

四、湿郁经脉

湿郁经脉,是指因寒湿或湿热郁滞于脾胃经脉,阻滞气机,经气郁滞,所致病证而言。

1.湿热蕴脾 其发病原因可因情志抑郁,久郁生湿;或因嗜酒过度酿成湿热,内蕴脾胃;或过食肥甘厚腻;或感受湿热外邪所致。湿热之邪蕴结脾胃,脾失健运,胃失和降,故脘腹痞闷,呕恶纳呆;脾主肌肉,湿性重着,脾为湿困,故肢体困重;湿热下注则大便溏泄,小便短赤;湿热内蕴脾胃,熏蒸肝胆,胆汁外溢肌肤,故面目发黄,色鲜明如橘,皮肤瘙痒;湿遏热伏,热处湿中,湿热郁蒸,故身热起伏,汗出而热不解。舌红苔黄腻,脉濡数为湿热内盛之征。治以宣畅气机,清利湿热为主。

2.寒湿困脾 其发病原因多因涉雨淋水,气候阴冷潮湿,居住潮湿等外感寒湿,或过食肥甘、生冷等内生寒湿,以致寒湿内盛,脾阳失运所致。过食生冷,寒湿内侵,脾阳受困,运化失司,故腹部胀满疼痛,纳呆;胃失和降则泛恶欲吐;寒湿为阴邪,阴不耗津,故口淡不渴;湿注肠中,则便溏;脾主肌肉,湿性重着,故头身困重;湿阻气滞,气血运行不畅,不能外荣肌肤,故面色不荣;脾为寒湿所困,阳气不宣,胆汁外溢,故面目肌肤发黄,黄色晦暗如烟熏;寒湿阻遏阳气,不能温化水湿,泛溢肌表,故肢体浮肿;膀胱气化不利,则小便短少;寒湿内盛则舌淡、胖苔白腻或白滑,脉象濡缓。治以温中散寒,健脾化湿为主。

五、脾胃虚弱

脾胃虚弱证,泛指因脾气虚损引起的一系列脾生理功能失常的病理现象及病证。包括脾气虚、脾阳虚、中气下陷、脾不统血等证型。多因饮食失调、劳逸失度或久病体虚所引起。脾有运化食物中的营养物质和输布水液以及统摄血液等作用。脾虚则运化失常,并可出现营养障碍,水液失于布散而生湿酿痰或发生失血等症。《诸病源候论·五脏六腑病诸候·脾病候》:"脾气盛,为形有余,则病腹胀,溲不利,身重苦饥,足痿不收……是为脾气之实也,则宜泻之。脾气不足,则四肢不用,后泄,食不化呕逆,腹胀肠鸣,是为脾气之虚也。"因此其病因有3个方面:一为饮食失调;二为劳累过度;三是由于急慢性病。以上诸因,耗伤脾胃,导致脾胃不足,运化失健,形成脾胃虚弱证。

1. 脾胃气虚证　多因饮食失调,劳累过度,以及忧思、久病损伤脾气所致。一为脾脏运化功能的减弱,脾失健运,精微不布,水湿内停,故纳气腹胀,便溏;脾虚失运,水湿泛滥,故肢体浮肿。二为气血生化不足,脾主四肢肌肉,脾气不足,肢体失养,故肢体倦怠;气血亏虚,中气不足,故精神不振,少气懒言,形体消瘦,面色萎黄;不同年龄,脾胃气虚证临床表现有所不同,婴幼儿脾气虚,多表现为消化不良,呕吐,肚腹胀大,身体消瘦,面色萎黄;年老体弱或大病久病者,多表现为身体沉重,四肢无力,倦怠嗜卧,或消瘦乏力、语声低微,面色萎黄。治以益气健脾,和胃助运为主。

2. 脾虚气陷证　多由脾气虚进一步发展,或久泄久痢,或劳累太过,或妇女孕产过多,产后失于调护等原因损伤脾气所造成。脾气主升,能升发清阳,举托内脏。脾气虚衰,升举无力,内脏失于举托,故脘腹重坠作胀,食后更甚。中气下陷,故便意频数,肛门重坠,或久泄不止,甚或脱肛,或子宫下垂。脾主散精,精微不能正常输布,清浊不分,反注膀胱,故小便浑浊如米泔。清阳不升,头目失养,故头晕目眩。脾气虚弱,健运失职,故食少,便溏;化源亏乏,功能活动衰退,故见气短乏力,倦怠懒言,面白无华,舌淡白,脉缓弱。治以补中益气,升阳举陷为主。

3. 脾胃阳虚证　多因素体脾胃虚弱,或饮食不节,致脾阳不足,则寒自内生,胃失温养,脾失统摄所表现出来的胃痛隐隐,或便血,喜温喜按,舌淡苔白,脉虚弱或迟缓一类病证。胃以降为顺,脾胃阳虚,运化失常,不能和降,胃气上逆,故见饮食稍多即吐,或呃声低长无力,倦怠乏力;脾胃阳虚,水谷不化,故见大便溏薄;舌质淡,脉濡弱为脾胃阳虚之象。治以补益脾胃,温中散寒为主。

4. 胃阴虚证　多由热病后期,或气郁化火,或吐泻太过,或过食辛温,伤津耗液,胃阴受损所致。胃阴不足,虚热内生,故见胃脘嘈杂,隐隐作痛;阴液不足,胃失濡润,则见饥不欲食;胃气失降,胃气上逆,则干呕呃逆;胃阴亏虚,阴津不能上滋,机体失润,则见口燥咽干;不能下润则大便闭结;阴津亏虚,尿液化源不足故小便短少;舌红少苔,脉细数,为阴虚内热之征。治以养胃生津,降逆止呃为主。

六、寒滞胃脘

寒滞胃脘是由于寒邪侵犯胃肠,表现以脘腹冷痛为主症的实寒证候,多为寒邪犯胃所致。因过食生冷,寒则气收,其性收引。寒邪犯胃,凝阻气机,胃气失和,故胃脘冷痛;证属实,则痛势暴急;胃气上逆,则恶心呕吐;寒得温则散,故得温痛减;遇寒则气收更甚,故痛势加剧;吐后气滞暂以舒缓,则痛减。若寒伤胃阳,水饮不化而随胃气上逆,则口泛清水。若寒邪侵犯肠道,传导失司,则见腹泻清水;寒凝气阻,可见腹胀便秘。寒邪伤阳,阻遏阳气,不能外达,故见肢冷,面白或青。舌苔白润,脉弦或沉紧,为阴寒内盛,凝阻气机之象。治以温中散寒,理气止痛为主。

七、胃热炽盛

胃热炽盛证是指饮食失节,长期过食肥甘,醇酒厚味,辛辣香燥,损伤脾胃,致脾胃运化失职,积热内蕴,化燥伤津,消谷耗液或胃火上炎,迫血妄行所表现出来的鼻衄或多食善饥,口渴,舌红,苔黄,脉数一类病证。多因过食辛热、肥甘、温燥之品,化热生火;或五志过极,化火犯胃;或为邪热内侵,胃火亢盛所致。

邪热内扰胃腑,胃气壅滞不畅,故胃脘灼痛而拒按;胃火炽盛,受纳腐熟太过,则消谷善饥;胃火内盛,蒸腾胃中浊气上冲,则口气臭秽;胃火循经上炎,上蒸齿龈,气血壅滞,则齿龈红肿疼痛,甚至化脓、溃烂;邪热灼伤脉络,迫血妄行,则齿龈出血;热盛伤津,则口渴喜冷饮,小便短黄,大便秘结;舌红苔黄、脉滑数,为火热内盛之象。治以清热止痛,降逆通便为主。

第四节 脏腑相累发病与转归

脏腑相累,是指脏腑病证在发病与病程中,累及其他脏腑,致使脏腑间相累,所变生病证。在此,主要是探讨因脾胃病证累及其他脏腑所致病证的发病与转归。

一、脾与肝

肝脾不和是肝失疏泄,脾失健运,两脏关系失调,功能紊乱所致的病症。又称肝脾不调。

肝藏血主疏泄,脾统血主运化。肝所藏之血,赖水谷精微所化生;而脾之运化,又依附于肝之疏泄,故肝和脾有着密切协调的关系。若脾气不足,运化不健,血无以化生;或脾虚统血无权,血不循经,失血过多,均能影响肝之藏血,甚至形成肝血亏损。脾运失调,水湿内停,湿郁化热,湿热熏蒸于肝,引起黄疸。再如脾阳不足,阴寒内阻,反侮于肝,致寒滞肝经。此外,或因其他脏腑为病累及于肝,或肝脏本虚,都可考虑从脾论治。

肝脾不和多由情志不遂,久郁伤肝,或饮食失调,劳倦伤脾等引起。两者可相互影响,如肝失疏泄导致脾失健运者,称木郁乘土,若脾失健运,气滞湿阻,而影响肝气疏泄者,则称为土壅侮木。

肝脾不和,其转归可致:一为肝旺乘脾,即木旺克土;肝气亢奋,疏泄过度,横逆而克伐脾土。肝旺可则见情绪急躁易怒,胁肋胀痛。乘脾则可见脘腹胀满,纳呆,便溏、苔腻、脉弦等症。选柴胡疏肝散加减,以疏肝行气,抑肝扶脾。二为肝郁脾虚,即木不疏土,肝郁则气滞,从而乘脾,以致脾失健运。可见情志抑郁,头痛目眩,两胁作痛,不思饮食,脘腹胀闷,嗳气,善太息,脉弦而细等症。方选逍遥散加减,以疏肝解郁,养血健脾。三为脾虚肝旺,即土虚木乘,脾土不足,受肝制约,致肝木乘越。其因主要责之于脾,可见腹胀满,纳呆,倦怠乏力,肠鸣亢进,腹痛泄泻,泄后痛减,脉弦缓等症。张景岳指出:"肝邪之见,本由脾胃之虚,使脾胃不虚,则肝木虽强,必无乘脾之患。"四为脾壅肝郁,即土壅侮木或土壅木郁,脾失健运,气血生化之源不足,壅遏肝木,使肝失疏泄。可见脘闷脘痞,胁肋满闷,纳少,嗳气吞酸,舌苔厚腻,脉弦滑。方选香砂六君子汤,或归芍六君子汤加减,以培土荣木,健脾疏肝。张锡纯在《医学衷中参西录》中言:"欲治肝者,原当升脾降胃,培养中宫,俾中宫气化敦浓,以听肝木之自理。即有时少用理肝之药,亦不过为调理脾胃剂中辅佐之品。"

　　肝脾之间密不可分的联系,临床诊疗过程中需肝脾同治,如"制木必先安土""培土必先制木""疏肝则脾安""治肝可以安胃"等亦,为"肝脾同治"原则的临床发挥运用。

二、脾与心

　　心与脾之间的联系十分紧密,其理论基础根源于中国古代哲学的阴阳五行学说,火与土相生相关,心与脾相滋相长。《脾胃论》曰:"饮食失节,寒温不适,脾胃乃伤。喜怒忧恐,损耗元气。既脾胃气衰,元气不足,而心火独盛。心火着,阴火也,起于下焦,其系于心。心不主令,相火代之。相火,下焦胞络之火,元气之贼。火与元气不两立,一胜则一负。"李东垣说饮食没有节制,寒湿侵袭致使脾胃受伤,而其中的原因是情志变化过极损耗了身体的元气,由于脾胃之气已经衰弱,加上元气损耗过度,使心火独盛。阴火就是心火,非相火,亦非下焦之火,此火为异常病理之火。心者君主之官,心火即君火,君火有位,而相火无位,君火在位主令,则相火不敢妄动,若是心之元气亏损,而不主令,则易使相火妄动,取君火而代之。阴火的部位在心,阴火的产生是由于脾胃之气虚弱,元气不足,脾气不能升,下焦肾水无法上济心火,而致心火偏盛,此为阴火。所以阴火的本质是因虚而火,属于虚火,从补中益气汤就可以看出。中焦脾胃虚弱,心火下降于肾水过程中,经过中焦脾胃,脾胃运化之力弱,使心火不能有效下降于肾中,肾中元气虚弱,阴阳平衡被打破,命门之火虚浮,化为浮火,浮火损耗肾中元阴,使肾水无法上济心火,致使心火独盛,就出现了"阴火"。元气虚损间接资助了心火,心火偏盛又会致使元气不足,即壮火食气。元气虽然根于肾,但是元气需要依赖于后天水谷之精不断充养,才能维持一个饱满的状态,所以,元气的盈亏关键在于后天脾胃之资养,脾胃运化正常,才能为元气提供源源不断的资养,使元气保持正常的水平,人体才能够进行正常的生命活动;若脾胃功能异常,不能运化水谷精微,元气失养,肾中浮火出现,浮火所到之处,五脏六腑之功能皆会受到影响,使百病从生。所以"火与元气不两立"的意思应该是:阴火和正常的脾胃功能不能同时存在,因为此火是由于元气损耗、脾胃功能受损后产生的。

临证,有心病治脾、脾病治心及心脾同治,其皆属于中医治则治法的范畴,心病治脾意为心有病理表现,但不直接针对其进行治疗,反而着手于治疗脾脏,待脾脏功能恢复正常之后,心脏的病理表现自然消退,如阿尔茨海默病、不寐等病的治疗;脾病治心与心病治脾相反,即脾脏有病,从心脏角度进行治疗,待心脏功能恢复正常之后,脾脏病理表现自然消退,如半夏泻心汤证;而心脾同治意为心脏、脾脏皆有病理表现,且病因相同,故同时针对两脏进行治疗,能够取得较好的治疗效果。

三、脾与肾

脾病累肾,是指因脾胃病证,累及肾系,所致病证而言。

肾为先天之本,脾为后天之本;肾主藏精,脾主化生水谷精微。先天之精禀受于父母,后天之精来源于饮食。人出生之前,先天之精为后天之精奠定了物质基础;出生之后,后天之精又不断供养先天之精。所以脾与肾是相互依存、相互促进的关系。如脾气不足,水谷精微乏源,无以充养先天,先天之精气亦随之亏少。又如脾阳虚弱,不能制水,肾水泛溢,则成水肿。

肾脾相关是指肾藏象与脾藏象两个功能系统在解剖、功能、经脉等各个方面之间错综复杂的联系。"肾为先天之本,脾为后天之本"。肾要靠脾供养,才能充盛;肾虚应补脾,它比直接补肾效果更好。

脾病累肾,其转归可致:一为脾胃虚弱,饮食摄入量少,水谷精微化生不足,后天不能充养先天,所谓"脾病不能运化,故元气亦衰少"是也。二为寒湿困脾累及于肾,若脾湿太盛,乘其所胜,下流于肾而致肾水无制而病,出现腹满、浮肿等症,即"湿土胜而肾气伤",治疗应温阳健脾化湿,茵陈术附汤加减。三为湿热蕴脾下劫肾阴,若胃热内盛,灼伤肾阴,温热病由中焦传之下焦,《医宗金鉴》云:"伤寒六七日,目中不了了,睛不和者,是肾水为肾阴所竭"。叶天士治疗胃热津亏的患者,"甘寒之中加入咸寒,务在先安未受邪之地,恐其陷入易易耳"。要脾肾同治,清利湿热为主,方用茵陈五苓散,辅以咸寒之品以助肾。由于脾肾各自的生理病理特点,脾肾同病仍以虚证为主,尤以脾肾阳虚为多见。脾肾气虚与脾肾阳虚是两个密切相联的病理阶段,在临证中,常由气虚发展至阳虚,由脾阳伤及肾阳。在脾肾气虚阶段,病变主要以脾气虚为主;当发展到脾肾阳虚阶段,则脾肾并重;阳虚久则导致阴虚,阴虚以肾阴虚为主;到了阴虚的阶段,实为阴阳两虚,此时以脾肾虚衰,尤以肾阴阳两虚表现得较为突出。目前,运用脾肾相关理论在临床诊治消化系统、泌尿系统、神经肌肉疾病等亦取得了较大发展。

四、脾与肺

脾病累肺,是指因脾胃病证,累及肺系,所致病证而言。

肺主气,脾为生气之源。因此肺气的盛衰在一定程度上取决于脾之强弱,脾气旺盛,则肺气充足。在五行中,脾属母脏,肺为子脏,无论在功能和病变上都有密切关系,尤其在病变情况下显得更为重要,比如肺气虚弱直接补肺时,不能取得效果,如采用培母以养子的方法(即培土生金)治疗,则疗效显著。同时,脾气虚弱亦可导致肺气不足,出现神疲体倦、气短少言等;若脾运失健,水湿不行,聚而为痰,影响肺之肃降,可出现咳嗽气喘、痰白黏腻等症。故有"脾为生痰之源,肺为贮痰之器"之说。

脾为阴中之至阴,属太阴之气;肺为阳中之太阴,亦属太阴之气,二者胸腹异位,但同属太阴,且二脏经脉均行人身胸腹阴部,阴气最多,因此二者又存在着"同气"相求之理,"手足太阴肺脾同气即指手太阴肺与足太阴脾在气血阴阳的盛衰、消长变化过程中,具有同步变化趋势"。一者邪气经足阳明经入胃产生的病理变化为胃病之"身热不时卧",肺病之"上为喘呼"。二者邪气经足太阴经入脾产生的病理变化为脾病之"䐜满闭塞",大肠病之"下为飧泄,久为肠澼"。手与足阴阳属性相同的两个脏腑经脉,在生理功能及病理变化上,具有密切联系。脾能生肺,临床上,脾气虚多引起肺气不足,故脾肺气虚常常并见,其补气药物多数是专入脾肺二经,其道理就在于此。同时临床上也发现由于肺叶不举,宣肃失调导致全身气机升降失常,往往首先影响脾气升清而出现脾失健运的症状,如纳呆、大便失调等症状,故忧伤肺又伤脾。

脾病累肺,其转归可致:一为脾失健运,水湿不化,聚湿生痰而为饮、为肿,犯其子脏肺金所致喘咳。见腹胀肠鸣,胃纳不佳,咳吐痰涎,胸闷气短,其病在肺,而其本在脾。二为脾虚不能正常运化水谷,精微则无以生,生化之源因而不足,聚水成痰,上渍于肺,痰浊阻肺,影响肺气的宣发与肃降,气道受阻出现胸闷、咳喘、痰多清稀或色白易咯,恶心脉滑之痰湿证。三为脾虚而化源不足,不能滋养肺金,致脾虚肺燥,多在肺痨病中,出现食少便溏、形体消瘦、干咳无痰、鼻孔、喉中干燥、皮毛枯槁、舌红少津、脉数无力等症。四为饮食不节、泄泻日久、久服苦寒,或忧愁思虑,损伤脾胃,胸中大气化源不足,而肺的呼吸功能减弱,大气失自然界清气之助,则"宗气下陷"。

临证,对于肺阳虚的治疗,可通过补益肺气之法;治疗肺阴虚而致火逆上气,咽喉不利之症,此为肺之病,治当滋阴润肺以将虚火,方选麦门冬汤以补土生金。

第五节　脾胃病证的相关转归

一、脾胃转归

脾胃在生理上是协调统一的,在病理上是相互关联、相互影响的。脾病可以及胃,胃病可以及脾,然而更重要的是脾胃的病理变化。脾属脏、胃属腑,以膜相连,位于腹内,互为表里,同属中焦,为"水谷之海,气血生化之源",有"后天之本"之称。李东垣说:"百病皆由脾胃而生",提出了"脾胃胜衰论"。具体阐述如下。

1. 纳运失司　胃纳脾运失司,在病理上证候不同,可以互相影响,胃纳失常可致脾运失司,反之亦然。胃纳失常,主要表现为不能食、嗳气、嘈杂或多食善饥等;脾运失司,主要表现为食后作胀,或嗜睡、消瘦乏力、腹痛腹泻等。脾运失司,胃虽纳而无以运,则继之不能食;胃不能食,则脾无以运。纳运失司是脾胃常见的病理改变。

2. 升降失常　升降失常是由于脾胃为邪所干,胃气不降,脾气不升的病理变化。胃气不降,主要表现为胃气上逆、呕吐、呃逆;脾气不升、清气在下精微下流,可见腹泻、腹部坠胀,甚或脱肛、阴挺、脏器下垂。胃气不降多以实证为主,脾气不升多以虚证为主。二者之间也相互影响,清气不升,每易导致浊阴上干,使胃气不降;胃气不降,也可阻碍脾之升清,在病理上升降失常往往同时存在。

3. 燥湿太过　脾湿胃燥,不可太过,太过则病,胃燥太过,阴液必伤,症见口干舌燥,渴欲饮水,嘈杂易饥,若下劫脾阴,易至便秘。脾湿太过,则为水害,生痰化饮,症见脘闷腹胀、水蛊肿满、泄泻黄疸等。痰饮上犯,胃腑受害可呕吐痰涎。胃燥太过,以阴虚为主,脾湿太过以邪实为主。

4.脾胃有病可及他脏　脾胃有病每易涉及他脏,如脾运失司,湿邪内阻,易至肝郁,或内生痰湿,上贮于肺,致生咳喘;脾胃后天,化源不足,易致肾之先天精血乏源;血之运有赖脾之统摄,脾虚不能统摄,血溢脉外,血证作矣。脾主卫外,脾气虚则卫气弱,易感外邪,抗病低下,易于感冒,或在治疗感染性疾病时,用健脾的药物辅助之,每可增强疗效。

脾胃升降失常则气机为之而乱。如肝气上逆,唯镇肝气则胃气不降,其症不除。热病、燥邪损伤阴津,必须甘寒养胃,津液来复,胃气润降,病方可愈。脾气不升而陷,则内脏下垂,为人所共知,脾胃不足,气虚下陷,阴火乘于土位,发生发热,即气虚郁热,应予以健脾益气,升阳散火。脾胃升降应分清孰主孰次,别而治之。

用药须知"药之润燥,用各有别":脾喜燥而恶湿,胃喜润而恶燥,脾湿盛者多用芳化温燥之品;胃液津亏者,多用甘寒滋润之品。温燥太过,易伤胃阴,化热化火,致津血亏损,胃气不能润降;滋润厚味之品,若用之不当,每易满中,碍脾运化,致使内湿更甚,在临床用药时要注意选择,无太过、无不及,燥湿而不伤阴,养阴而不碍湿,这样才能使脾胃功能协调,促进疾病康复。

患者,女,44岁,2010年12月17日初诊。主诉:胃脘隐痛伴反复嗳气10年余,加重10 d。10年前开始出现空腹时胃脘隐痛伴嗳气,无腹胀。曾断断续续吃中药治疗,症状时有缓解。10 d前出现胃脘疼痛伴嗳气加重,时有腹泻,排稀便每天3次,做肠镜检查示无异常。曾服用西药治疗,效果不明显。现症见患者形体偏瘦,胃脘隐痛,按之疼痛稍缓解,偶见恶心呕吐,口燥咽干,胃纳差,完谷不化,寐差,诊见面色萎黄,口腔溃疡,舌红少苔,脉弦细,诊断为胃痛。证属胃阴亏虚,方用旋覆代赭汤合四君子汤加减。主要药物组成有:旋覆花10 g(布包煎),代赭石10 g(先煎),法半夏10 g,陈皮6 g,党参20 g,茯苓15 g,白术15 g,柴胡6 g,白芍10 g,香附10 g,枳壳10 g,甘草6 g。5剂,水煎服,每日1剂。

按语:方中旋覆花性温重镇降逆,理气止嗳,代赭石镇肝和血,以平逆气,沉降止呃,共用为君药;法半夏、陈皮、枳壳辛温散寒、祛痰降逆,白芍养血敛阴、柔肝止痛、舒达肝木共为臣;再配伍四君子汤以治疗患者脾胃素虚为佐;炙甘草调和诸药为使。诸药配伍,起到健脾温中和胃,行气降逆止痛,养血敛阴柔肝的功效,可使"血润肝荣,脾不受制,逆气自平"。

二、虚实转归

脾胃病证在不同致病因素作用下,在病程的不同阶段,可以表现为实证、虚证与虚实相兼3种主要证型(证候)。这3种证型既可单独存在,持续于病程的不同时段;但又能因多因素的作用或影响,而证型之间出现相互转变。正确判定证型,并预测其转归,是指导临床论治的重要依据,特别对选方择药具有重要意义。

脾胃实证,具体表现为:外感湿热之邪、嗜食肥甘厚味、饮酒无度酿成湿热,内蕴脾胃;或五志过极化火;或长居阴冷潮湿、内伤饮食生冷等以致寒湿内盛,脾阳失运等。皆可致:一为湿热蕴结脾胃,气机阻滞,升降失常,则脘腹胀闷;上蒸于口,则口苦口黏;湿热下注大肠,肠道气机不畅,则便溏不爽;湿热下注膀胱,则小便短黄;湿热困脾,留滞肌肉,阻碍经气,故肢体困重;湿遏热伏,热邪难以散发,则身热不扬,汗出热不解;蕴结脾胃,熏蒸肝胆,肝失疏泄,胆汁不循常道而泛溢肌肤,则见面目发黄、色鲜明。二为邪热内扰胃腑,胃气壅滞不畅,胃脘灼痛;蒸腾胃气上冲,胃火循经上炎,则口气臭秽,牙龈肿痛;邪热伤津,口干渴。三为寒湿内盛,脾阳受困,运化失职,气滞中焦,故腹胀腹痛;水湿下渗,则便溏;湿邪上泛,则口中黏腻;湿性重浊,湿邪困脾,遏郁清阳,则头身困重;湿邪困脾,气血失畅,则面色晦黄;寒湿困脾,中焦气滞,土张木郁,肝胆疏泄失职,胆汁外溢,加之气血运行不畅,故身目发黄,黄色晦暗如烟熏等。

脾胃虚证,具体表现为:胃受火热之邪,饮食不节,过食辛辣,耗伤津液;或由饮食不节,劳倦过度,七情所伤,寒温失时,思虑伤脾等致使脾胃气虚;或脾气虚失治误治、嗜食生冷等。皆可致:一为脾胃虚则不思饮食,少食则气血生化无源,身体各处失于气血精液的滋养。虚则清阳不升,中气下陷,内脏下垂;二为脾胃阴虚则升降失调,干呕,呃逆。脾主运化,运化失调,则便秘燥结。治宜甘寒润泽之药饮于胃,以复其阴,自然输精于脾,脾气散精,上输于肺,肺通水道,下输膀胱,五经并行,津液自生,而行自复,诸证自愈。三为脾胃虚寒,中阳不振,升降失调,水谷腐熟运化无力,故饮食稍有不慎极易呕吐,时作时止,纳呆。脾虚则运化失职,故浮肿,白带清晰,肠鸣便稀,阳虚生外寒,肌肤失于温润,面色苍白,四肢不温,倦怠乏力,喜温畏寒,中焦虚寒,气不化津,津液不能上承,故口干不能欲饮。治宜温中健脾,和胃降逆。可予理中汤。

患者,女,21岁,2009年5月21日初诊。主诉:胃脘胀痛伴泄泻1年余。去年曾做胃镜,显示慢性浅表性胃炎,症见胃脘部持续性隐隐作痛,按之疼痛稍缓解,体倦食少,胃脘胀闷,肠鸣泄泻,后腹痛减轻,无嗳气,矢气较多。诊见面色萎白,舌胖苔薄白,脉细数。诊断为胃痛,证属脾胃虚弱,治疗以六君子丸加减化裁。主要药物组成为:党参30 g,茯苓15 g,白术10 g,甘草6 g,陈皮6 g,法半夏10 g,厚朴10 g,郁金15 g,炒麦芽15 g,莱菔子15 g,神曲10 g,大腹皮10 g。7剂,水煎服,每日1剂。

按语:方中党参为君,重用以补中益气,健脾益胃;白术、厚朴、陈皮、大腹皮行气理气,健脾燥湿,郁金疏达肝木共为臣;茯苓、法半夏加强健脾渗湿的功效;炒麦芽、神曲、莱菔子健脾开胃,化滞消胀共为佐药;炙甘草为使,甘温补气,调和诸药。以上诸药配伍,可以达到健脾柔肝,祛湿止泻,开胃消滞功效。辨证时以腹痛纳呆,胃脘胀闷,便溏为重点。患者连服1个月后,胃脘疼痛减轻,守上方再服1个月,病情愈。

三、阴阳转归

脾为脏属阴,胃为腑属阳;阴属柔主升,阳为刚主降;降则纳谷,升则运化;升者为阳,阴中之阳升;降者为阴,阳中之阴降。故"清阳出上窍,浊阴出下窍;清阳发腠理,浊阴走五脏;清阳实四肢,浊阴归六腑";营卫敷布,血气运行;经脉充盈,脏腑权衡,为脾胃阴阳升降变化之用也。

脾对胃而言,属脏属阴,但脾的本身又有脾阴脾阳之分。胃对脾而言,属腑属阳,然胃的本身亦有胃阴胃阳之别。一般来说,脾用阳,则气升而运化;胃用阴,则气降而纳谷。脾体阴,方制胃之燥热;胃体阳,以防脾之阴寒。脾用阳,方能为胃行其津液;胃用阴,不断为脾输送物质。正是由于脾体阴而胃体阳,方保中宫之气冲和,以避寒热之弊;同样,由于脾用阳而胃用阴,方能发挥纳运协调之功,而免停滞之虑。

若脾胃阴阳有其所伤,则脾困而不升,胃热而不降。升而不升,脾必存湿;降而不降,胃必生热。湿热两盛,则壅遏中焦,气机不畅,胃痛脘痞。浊气在上,则生胀满,清气在下,则生飧泄。升多降少,则嗳气,呃逆,恶心呕吐;降多升少,则腹胀,泄泻,痢下,脱肛。若上迫心肺,则清窍不利;下注肝肾,致二便失调。若进而两损脾胃阴阳,致脾胃虚弱,纳运障碍,心肺无气血可禀,肝肾无津液可滋,百病丛生,虚损成矣。

脾胃阴阳失调,由于病因,病机之不同,可导致不同证型,但归结起来,无非虚实两大类;寒、热、湿自寓其中。论其治法,无非益气温阳,调营滋阴,清热化湿,通腑降逆四大法则。前二法,在于补虚;后二法,在于泄实。目的都在于使气机转输,升降自调,阴平阳秘,纳运健旺。

患者,女,51 岁,2019 年 7 月 16 日初诊。主诉:上腹胀闷、纳呆 1 月余。刻下:纳呆,食不下,上腹隐隐胀闷疼痛,泛恶头晕,大便日一行,稍稀。耳中闷滞发胀,起口疮,口干口苦,喜饮,饮偏少。脐腹发凉喜温,膝关节以下发凉,足底疼痛。恶风寒,上半身热,手心灼热,动易汗出,左手发麻,胸闷气短心悸。夜寐欠佳,易醒,醒后难以入睡。近 1 年口疮反复发作,牙龈浮肿。体征:扪手微凉。下睑暗红半白。腹微满,下肢轻度水气血络。舌红,苔白腻欠润。脉浮细涩,左稍弦。辅助检查:2019 年 6 月 6 日某医院胃镜示:慢性萎缩性胃炎伴糜烂。病理:胃窦黏膜慢性炎伴轻度肠上皮化生,部分上皮轻度异型。HP(-)。西医诊断:慢性萎缩性胃炎伴糜烂;中医诊断:痞满,属厥阴本病,水火夹杂之证。方选小柴胡汤:柴胡 48 g,黄芩 48 g,生姜 18 g,清半夏 24 g,党参 6 g,北沙参 6 g,生晒参 6 g,大枣 24 g,炒甘草 18 g。7 剂,每日 1 剂,水煎,分 3 次饭后服。

二诊(2019 年 7 月 23 日):药后胃纳明显好转,上腹胀痛明显减轻,泛恶头晕已除。精神明显好转。口疮已除。刻诊:恶风,开空调时膝踝关节酸烦明显。晨起手指发胀。左大拇指稍有发麻,足底疼痛,两侧太溪、昆仑处酸痛。体征:扪手微温有汗。下睑左淡白边红,右暗红半白。腹微满。脉浮细弦滑,舌红质厚,苔薄腻黄染。方选《太平圣惠方》柴胡桂枝汤:柴胡24 g,黄芩9 g,生姜9 g,清半夏12 g,党参3 g,北沙参3 g,生晒参3 g,桂枝9 g,赤芍9 g,大枣12 g,炒甘草6 g,川芎12 g,枳壳12 g。14 剂,每日1 剂,水煎,分3 次饭后服。

三诊(2019 年8 月6 日):恶风、膝踝关节酸烦等明显减轻。刻诊:食多则上腹痞闷,大便日一行,质可。恶寒肢凉,晨起手关节胀,腰背拘急。稍有口干,胸闷气短,体征:下睑淡白边红,腹满,扪手凉。脉浮细弦滑,舌紫红边齿痕,苔薄黄白腻。方选桂枝生姜枳实汤:桂枝18 g,生姜18 g,枳壳60 g。7 剂,每日1 剂,水煎,分3 次饭后服。

药后痞闷及胸闷、气短明显减轻,腰背拘急及关节胀缓解。稳定后根据患者刻诊情况以《太平圣惠方》柴胡桂枝汤、枳实薤白桂枝汤等方进行调整。后胃镜复查示:慢性萎缩性胃炎伴糜烂,病理:胃窦慢性浅表性胃炎。

按语:患者素体中焦脾虚,痰饮内生,上焦火热攻冲,下焦水饮冲逆,故见一派三焦不利、水火夹杂之象,发为痞满。初诊方用小柴胡汤以阴旦法疏利三焦,清透郁火,补中降逆。里邪渐而出表,患者在三焦不利得缓的基础上而表证渐显,方用《太平圣惠方》柴胡桂枝汤以阴阳二旦合法表里双解。而后里位津液敷布,患者里证减而渐以表证为所急所苦,再以阳旦法之桂枝生姜枳实汤进一步加强解表散邪之力。该病案的诊治过程体现了阴阳二旦之间的转换及合法。

第三章　脾胃病的临床检查与诊断

第一节　脾胃病的临床检查

一、脾胃病的症状及体格检查

（一）症状

胃痛、脘腹胀满、嗳气、反酸、嘈杂、反胃、呕吐、食欲减退、腹痛、泄泻、痢疾、便秘等。

（二）体格检查

1. 视诊　光线充足适宜，以自然光线为佳，患者取仰卧位，暴露全腹，医生站在患者右侧，自上而下按顺序全面视诊。观察腹部外形、呼吸运动、腹壁静脉、胃肠型和蠕动波及腹壁其他情况。

2. 触诊　患者取仰卧位，头垫低枕，双手自然平放于躯干两侧，双腿屈曲并稍分开，腹肌松弛，嘱患者张口做腹式呼吸，使膈下脏器上下移动以便检查。医生位于患者右侧，手要温暖，由浅入深，先从健侧开始，逐渐移向疼痛部位。一般自左下腹部开始，以逆时针方向顺序对腹部各区仔细进行触诊，边触诊边观察患者的反应与表情，以进行比较。

3. 叩诊　主要用于叩知某些脏器的大小和叩痛，胃肠道充气情况，腹腔内积气、积液和肿块等。一般从左下腹开始，以逆时针方向叩至右下腹部，再至脐部，从而了解到腹部叩诊音的情况。

4. 听诊　将听诊器模形体件置于腹壁上，全面听诊各区，尤其注意上腹部、中腹部、腹部两侧及肝、脾各区。主要有肠鸣音、振水音、血管杂音、摩擦音。

二、胃的生化检查

(一)肿瘤标志物检测

1.癌胚抗原测定 癌胚抗原(CEA)最初发现于成人结肠癌组织中,是一种富含多糖的蛋白复合物。胚胎期主要存在于胎儿的消化管、胰腺及肝脏,出生后组织内含量极低。恶性肿瘤患者的血清中可发现 CEA 含量有异常升高。

(1)参考值:ELISA 和 RIA 法,血清<5 μg/L。

(2)临床意义:CEA 测定无特异性,也缺乏早期诊断价值,临床主要用于下情况。①消化器官癌症的诊断:CEA 升高主要见于结肠癌、胃癌、胰腺癌等。CEA 随病程的进展而升高。②鉴别原发性和转移性肝癌:原发性肝癌 CEA 升高者不超过9%,而转移性肝癌 CEA 阳性率高达90%,且绝对值明显增高。③其他:肺癌、乳腺癌、膀胱癌、尿道癌、前列腺癌等 CEA 亦可增高。CEA 轻度增高也可见于溃疡性结肠炎、肝硬化、阻塞性黄疸及吸烟者和老年人。

2.癌抗原72-4 测定 癌抗原72-4(CA72-4)是胃肠道和卵巢肿瘤的标志物,对诊断胃癌的特异性优于 CA19-9 和 CEA。

(1)参考值:CLIA、RIA、EuSA 法,<6.7 μg/L(血清)。

(2)临床意义:增高主要见于卵巢癌(阳性率67%),其次可见于大肠癌、胃癌、乳腺癌和胰腺癌。与 CA125 联合检测,可提高卵巢癌的检出率。与 CEA 联合检测,可以提高诊断胃癌的敏感性和特异性。

3.癌抗原19-9 测定 癌抗原19-9(CA19-9)是胰腺和胆道系统的恶性肿瘤相关标志物。

(1)参考值:RIA、CLIA、ELISA 法:<37 000 U/L(血清)。

(2)临床意义:CA19-9 测定有助于胃肠道恶性肿瘤的诊断,尤其对胰腺癌有较高的敏感度及特异性(胰腺癌早期,当特异性为95%时,敏感性可达80% ~90%)。连续监测 CA19-9 对病情进展、手术疗效、预后估价及复发的早期发现都有重要价值。此外,对消化道良恶性疾病鉴别诊断(如胰腺癌与胰腺炎、胃癌与胃溃疡)也有一定价值。

（二）胃功能检查

1. PGⅠ（胃蛋白酶原Ⅰ）　多分布于胃底部主细胞、颈黏液细胞,反映胃底和胃体黏膜的功能状态。

2. PGⅡ（胃蛋白酶原Ⅱ）　多分布于胃及十二指肠部分腺体,反映胃窦部黏膜的功能状态。

3. PGR（胃蛋白酶原Ⅰ/Ⅱ）　可增强 PGⅠ和 PGⅡ检测的敏感度和特异度;当胃底腺萎缩时,主细胞数量减少,PGⅠ水平下降;当萎缩性胃炎伴有肠化生及胃窦腺向胃体延伸,出现胃底腺假幽门腺化生时,PGⅡ水平随之升高。

4. G-17（胃泌素-17）　属于胃肠激素,对调节消化道功能和维持其结构完整具有重要作用,研究表明对于胃癌细胞的生长以及恶化转化具有相应的影响性;当发生萎缩性胃炎时,胃窦腺体丧失导致胃窦 G 细胞数量减少,进入血液循环的 G-17 数量降低,因此可以认为血清 G-17 水平是胃窦萎缩的血清学标志物。

（三）幽门螺杆菌抗体检测

幽门螺杆菌（HP）抗体检测是抽血检查常用的方法,但是用抽血进行抗体检测特异性是比较低的。抗体阳性只代表感染过幽门螺杆菌,但不一定是现症的感染,也不能用于根除治疗后复诊,因此幽门螺杆菌抽血的抗体检测在临床中应用是受限的,只限于一些特定的情况,比如消化性溃疡出血或者胃大部切除的患者。但是查出来的幽门螺杆菌抗体阳性并不一定就代表真正地感染了幽门螺杆菌,最好进行碳 13 或碳 14 呼气试验再次检测。所以幽门螺杆菌抗体检测阳性并不能够代表现在处于感染幽门螺杆菌的状态,只能是作为一个参考。

三、脾胃活组织检查

活组织检查简称活检,是利用各种方法采取小部分病变组织做病理细胞形态学检查,以确定某些病变或可疑病变的重要诊断方法。

消化系统的活检主要是内镜下直接取材,目的主要是协助临床病变做出诊断和为疾病诊断提供线索,了解病变的性质发展趋势,判断疾病的预后,验证及观察药物疗效为临床用药提供参考依据,参与临床科研发现新的疾病或新的类型,为临床科研提供病理组织学依据。如检查是否合并有胃癌或肠癌,目前对于胃癌或肠癌诊断的金标准是通过内镜检查,配合影像学依据,最重要的是结合切取部分的病变组织找到恶性肿瘤细胞才能诊断为恶性肿瘤。胃镜活检用以诊断食管癌、消化性溃疡、胃癌、胃炎等,对胃炎可以明确分型(炎症、肠化生、萎缩、异型增生)。肠镜活检用以诊断结肠癌、结直肠息肉、溃疡等。

(一)胃癌

1. 早期胃癌的细胞学诊断 从细胞学方面,早期胃癌的细胞学较难掌握,单独的细胞学检查并不能确定胃癌的早晚,证实早期胃癌要靠胃镜及切除胃的病理组织检查。欲能准确反映其形态,可通过早晚期胃癌的对比观察。观察侧重在癌细胞数、核异质细胞出现多少、细胞学异型性等几个方面。

2. 进展期胃癌的细胞学诊断:胃癌的癌细胞特点与身体其他部位癌细胞的特点相似。癌细胞的细胞核在形态上表现有一定的异型性,诊断癌细胞的主要根据是核的变化:①核增大,大小不等,常由核不均等分裂所致。②核型不规整,呈圆形、椭圆形、三角形、多角形、巨大核等各种形态。③核浓染,浓淡不均,核染色质增粗,粗细不等,分布不均。由于分布不均,往往形成一些染色质空白区,染色质有时甚致密,呈墨水滴状。④核膜增厚,厚薄不均,致核边缘不整,由于核染色质聚集于核膜下所致。⑤核仁增大、增多,形不规整,偏位,呈嗜伊红色。⑥出现癌巨细胞,癌巨细胞有单核或多核,亦可见嗜瘤细胞现象。

早期胃癌与进展期胃癌涂片的比较见表3-1。

表3-1 早期胃癌与进展期胃癌涂片的比较

涂片内成分	早期胃癌	晚期胃癌
细胞数	少而分散	多,分散或成团
细胞多型性	不显著	显著
细胞核异型性	不显著	显著
细胞变性坏死	轻而少有	多而常见,有时重
炎症	不定	常明显

续表 3-1

涂片内成分	早期胃癌	晚期胃癌
出血	无或很少	常见
重度核异质	常见	少见

(二)食管癌

1. 早期食管癌的病理类型

(1)隐伏型:病变黏膜微血管增生,充血呈粉红色,无其他明显异常。镜下均为原位癌,约占早期食管癌的 7%。

(2)糜烂型:癌变处食管黏膜轻度糜烂,形状与大小不一,呈地图状,与周围黏膜分界清楚。糜烂处色泽较深,呈微细颗粒状。此型约占 33%,镜下原位癌和早期浸润癌各占一半。

(3)斑块型:癌变处黏膜稍肿胀隆起,色泽灰暗,食管纵行皱襞中断,横行黏膜粗乱,黏膜表面粗糙,呈现粗细不等的颗粒与牛皮癣样表现,此型约占 52%,其中原位癌占 1/3,早期浸润癌占 2/3。

(4)乳头型:病变呈明显结节状隆起,体积较小,呈乳头状或蕈伞状,边缘与周围黏膜分界清晰,瘤体表面偶见糜烂。此型约占 8%,镜下基本上为早期浸润癌。

2. 中晚期食管癌的病理类型

(1)髓质型:肿瘤多已累及食管壁各层,致使管壁明显增厚并向腔内外扩展,癌上下端边缘呈坡状隆起,表面常有深浅不一的溃疡。多数癌肿累及食管周径之大部或全周。镜检见黏膜可有浅溃疡或糜烂,癌组织在黏膜下层或肌层中浸润。癌细胞分化程度不一,多呈片块状浸润于食管壁各层,间质中炎症较轻。

(2)蕈伞型:瘤体为卵圆形、扁平的肿块,向食管腔内呈蘑菇状突起,边缘与周围黏膜境界清楚。癌肿表面多有大而浅的溃疡,其底部凹凸不平,常覆盖灰褐色炎性渗出物。镜检见黏膜表面的肿瘤呈乳头状突起,癌细胞块状排列或连成大片。间质内的结缔组织轻度增生。此型占 17%～18.4%。

(3)溃疡型:癌肿表面呈边缘清楚、大小与外形不一的溃疡,其底部凹凸不平,常有褐色渗出物覆盖。溃疡一般深入肌层,易发生穿孔。瘤体仅占食管周径的一部分。镜检见溃疡表面为坏死的癌组织,癌组织中炎症细胞浸润明显,有较多的结缔组织增生。此型占11% ~13.2% 。

(4)缩窄型:瘤体呈明显的环状狭窄,通常累及全周,长度很少超过5 cm,瘤体与附近的正常黏膜境界不清,其上下端食管黏膜呈辐射状皱褶,缩窄上方高度扩张。镜检见癌细胞呈条索状排列,浸润于纵横交错的结缔组织与肌层深部,炎症细胞通常较少。此型占8.5% ~9.5% 。此类型较少见。

(5)腔内型:瘤体呈圆形或卵圆形突向腔内,有粗细不等的蒂与管壁相连,瘤体表面有糜烂或浅小溃疡。此类型少见。

(三)胃炎

组织学分级标准:有5 种形态学变量要分级(HP、慢性炎症、活动性、萎缩和肠化),分为无、轻度、中度和重度4 级(或0、+、++、+++)。分级方法用下列标准和(或)悉尼系统直观模拟评比法并用。

1. HP 观察胃黏膜黏液层、表面上皮、小凹上皮和腺管上皮表面的 HP。①无,特殊染色片上未见 HP。②轻度,偶见或小于标本全长 1/3,有少数 HP。③中度,HP 分布超过标本全长 1/3 而未达 2/3 或连续性、薄而稀疏地存在于上皮表面。④重度,HP 成堆存在,基本分布于标本全长。肠化黏膜表面通常无 HP 定植,所以标本全长要扣除肠化区。

2. 活动性 慢性炎症背景上有中性粒细胞浸润。①轻度,黏膜固有层有少数中性粒细胞浸润。②中度,中性粒细胞较多存在于黏膜层,可见于表面上皮细胞、小凹上皮细胞或腺管上皮细胞间。③重度,中性粒细胞较密集或除中度所见外还可见小凹脓肿。

3. 慢性炎症 根据慢性炎症细胞的密集程度和浸润深度分级,两者以前者为主。正常单个核细胞每高倍镜视野不超过5 个,如数量略超过正常而内镜下无明显异常时,病理诊断为无明显异常。①轻度,慢性炎症细胞较少并局限于黏膜浅层,不超过黏膜层的1/3。②中度,慢性炎症细胞较密集,超过黏膜层的1/3,达到2/3。③重度,慢性炎症细胞密集,占据黏膜全层。算密集程度时要避开淋巴滤泡及其周围的淋巴细胞区。

4. 萎缩 指胃的固有腺体减少,幽门腺萎缩是指幽门腺减少或由肠化腺体替代,胃底(体)腺萎缩是指胃底(体)腺假幽门化生、肠化或腺体本身减少。萎缩程度以固有腺体减少来计算。①轻度,固有腺体数减少不超过原有腺体1/3,大部分腺体仍保留。②中度,固有腺体数减少超过1/3,但未超过 2/3,残存腺体分布不规则。③重度,固有腺体数减少超过 2/3,仅残留少数腺体,甚至完全消失。标本过浅未达黏膜肌层者不能诊断为萎缩,要剔除胃窦部少数淋巴滤泡不算萎缩,但胃体黏膜层出现淋巴滤泡要考虑萎缩。

5.肠化　肠化部分占腺体和表面上皮总面积 1/3 以上为轻度,1/3 ~ 2/3 为中度,2/3 以上为重度。

6.其他组织学特征　分为非特异性和特异性两类,不需要分级,出现时要注明。前者包括淋巴滤泡、小凹上皮增生、胰腺化生和假幽门腺化生等;后者包括肉芽肿、集簇性嗜酸性粒细胞浸润、明显上皮内淋巴细胞浸润和特异性病原体等。假幽门腺化生是胃底腺体萎缩的标志,判断时要核实取材部位。异型增生要分轻度、中度和重度 3 级。有萎缩及肠上皮化生时,要标明其分布(弥漫性/多灶性)。

(四)结肠癌

结肠癌主要为腺癌,癌细胞排列成腺管状,称为管状腺癌。根据其分化程度又分为高分化、中分化、低分化 3 级;若癌细胞呈细乳突状排列,乳突内间质很少,称为乳头状腺癌;部分癌细胞产生大量黏液,常于肠壁或肿瘤内形成大片黏液糊,黏液之中漂浮小灶状癌细胞,或肿瘤细胞表现为囊腺状结构,囊内充满黏液,囊壁衬以分化较好的黏液柱状上皮,此型称为黏液腺癌。

四、脾的超声检查

正常超声图像中,脾脏轮廓清晰,表面光滑、整齐,其膈面呈向外突的弧形,脾脏脏面中部向内略凹陷为脾门,可见脾门切迹,有数条管状无回声区通过,主要为脾静脉;模糊而带搏动细小管状回声,则为脾动脉。脾脏实质回声均匀,回声强度稍低于或接近肝脏,略高于肾皮质的回声。

脾脏超声可以用来测量脾脏的长度、厚度、观察有无病变。脾脏肋间斜切面略呈半月形,脾脏内上端与脊柱及腹主动脉相距较近,其长轴常与左侧第 10 肋间平齐,脾脏下极有时可达腋中线。通过脾脏肋间斜切面可测量脾脏长度,即脾下极最低点至上极最高点的距离,正常脾脏长 8 ~ 12 cm。待显示脾门、脾静脉,可测量脾门到脾对侧缘的径线,该数值即为脾厚度,其正常范围为 3.0 ~ 4.5 cm。

1.副脾　是由胚胎脾原基融合失败和分离脾组织的极端分叶引起的,是在 10% ~ 30% 的个体中观察到的正常变异。它通常在脾门或韧带、胰尾周围或有时在胰腺实质中发现。超声显示一个小的(1~3 cm)、分离的、界限清楚的圆形至椭圆形肿块,回声与脾脏相同。

2. 血管瘤　是脾脏最常见的良性肿瘤;它大多是无症状的,通常是偶然发现的。更常见的较小的脾血管瘤表现为与肝脏相似的散在回声病变。较大的血管瘤偶尔会引起腹痛、可触及肿块、破裂时自发性出血或 Kasabach-Merritt 综合征(包括贫血、血小板减少和凝血障碍三联征)等症状。较大的肿块可能因梗死、血栓形成、出血或纤维化而表现为复杂的实性和囊性肿块,并因钙化而出现声影。在彩色多普勒超声上,可能有病灶内或外周血管分布或无血流。

3. 脾大　可诊断为急性或慢性脾大,脾长>12 cm,宽>7 cm。各种情况会导致脾脏弥漫性肿大,包括充血性(肝硬化、门静脉高压症、脾静脉血栓形成、充血性心力衰竭)、增生性(恶性淋巴瘤)、炎症性(系统性红斑狼疮)、感染性(心内膜炎、粟粒性肺结核)和浸润性(结节病、淀粉样病变)原因。仅超声无法确定脾大的确切原因,但有必要对脾大进行确认和量化,超声检查的辅助发现可能有助于患者评估。

五、胃镜检查

超声内镜(endoscopic ultrasonoguphy,EUS)是将内镜和超声相结合的消化道检查技术。将微型高频超声探头安置在内镜顶端,当内镜插入体腔后,在内镜下直接观察消化道黏膜病变的同时,进行超声实时扫描,可以获得胃肠道层次结构的组织学特征及周围邻近脏器的超声图像,从而进一步提高了内镜和超声的诊断水平。与体表超声相比较,它缩短了超声源与成像器官之间的距离及声路,降低了声衰减并排除了骨骼、脂肪、含气部位的影响,可以获得最清晰的回声成像。在 EUS 的引导下可对病灶穿刺活检、肿瘤介入治疗、囊肿引流及施行腹腔神经丛阻断术等。

(一)上消化道内镜检查

1. 适应证　食管、胃、十二指肠疾病诊断不明者,均可进行此项检查。

(1)原因不明的吞咽困难、烧心、上腹部疼痛、不适、饱胀、食欲下降等上消化道症状。

(2)不明原因的上消化道出血。早期检查不仅可获病因诊断,还可同时进行镜下止血。

（3）食管、胃黏膜病变和疑有肿瘤者，X 线钡餐检查不能确诊或不能解释。

（4）消化性溃疡、萎缩性胃炎、术后胃、反流性食管炎、Barrett 食管等需要随访观察的病变。

（5）手术后随访或药物治疗前后疗效对比观察。

（6）需进行内镜下治疗的患者，如镜下止血、异物取出、食管静脉曲张硬化剂注射与套扎、食管狭窄的扩张治疗、支架置入、上消化道息肉摘除及早癌的内镜下切除等。

2. 禁忌证

（1）严重心肺疾患，如急性心肌梗死、心力衰竭、严重心律失常、哮喘发作期、严重呼吸功能不全等。

（2）上消化道大出血生命体征不稳定者。

（3）休克、昏迷等危重状态者，精神不正常不能配合检查者。

（4）咽部急性炎症者。

（5）主动脉瘤。

（6）腐蚀性食管炎急性期。

（7）疑有胃肠穿孔者。

（8）传染性疾病属相对禁忌证。开放性肺结核、病毒性肝炎等活动期不宜进行检查。必须检查者，可用专用胃镜，并严格消毒。

3. 临床应用

（1）慢性胃炎

1）慢性非萎缩性胃炎：黏膜红斑、出血点（斑）。红斑可成点状、片状或条状分布，可局限存在，也可呈弥漫分布。黏膜粗糙伴或不伴水肿、充血渗出等。

2）慢性萎缩性胃炎：黏膜红白相间，白为主，皱襞变平或消失，部分黏膜血管显露。慢性性胃炎伴增生时，黏膜可呈颗粒状或结节状。

（2）消化性溃疡：可位于食管、胃、十二指肠等部位，以十二指肠球部及胃窦部多见。内镜下可分为活动期、愈合期和瘢痕期。

1）活动期：溃疡呈圆形或椭圆形凹陷，多数直径小于 2 cm，底部附以白苔或血痂，周围黏膜多有充血、水肿。

2）愈合期：溃疡缩小、变浅，白苔边缘光滑变薄，溃疡周围充血、水肿减

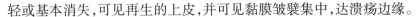

轻或基本消失,可见再生的上皮,并可见黏膜皱襞集中,达溃疡边缘。

3)瘢痕期:溃疡消失被再生上皮覆盖,黏膜皱襞呈放射状集中。内镜检查是目前诊断消化性溃疡最有效的方法,并能用活检病理学检查与恶性溃疡鉴别。对于少数恶性溃疡需多次活组织检查方能确诊。

(3)肿瘤:我国食管癌、胃癌高发,胃镜是最佳的早期诊断方法。早期胃癌仅累及黏膜或黏膜下层,肿瘤可表现为微小的隆起或凹陷、红斑等,易被忽视,可结合染色胃镜、放大胃镜、超声胃镜等技术,准确活检,做出诊断。

进展期食管癌、胃癌镜下可分为隆起型、溃疡型、浸润型,识别并无困难。溃疡型胃癌以胃窦多见,与良性溃疡比较,癌性溃疡大而不规则,一般大于 2 cm,周边多呈结节样隆起,质硬,底部不平,苔污秽。其中"皮革胃"表现为胃壁僵硬、增厚,扩张受限,缺乏蠕动,极易被忽视。

(二)下消化道内镜检查

1. 适应证

(1)不明原因的便血或持续大便潜血阳性者。

(2)大便习惯改变,或有腹痛、腹块、消瘦、贫血等征象,怀疑有结肠、直肠及末端回肠病变者。

(3)钡剂灌肠检查结肠有狭窄、溃疡、息肉、癌肿、憩室等病变,需进一步确诊者。

(4)转移性腺癌、血肿瘤标志物升高(CEA、CA19-9 等),需寻找原发病灶者。

(5)溃疡性结肠炎、克罗恩病等肠道炎症的诊断与随访。

(6)内镜下治疗,包括镜下止血、息肉切除、结肠早癌镜下治疗、整复肠扭转和肠套叠、结肠狭窄扩张及支架置入解除肠梗阻等治疗。

(7)结肠癌术前确诊,术后随访;息肉摘除术后随访。

(8)大肠癌高危人群普查。

2. 禁忌证

(1)严重心肺功能不全、休克、腹主动脉瘤、急性腹膜炎、肠穿孔等。

(2)肛门、直肠严重狭窄。

(3)急性重度结肠炎,如重症溃疡性结肠炎、多发性结肠憩室炎。

(4)曾有腹腔或盆腔手术史,腹膜炎或腹部放疗史,腹腔内粘连者。

(5)妊娠期妇女,不合作的患者,昏迷或肠道准备不良的患者。

（6）高热、衰弱、剧烈腹痛和血流动力学不稳定者。

3.临床应用　结肠病变内镜下的主要表现是炎症、溃疡及肿物。

（1）溃疡性结肠炎：内镜下可见结肠弥漫性炎症。黏膜充血、水肿、糜烂、溃疡，表面有脓苔或渗出物，形态多样。黏膜粗糙，拭之易出血，常伴炎性息肉形成。

（2）克罗恩病：镜下见跳跃式分布的纵行或阿弗他（Aphthous）溃疡，阿弗他溃疡可由感染、变态反应引起，但对早期活动期克罗恩病诊断有重要意义。溃疡周围黏膜正常或呈鹅卵石样增生，可有大小不等的炎性息肉或伴肠腔狭窄。

（3）结肠良性肿瘤：以结肠腺瘤多见，隆起型居多，可有蒂、亚蒂或无蒂，部分表现为葡匐状。

（4）结肠恶性肿瘤：大肠癌诊断标准以肠镜加病理组织学检查为依据。以息肉型（或肿块型）最多，其次为溃疡型和浸润型。早期结肠癌多来源于腺瘤恶变，结肠镜检查是诊断和随访的主要手段。

第二节　现代医学对脾胃病的诊断

一、胃穿孔

胃穿孔为临床肠胃科常见病症，主要由于患者在胃溃疡的基础上暴饮暴食，从而引发胃酸与胃蛋白酶增加，增大胃容积，进而导致胃穿孔，胃穿孔属于普通外科，是一种常见的急腹症，它的发病区域主要在胃窦前壁小弯侧。在临床上，常见的胃穿孔类型为急性穿孔，并且胃穿孔的发作群体主要是在50岁左右的中老年人，但是也有许多胃穿孔患者是由于胃癌而引起的胃穿孔。其发病有着显著的季节性特征，冬季为胃穿孔疾病多发的季节。临床主要表现为腹部剧烈疼痛、阵发性加重、恶心、呕吐，并呈刀割或灼烧感，如不及时治疗，可造成急性腹膜炎、休克等，严重威胁患者健康。

【病因】

1.成年人胃穿孔病因　胃穿孔的发生与患者日常饮食情况存在密切关联。部分体力消耗较大者，在身体负荷大的情况下暴饮暴食，会导致胃部压力快速增长,进而引发胃壁薄弱处穿孔。

患者长期应用阿司匹林与激素等药物治疗某些疾病,可出现药物毒副反应,由此发作急性溃疡疾病可进一步发展成胃穿孔;部分患者长期处在劳累与精神高度紧张,且伴随失眠症状的状态下,会造成胃肠道功能紊乱,致使溃疡疾病恶化,发展成胃穿孔;也有患者存在饮酒与吸烟等不良嗜好,过度饮酒及吸烟可造成胃黏膜损伤,在酒精作用下,黏膜抵抗力无法承受胃酸的侵蚀,进而诱发胃穿孔;还有患者自身存在胃溃疡疾病,但日常生活中并没有规范化用药治疗,及时调整饮食结构等,致使疾病恶化形成胃穿孔。在胃溃疡所引发的胃穿孔症状出现后,腹腔内会逐渐出现胆汁与食物及胃液等,可进一步发生化学性腹膜炎症,由此引发剧烈腹部疼痛。此病症发生后,常规几小时内患者胃部内容物会逐渐流出,由此刺激到腹膜后增加渗出液,同时稀释为肠内流出物,促使腹部疼痛症状得以缓解。

2.新生儿胃穿孔病因 新生儿胃穿孔较为罕见,并且预后较差,为此也需引起关注。对于新生儿胃穿孔的病因,并没有明确结论。其中比较受到关注的包括以下几种病因:①先天性胃壁肌层缺损。在胚胎发育期间,存在缺陷所致,胚胎发育第4周时胃部逐渐发育。在整个胃部发育过程中,出现发育不全或发育过慢等,可造成胃壁肌层缺损。受到胃底部与大弯侧扩张较快等因素影响,导致局部出现缺损,进而引发胃穿孔。②胃壁肌层缺血性损伤。围生期呼吸障碍或分娩时窒息等情况出现,为确保生命中枢血供,可出现血流选择性分流情况,而胃大弯侧属于血管盲区血液供应较少,可导致局部选择性缺血坏死引发穿孔。③最后,胃内压增高。新生儿早期胃部蠕动不稳定,在呕吐等行为中可导致其吞入空气,促使胃腔内压增加导致胃穿孔。

【临床表现】

1.腹痛 突然发生剧烈腹痛,疼痛最初开始于上腹部或穿孔的部位,常呈刀割或烧灼样痛,一般为持续性,但也可有阵发性加重。疼痛很快扩散至全腹部,可扩散到肩部呈刺痛或酸痛感觉。

2.休克症状 病情发展至细菌性腹膜炎和肠麻痹,患者可出现中毒性休克。

3.恶心、呕吐 有部分患者可以有恶心、呕吐,并不剧烈,肠麻痹时呕吐加重,同时有腹胀、便秘等症状。

4.其他症状 发热、脉快,但一般都在穿孔后数小时出现。

5. 体格检查　腹壁压痛、反跳痛、肌紧张等腹膜炎症状,表现为板状腹,肝浊音区缩小或消失。

【检查与诊断】

1. 脓性诊断　腹腔穿刺抽出脓性液体,有利于诊断。

2. 多排螺旋 CT　对于胃肠道穿孔患者在进行疾病诊断期间,合理选择多排螺旋 CT 方法完成,表现出的可靠性以及简便性显著,针对少量气腹在进行诊断期间,同普通 X 射线比较,表现出的优势显著,对于胃肠道穿孔于定位定性方面表现出的价值显著。此外,使得胃肠道穿孔患者临床诊断准确率获得显著提高,从而对于胃肠道穿孔临床治疗方案研究提供参考依据,最终显著提高胃肠道穿孔患者的治疗效果以及生活质量。

3. X 射线检查　胃肠道穿孔多应用 X 射线扫描诊断,该检查方法能够大程度确定患者膈下游离气体情况,但是 X 射线扫描检查方法受外界客观影响因素较大,容易影响诊断结果。

【鉴别诊断】

胃穿孔引起的气腹需与正常解剖变异间位结肠鉴别。透视下转动体位可以鉴别。胃穿孔的传统诊断方法为摄取腹部 X 射线平片,观察膈下有无游离气体,以此作为主要诊断依据,但是准确性有限。

【并发症】

1. 休克　穿孔后剧烈的化学性刺激可引起休克症状。患者出现烦躁不安、呼吸浅促、脉快、血压不稳等表现。随着腹痛程度的减轻,情况可趋稳定。此后,随着细菌性腹膜炎加重,病情又趋恶化,严重者可发生感染(中毒)性休克。

2. 急性腹膜炎　全腹肌紧张如板状,压痛显著,拒按,反跳痛。

【治疗】

1. 传统开腹手术治疗方法　开腹手术在修补的过程中会造成较大的创伤切口,肠间以及盆腔中的积液难以彻底清除,增加了术后的愈合时间以及创口感染的可能性,且术后容易造成并发症的发生,严重影响患者术后的生活质量。

2. 腹腔镜治疗　与传统的开腹手术比较腹腔镜技术存在着许多明显的优势。

（1）在手术的过程中，通过腹腔镜能够准确探查出穿孔位置，从而避免了盲目的开腹，腹腔镜的探查范围较大，能有效探查到开腹手术无法探及的部位，全面了解患者病变位置的情况，有利于溃疡穿孔的彻底治愈。

（2）腹腔镜修补术的手术造成的创口较小，术中的出血量少，对患者造成的创伤少，有利于患者的术后恢复。

（3）腹腔镜技术的创口较小，从而有效避免了手术过程中将脏器直接暴露于空气之中，减少了肠梗阻、肠粘连等术后并发症的发生，手术过程中建立的气腹能够加大腹腔中的视野，充分彻底地清除腹腔内渗出物，清洗干净双侧膈下、盆腔深处的渗出物，避免术后腹腔感染。

【预后】

一般情况下，如果胃穿孔疾病发现及时且尽早地进行了有效治疗的话，患者的预后情况都会比较良好。但是，如果患者的年龄比较大或者体质比较弱，甚至还患有严重的心肺肝肾疾病，其胃穿孔的患病时间都会比较长，且腹腔的污染情况都会比较严重。这种情况下，预后情况不会太好，且死亡率比较高。

胃穿孔术后，如果不注意饮食和进食的规律性，原来的胃病没有治愈，就可能再次穿孔，治疗难度就会增加。建议一定要注意护胃，饮食规律，少吃脂肪、高糖、辛辣、油煎的食品及咖啡等刺激性饮料，多吃糖类、蛋白质和维生素，加强体育锻炼，保持身心愉快。

二、癌变

脾胃病不加以重视，日久迁延不愈，逐渐演变为癌症，最常见的为胃癌。本节主要讲述胃癌的发生发展。

胃癌（gastric cancer，GC）是起源于胃黏膜上皮的恶性肿瘤，绝大多数为腺癌，胃癌占胃部恶性肿瘤的95%以上。胃癌发病有明显的地域性差别，在我国的西北与东部沿海地区胃癌发病率比南方地区明显高。好发年龄在50岁以上，男女发病率之比为2：1。由于饮食结构的改变、工作压力增大及幽门螺杆菌感染等原因，使得胃癌呈现年轻化倾向。胃癌可发生于胃的任何部位，其中半数以上发生于胃窦部，胃大弯、胃小弯及前后壁均可受累。绝大多数胃癌属于腺癌，早期无明显症状，或出现上腹不适、嗳气等非特异性症状，常与胃炎、胃溃疡等胃慢性疾病症状相似，易被忽略，因此，目前我国胃癌的早期诊断率仍较低。胃癌的预后与胃癌的病理分期、部位、组织类型、生物学行为及治疗措施有关。

【病因】

1. 地域环境及饮食生活因素　胃癌发病有明显的地域性差别,在我国的西北与东部沿海地区胃癌发病率比南方地区明显为高。长期食用熏烤、盐腌食品的人群中胃远端癌发病率高,与食品中亚硝酸盐、真菌毒素、多环芳烃化合物等致癌物或前致癌物含量高有关;吸烟者的胃癌发病危险较不吸烟者高50%。

2. 幽门螺杆菌感染　我国胃癌高发区成人幽门螺杆菌(HP)感染率在60%以上。幽门螺杆菌能促使硝酸盐转化成亚硝酸盐及亚硝胺而致癌;HP感染引起胃黏膜慢性炎症加上环境致病因素加速黏膜上皮细胞的过度增殖,导致畸变致癌;幽门螺杆菌的毒性产物 CagA、VacA 可能具有促癌作用,胃癌患者中抗 CagA 抗体检出率较一般人群明显为高。

3. 癌前病变　胃疾病包括胃息肉、慢性萎缩性胃炎及胃部分切除后的残胃,这些病变都可能伴有不同程度的慢性炎症过程、胃黏膜肠上皮化生或非典型增生,有可能转变为癌。癌前病变系指容易发生癌变的胃黏膜病理组织学改变,是从良性上皮组织转变成癌过程中的交界性病理变化。胃黏膜上皮的异型增生属于癌前病变,根据细胞的异型程度,可分为轻、中、重三度,重度异型增生与分化较好的早期胃癌有时很难区分。

4. 遗传和基因　遗传与分子生物学研究表明,胃癌患者有血缘关系的亲属其胃癌发病率较对照组高4倍。胃癌的癌变是一个多因素、多步骤、多阶段发展过程,涉及癌基因、抑癌基因、凋亡相关基因与转移相关基因等的改变,而基因改变的形式也是多种多样的。

【分类】

1. 按大体形态分类

(1)早期胃癌:是指癌组织局限于胃黏膜和黏膜下层的胃癌,按肉眼形态可分为隆起型、平坦型和凹陷型。

(2)进展期胃癌:是指癌组织浸润深度已超越黏膜下层的胃癌,又可分为息肉型、局限溃疡型、浸润溃疡型和弥漫浸润型4类。

2. 组织病理学分类　可分为腺癌、腺鳞癌、鳞癌、类癌等,绝大多数是胃腺癌。按组织结构不同,腺癌还可分为乳头状癌、管状腺癌、低分化腺癌、黏液腺癌和印戒细胞癌。按细胞分化程度不同,可分为高分化、中分化、低分化3种。按组织起源可分为肠型和胃型(弥漫型)。

3.按发病部位分类　可分为胃底贲门癌、胃体癌、胃窦癌等,不同部位的胃癌决定手术方式的不同。

【检查】

1.纤维胃镜检查　直接观察胃黏膜病变的部位和范围,并可获取病变组织做病理学检查,是诊断胃癌的最有效方法。采用带超声探头的纤维胃镜,对病变区域进行超声探测成像,有助于了解肿瘤浸润深度及周围脏器和淋巴结有无侵犯和转移。

2.X射线钡餐检查　数字化X射线胃肠造影技术的应用,目前仍为诊断胃癌的常用方法。常采用气钡双重造影,通过黏膜相和充盈相的观察做出诊断。早期胃癌的主要改变为黏膜相异常,进展期胃癌的形态与胃癌大体分型基本一致。

3.腹部超声　在胃癌诊断中,腹部超声主要用于观察胃的邻近脏器(特别是肝、胰)受浸润及淋巴结转移的情况。

4.螺旋CT与正电子发射断层成像　多排螺旋CT扫描结合三维立体重建和模拟内腔镜技术,是一种新型无创检查手段,有助于胃癌的诊断和术前临床分期。利用胃癌组织对于氟和脱氧-D-葡萄糖(FDG)的亲和性,采用正电子发射成像技术(PET)可以判断淋巴结与远处转移病灶情况,准确性较高。

5.肿瘤标记物　血清CEA、CA50、CA72-4、CA19-9等肿瘤相关抗原可升高,但敏感性和特异性均不高,有助于判别肿瘤的预后及化疗的疗效。

【诊断】

病史、体格检查及实验室检查符合胃癌特点,且X射线气钡双重造影或内镜发现占位性病变,即可临床诊断胃癌,但最终确诊胃癌还须根据活组织检查或细胞学检查结果。凡有下列情况者,及时进行全面检查:

(1)胃溃疡患者经严格内科治疗而症状仍无好转者。

(2)40岁以后出现中上腹不适或疼痛,无明显节律性并伴有明显食欲缺乏和消瘦者。

（3）年龄40岁以上，既往有慢性萎缩性胃炎或不典型增生，近期症状加重者。

（4）既往有慢性胃病史，大便潜血检查，发现便潜血阳性，持续2周以上者。

（5）胃息肉大于2 cm者。

通过胃镜检查及活检获得胃癌定性诊断后，还需进行一系列影像学检查，进行胃癌的分期诊断（TNM分期）。准确的分期对制定合理的治疗方案、判断预后、评价疗效甚为重要。TNM分期主要通过描述原发胃癌病灶的浸润深度（T）、淋巴结转移（N）、远处转移（M）状况，再根据T、N、M的不同分期的组合来确定总分期（0，Ⅰ～Ⅳ期），分期越高，病情越晚、生存期越短。

【临床表现】

早期胃癌多数患者无明显症状，少数人有恶心、呕吐或是类似溃疡病的上消化道症状，难以引起足够的重视。随着肿瘤的生长，影响胃功能时才出现较为明显的症状，但均缺乏特异性。

疼痛与体重减轻是进展期胃癌最常见的临床症状。患者常有较为明确的上消化道症状，如上腹不适、进食后饱胀，随着病情进展上腹疼痛加重，食欲下降、乏力。根据肿瘤的部位不同，也有其特殊表现。贲门胃底癌可有胸骨后疼痛和进行性吞咽困难；幽门附近的胃癌有幽门梗阻表现。

当肿瘤破坏血管后，可有呕血、黑便等消化道出血症状；如肿瘤侵犯胰腺被膜，可出现向腰背部放射的持续性疼痛；如肿瘤溃疡穿孔则可引起剧烈疼痛甚至腹膜刺激征象；肿瘤出现肝门淋巴结转移或压迫胆总管时，可出现黄疸；远处淋巴结转移时，可在左锁骨上触及肿大的淋巴结。

晚期胃癌患者常可出现贫血、消瘦、营养不良甚至恶病质等表现。

【治疗】

1. 手术治疗

（1）根治性手术：原则为整块切除包括癌灶和可能受浸润胃壁在内的胃的部分或全部，按临床分期标准整块清除胃周围的淋巴结，重建消化道。

（2）姑息性手术：原发灶无法切除，为了减轻由于梗阻、穿孔、出血等并发症引起的症状而做的手术，如胃空肠吻合术、空肠造口、穿孔修补术等。

2.化疗　用于根治性手术的术前、术中和术后,延长生存期。晚期胃癌患者采用适量化疗,能减缓肿瘤的发展速度,改善症状,有一定的近期效果。早期胃癌根治术后原则上不必辅助化疗,有下列情况者应行辅助化疗:病理类型恶性程度高;癌灶面积大于5 cm;多发癌灶;年龄低于40岁。另外,进展期胃癌根治术后、姑息手术后、根治术后复发者需要化疗。

常用的胃癌化疗给药途径有口服给药、静脉、腹膜腔给药、动脉插管区域灌注给药等。常用的口服化疗药有替加氟、优福定、氟铁龙等。常用的静脉化疗药有氟尿嘧啶、丝裂霉素、顺铂、阿霉、依托泊苷、甲酰四氢叶酸钙等。近年来紫杉醇、草酸铂、拓扑酶抑制剂、希罗达等新的化疗药物用于胃癌治疗。

3.靶向治疗　靶向治疗可针对性地损伤癌细胞,减轻正常细胞损害。目前胃癌靶向治疗药物种类及作用均有限。靶向治疗药物主要有表皮生长因子受体抑制剂、血管生成抑制剂、细胞周期抑制剂、细胞凋亡促进剂、基质金属蛋白酶抑制剂等。

4.其他治疗　胃癌的免疫治疗包括非特异生物反应调节剂如卡介苗、香菇多糖等;细胞因子如白介素、干扰素、肿瘤坏死因子等;以及过继性免疫治疗如淋巴细胞激活后杀伤细胞(LAK)、肿瘤浸润淋巴细胞(TIL)等的临床应用。抗血管形成基因是研究较多的基因治疗方法,可能在胃癌的治疗中发挥作用。

5.支持治疗　旨在减轻患者痛苦,改善生活质量,延长生存期。包括镇痛、纠正贫血、改善食欲、改善营养状态、缓解梗阻、控制腹水、心理治疗等。

【预后】

胃癌的预后与胃癌的病理分期、部位、组织类型、生物学行为及治疗措施有关。早期胃癌经治疗后预后较好。贲门癌与胃上1/3的近端胃癌比胃体及胃远端癌的预后要差。女性较男性预后要好。60岁以上胃癌患者术后效果较好,30岁以下预后很差。

【预防】

(1)改变饮食结构,多食蔬菜、水果、豆类食物和牛奶,鲜鱼、肉、蛋。提倡食用大蒜、绿茶。

(2)改变不良饮食习惯,避免暴饮暴食、三餐不定时;进食不宜过快、过烫、过硬;少食熏腌食品,避免高盐饮食。

(3)少饮烈性酒,不吸烟。

(4)做好粮食的防霉去霉工作,保护食用水的卫生。

(5)积极治疗胃溃疡、慢性胃炎,治疗胃内幽门螺杆菌感染。

(6)对高发区及高危人群进行胃癌的普查。

三、胃食管反流病

【病因与发病机制】

胃食管反流病(GERD)是以食管下括约肌(LES)功能障碍为主的食管动力障碍性疾病,直接损伤因素为胃酸、胃蛋白酶、非结合胆盐、胰酶等反流物。

1.抗反流屏障结构和功能异常　贲门切除术后、食管裂孔疝、腹内压增高(妊娠、肥胖、腹水等)可导致食管下括约肌结构受损。某些激素(如缩胆囊素、胰高血糖素、血管活性肠肽等)、食物(如酒精、高脂肪、巧克力等)、药物(如钙通道阻滞剂、氨茶碱、地西泮等)可引起食管运动功能障碍、食管下括约肌压力下降。食管裂孔疝时,部分胃经过膈肌的食管裂孔进入胸腔,食管远端组织结构发生改变,食管下括约肌功能丧失易导致反流发生。

2.食管清除作用降低　食管清除功能包括推进性蠕动、唾液的中和、食团的重力。其中推进性蠕动最为重要,近半数胃食管反流病患者合并有食管中部失蠕动、食管远端运动功能障碍。

3.食管黏膜屏障作用减弱　食管黏膜屏障中胃食管反流的发生取决于抗反流防线与反流物攻击能力之间的平衡。食管的黏液和食管上皮构成反流发生时,胃酸、胃蛋白酶、胆汁等反流物可直接刺激食管黏膜造成损伤,抗反流防御机制防御屏障,当这个屏障功能减弱可因胃食管反流事件增多,而食管清除能力下降使反流物接触食管黏膜的时间延长导致攻击和损伤。

【临床表现】

1.典型症状　烧心和反酸是本病最常见症状。反流是指胃内容物在无恶心和不用力的情况下涌入咽部或口腔的感觉,含酸味或仅为酸水时称反酸。烧心是指胸骨后或剑突下烧灼感,常由胸骨下段向上延伸。烧心和反流常在餐后1 h出现,卧位、弯腰或腹压增高时可加重,部分患者烧心和反流

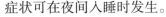

症状可在夜间入睡时发生。

2.非典型症状

(1)胸痛:胸痛由反流物刺激食管引起,发生在胸骨后。严重时可为剧烈刺痛,酷似心绞痛,可伴有或不伴有烧心和反流。注意胸痛患者需先排除心肺疾病因素后才能行胃食管反流评估。

(2)消化道功能紊乱:上腹痛、上腹部烧灼感、嗳气等见于部分患者,可能是由于消化道功能紊乱所致,症状呈间歇性,进食固体或液体食物均可发生。

(3)慢性咳嗽:反流物刺激损伤支气管可导致慢性咳嗽,少部分患者以咽喉炎、慢性咳嗽或哮喘为首发或主要表现。严重者可发生吸入性肺炎,甚至出现肺脓肿、肺间质纤维化。

(4)咽部异物感:部分患者诉咽部不适,有异物感或堵塞感,但无吞咽困难,称为癔球症,目前也认为与胃食管反流有关。

(5)部分患者可能存在睡眠障碍。

3.并发症

(1)上消化道出血:食管黏膜糜烂及溃疡可以导致呕血和(或)黑便,伴有不同程度的缺铁性贫血。

(2)食管狭窄:食管炎反复发作致使纤维组织增生,最终导致瘢痕狭窄,吞咽困难。

(3)Barrett 食管:Barrett 食管是指食管下段的复层鳞状上皮被化生的单层柱状上皮所替代,可伴有或不伴有肠化生,伴有显著肠上皮化生者被认为食管腺癌的癌前病变。

【辅助检查】

1.胃镜 是诊断反流性食管炎(RE)最准确的方法,并能判断 RE 的严重程度和有无并发症,结合活检可与其他原因引起的食管炎和其他食管病变(如食管癌等)相鉴别。胃镜下 RE 分级(洛杉矶分级法,LA)如下。正常:食管黏膜无破损;A 级:一个及以上食管黏膜破损,长径<5 mm;B 级:一个及以上食管黏膜破损,长径>5 mm,但没有融合性病变;C 级:食管黏膜破损有融合,但小于 75% 的食管周径;D 级:食管到膜破损融合,至少累及 75% 的食管周径。正常食管黏膜为复层鳞状上皮,胃镜下呈均匀粉红色,当其被化生的柱状上皮替代后呈橘红色多位于胃食管连接处的齿状线近端,当环形、舌形或岛状病变≥1 cm 时,应考虑为 Barrett 食管。

2.24 h 食管 pH 监测　应用便携式 pH 记录仪监测患者 24 h 食管 pH,明确食管是否存在过度酸、碱反流。

3.食管钡剂造影　该检查对诊断 GERD 的敏感性不高,对于不愿意或不能耐受胃镜检查者,该检查有助于排除食管癌等其他食管疾病。

4.食管测压　可了解食管动力状态,用于抗反流手术术前评估。

【诊断与鉴别诊断】

(一)诊断标准

对于有典型反流和烧心症状的患者,可拟诊为 GERD,用质子泵抑制剂(PPI)试验性治疗(如奥美拉唑每次 20 mg,每天 2 次,连用 7 ~ 14 d),症状明显缓解,初步诊断为 GERD。由于 GERD 分为 RE 和非糜烂性胃食管反流病(NERD),诊断方法有所不同。RE 诊断:①有反流和(或)烧心症状;②胃镜下发现 RE。NERD 诊断:①有反流和(或)烧心症状;②胃镜检查阴性;③24 h 食管 pH 监测表明食管存在过度酸、碱反流;④PPI 治疗有效。

(二)鉴别诊断

1.心绞痛　胃食管反流疾病有时反流症状不明显而以胸骨后疼痛为主要表现,酷似心绞痛;且冠心病心绞痛与胃食管反流疾病同属老年性疾病。二者可借助于心电图、24 h 动态心电图、食管 24 h pH 监测、冠状动脉造影术等进行鉴别。

2.食管的消化性狭窄　胃食管反流疾病常有食管狭窄的并发症,其他原因引起的食管狭窄又伴有反流的症状,与胃食管反流可互为因果。鉴别主要根据病史,胃酸分泌、钡餐、内镜等综合分析。病史中特别注意询问有无服用强的食管腐蚀剂史、外科手术史。钡餐和内镜检查有利显示狭窄病变和引起狭窄的可能原因;胃酸分泌增高见于消化性狭窄,胃食管反流疾病无胃酸分泌过高。

3.功能性消化不良　常有胃食管反流疾病症状,二者鉴别需根据病史、胃食管测压、食管 24 h pH 测定、胃镜、钡餐。病史中应注意精神因素,胃食管测压可能显示胃食管内压降低或增高。钡餐检查可能表现食管胃蠕动增强或减弱,内镜下无病理发现或有轻度浅表胃炎。

【治疗】

胃食管反流病的治疗目的是控制症状、治愈食管炎、减少复发和防止并发症。

(一)一般治疗(患者教育)

(1)食管下括约肌(LES)结构受损或功能异常的患者,进食后不宜立即卧床:为减少卧位及夜间反流,睡前2 h内不宜进食,睡时可将床头抬高15 ~ 20 cm。

(2)注意减少引起腹内压增高的因素,如便秘、肥胖、紧束腰带等;应避免食用降低LES压力的食物,如高脂肪、巧克力、咖啡、浓茶等;慎用降低LES压力的药物及引起胃排空延迟的药物,如硝酸甘油、钙通道阻滞剂、抗胆碱能药物等。

(3)禁酒及戒烟。

(二)药物治疗

1.抑酸药　由于本病常见直接损伤因素为胃酸及胃蛋白酶,抑制胃酸成为基础治疗药物。

(1)PPI:抑酸作用强,疗效确切,是治疗GERD的首选药物,通常疗程4~8周。对于重度食管炎(LA-C和LA-D级)及合并食管裂孔疝的GERD患者,可适当延长疗程或增加PPI剂量。

(2)组胺H_2受体拮抗剂(histamine 2 receptor antagonist,H_2RA):抑酸能力较PPI弱,适用于轻到中症患者。可按治疗消化性溃疡常规用量,分次服用,疗程8 ~ 12周。增加剂量可提高疗效,但同时也会增加不良反应。

2.促胃肠动力药　如多潘立酮、莫沙必利、依托必利等,可通过增加LES压力,改善食管蠕动功能、促进胃排空,从而减少胃十二指肠内容物反流并缩短其在食管的暴露时间。这类药物适用于轻症患者,或作为与抑酸药联用的辅助用药。

3.抗酸药　仅用于症状轻,间歇发作的患者临时缓解症状。

4.难治性GERD　是指采用标准剂量PPI治疗8周后,反流和烧心等症状无明显改善。多种原因可引起难治性GERD,其中与反流相关的原因有抑酸不足、弱酸或碱反流、食管高敏感性、肥胖及食管裂孔疝等;与非反流相关的原因有食管运动障碍、其他食管炎、功能性烧心等。应根据患者具体原因调整治疗方案。

5. 维持治疗 可分为按需治疗和长期治疗。NERD 和轻度食管炎可采用按需治疗,即有症状时用药,症状消失时停药。对于停药后症状很快复发且持续、重度食管炎、食管狭窄、Barrett 食管患者,需长期治疗。PPI 和 H_2RA 均可用于维持治疗,PPI 为首选药物。维持治疗的剂量因人而异,以调整至患者无症状的最低剂量为宜。

(三)抗反流手术治疗

腹腔镜胃底折叠术是目前最常用的抗反流手术,目的是阻止胃十二指肠内容物反流入食管。抗反流手术疗效与 PPI 相当,但术后可能会出现并发症。因此,对于 PPI 治疗有效但需长期维持治疗的患者,可根据患者的意愿来决定是否进行抗反流手术。对于持续存在与反流相关的慢性咳嗽、咽喉炎及哮喘,且 PPI 疗效欠佳的患者,可考虑行抗反流手术。

(四)并发症治疗

1. 食管狭窄除 极少数严重瘢痕狭窄需行手术治疗外,绝大部分狭窄可行内镜下食管扩张术。为防止扩张术后狭窄复发,应予以 PPI 长期维持治疗,部分年轻患者也可考虑行抗反流手术。

2. Barrett 食管 可用 PPI 维持治疗。定期随访有助于早期发现异型增生和癌变。对于不伴异型增生的患者,其胃镜随访间期为 3~5 年。如发现重度异型增生或早期食管癌,应及时行内镜或手术治疗。

【预后】

反流性食管炎的治疗原则是改善反流症状,促进黏膜愈合,提高患者生活质量。经过有效规范的治疗大部分患者可达到临床治愈,能够减轻或消除胃食管反流病的症状,维持正常的生活质量。

四、胃炎

【病因和发病机制】

1. 急性胃炎病因 可分为外因性和内因性两大类。凡经口进入胃内的如细菌、药物、毒素、腐蚀剂等,均属于外因。凡致病因子通过血液循环或淋巴播散至胃壁者,称为内因。

(1)理化因素:浓茶、浓咖啡、辛辣食物、烈酒、过冷或过热食物、粗糙食物等均可损伤胃黏膜,破坏黏膜屏障导致胃黏膜炎症。非甾体抗炎药如阿司匹林、吲哚美辛,某些抗生素、肾上腺皮质激素等药物不但可以刺激胃黏膜造成损伤,还会影响胃黏膜的修复而加重炎症。若吞服了某些强腐蚀剂如硝酸、盐酸、硫酸、氢氧化钾、氢氧化钠等,可导致急性腐蚀性胃炎。

(2)生物因素:主要是各种致病菌及毒素,如沙门菌、大肠杆菌、嗜盐菌以及金黄色葡萄球菌毒素和肉毒杆菌毒素等。进食受到细菌或毒素污染的食物,数小时后即可发生胃炎。化脓菌如α-溶血性链球菌、金黄色葡萄球菌通过血液或淋巴播散至胃壁,可引起急性化脓性胃炎。

(3)应激:如全身感染、严重创伤、大手术、休克、情绪剧烈波动等应激状态。胃内异物、胃结石、胃区放射治疗均可导致本病。

2.慢性胃炎病因

(1)生物因素:慢性胃炎的主要致病菌为幽门螺杆菌,90%以上的慢性胃炎患者有幽门螺杆菌感染。

(2)免疫因素:部分慢性胃炎的发病与免疫因素有关,患者血清中能检测到壁细胞抗体。

(3)物理因素:如过冷或过热食物、粗糙食物、浓茶、浓咖啡、烈酒,辛辣刺激食物对胃黏膜的长期刺激,可导致胃黏膜反复损伤,引起慢性胃炎。

(4)化学因素:吸烟是慢性胃炎的发病原因之一,烟草中的尼古丁可影响胃黏膜血液循环,同时使幽门括约肌功能紊乱,造成胆汁反流。长期服用非甾体抗炎药如阿司匹林、吲哚美辛等可破坏胃黏膜屏障。

(5)其他:年龄增长、营养不良、心力衰竭、肝硬化、糖尿病、甲状腺疾病等均与慢性胃炎的发病相关。

【临床表现】

1.急性胃炎　起病较急,临床症状轻重不一。最常见的为急性单纯性胃炎,主要表现为上腹痛、腹胀、嗳气、食欲减退、恶心、呕吐等。有沙门菌或金黄色葡萄球菌毒素所致者,多伴有腹泻、发热,甚至脱水、休克。急性糜烂出血性胃炎可有呕血和黑便。急性化脓性胃炎则以全身败血症和急性腹膜炎为主要临床表现。急性腐蚀性胃炎症状最为明显,表现为吞服腐蚀剂后口腔、咽喉、胸骨后、上腹部的剧痛,伴恶心呕吐,甚至呕血。唇、口腔、咽喉黏膜可产生颜色不同的灼痂,有助于各种腐蚀剂的鉴别。

2.慢性胃炎　不同类型胃炎的临床表现会有所不同,但症状缺乏特异性,且轻重程度与病变严重程度常不一致。部分患者可无症状。

（1）上腹痛或不适:大多数胃炎患者有上腹痛或不适感。上腹部疼痛多数无规律,与饮食无关。疼痛一般为弥漫性上腹部灼痛、隐痛、胀痛等。

（2）上腹胀和早饱:部分患者会感腹胀,尤其是餐后有明显的饱胀感。常常因为胃内潴留食物、排空延迟、消化不良所致。早饱是指有明显饥饿感但进食后不久就有饱感,进食量明显减少。

（3）嗳气、反酸、恶心:有嗳气,表明胃内气体增多,经食管排出,使上腹饱胀暂时缓解。反酸是由于胃酸分泌增多所致。

（4）其他:严重萎缩性胃炎患者可有消瘦、舌炎、腹泻;自身免疫性胃炎患者伴有贫血。

【辅助检查】

1.胃液分析　测定基础胃液分泌量（BAO）及注射组胺或五肽胃泌素后测定最大泌酸量（MAO）和高峰泌酸量（PAO）以判断胃泌酸功能。

2.血清学检测　包括胃泌素水平、壁细胞抗体、内因子抗体、胃泌素抗体、血清维生素 B_{12} 浓度等。

3.胃镜和活组织检查　内镜表现为黏膜充血水肿,或伴有糜烂、隆起、出血,粗大皱襞或胆汁反流等征象。必须进行多部位活检诊断萎缩和化生,并依据悉尼分类标准对胃黏膜行组织形态学评估。疑为上皮内瘤变应多块活检。疑为自身免疫性胃炎者,应在胃体、胃底或内镜发现病变处多部位活检。新型内镜诊断技术如化学染色内镜、电子染色内镜（NBI 和 FICE）、放大内镜、激光共聚焦显微内镜、荧光内镜等不断应用于临床,对于胃癌癌前状态和癌前病变的检出率明显提高,活检更具有针对性。

4.幽门螺杆菌检查　包括有创检查和无创检查。有创检查主要指通过胃镜检查获得胃黏膜标本的相关检查,包括快速尿素酶试验、病理 HP 检查（HE 或 Warthin-Starry 或 Giemsa 染色）、组织细菌培养、组织 PCR 技术。需要注意的是,抗生素及抑酸药物影响 HP 检查,复查时需要停用抑酸药物2 周或者抗生素 4 周。无创检查主要指通过碳 13 或碳 14 吹气检查。

【诊断与鉴别诊断】

(一)诊断

(1)上腹部呈烧灼性疼痛或胀痛,疼痛可以因进食而加剧。

（2）恶心呕吐、食欲缺乏,有时可伴有腹泻、发热畏寒、脱水等全身症状。

（3）解热镇痛药物、有害化学物质、过量酒精或不洁食品服用史。

（4）实验室检查,如胃镜、胃黏膜活检的支持结果等。

（二）鉴别诊断

1.胃癌　慢性胃炎的症状如食欲缺乏、上腹不适、贫血等少数胃窦胃炎的 X 射线征与胃癌颇相似,需特别注意鉴别。绝大多数患者纤维胃镜检查及活检有助于鉴别。

2.消化性溃疡　两者均有慢性上腹痛,但消化性溃疡以上腹部规律性、周期性疼痛为主,而慢性胃炎疼痛很少有规律性并以消化不良为主。鉴别依靠 X 射线钡餐透视及胃镜检查。

3.慢性胆管疾病　如慢性胆囊炎、胆石症常有慢性右上腹、腹胀、嗳气等消化不良的症状易误诊为慢性胃炎。但该病胃肠检查无异常发现,胆囊造影及 B 超异常可最后确诊。

4.其他　如肝炎、肝癌及胰腺疾病亦可因出现食欲缺乏、消化不良等症状而延误诊治,全面细微的查体及有关检查可防止误诊。

（三）急性胃炎鉴别

1.急性腐蚀性胃炎　有服强酸（硫酸、盐酸、硝酸）、强碱（氢氧化钠、氢氧化钾）或来苏尔等历史。服后引起消化道灼伤,出现口腔、咽喉、胸骨后及上腹部剧烈疼痛,伴吞咽疼痛,咽下困难,频繁恶心、呕吐。严重者可呕血,呕出带血的黏膜腐片,可发生虚脱、休克或引起食管、胃穿孔的症状,口腔、咽喉可出现接触处的炎症,充血、水肿、糜烂、坏死黏膜剥脱、溃疡或可见到黑色、白色痂。

2.急性阑尾炎　本病早期可出现上腹痛、恶心、呕吐,但随着病情的进展,疼痛逐渐转向右下腹,且有固定的压痛及反跳痛,多伴有发热、白细胞增高、中性白细胞明显增多。

3.胆囊炎、胆石症　有反复发作的腹痛,常以右上腹为主,可放射至右肩、背部。查体时注意巩膜、皮肤黄疸。右上腹压痛、墨菲征阳性或可触到肿大的胆囊、血胆红素检测、尿三胆检测有助于诊断。

4.其他　大叶性肺炎、心肌梗死等发病初期可有不同程度的腹痛、恶心、呕吐。如详细询问病史、体格检查及必要的辅助检查,不难鉴别。

【治疗】

1. 急性胃炎

（1）一般治疗：卧床休息，去除病因，清淡流质饮食或适当禁食。呕吐、腹泻明显者及时补充电解质和水。

（2）对症治疗：给予胃黏膜保护剂和抑酸剂；细菌感染者应给予抗生素。

（3）特殊处理：急性化脓性胃炎应及早给予大剂量敏感抗生素，病变局部形成脓肿而药物治疗无效时，可行手术治疗。吞服强酸、强碱所致的腐蚀性胃炎可服牛奶、蛋清或其他液态黏膜保护剂，剧痛时可给予吗啡等镇痛药。

2. 慢性胃炎

（1）一般治疗：戒烟忌酒；避免使用损害胃黏膜的药物如阿司匹林、消炎痛、红霉素等；饮食宜规律，避免过热、过咸和辛辣食物；积极治疗慢性口、鼻、咽部感染病灶。

（2）药物治疗

1）保护胃黏膜药：常用的药物有胶体枸橼酸铋（CBS）、硫糖铝、麦滋林-S、氢氧化铝凝胶、胃膜素等。

2）调整胃肠运动功能药物：上腹饱胀用多潘立酮等。打嗝、腹胀或有反流现象为主者，可用胃动力药。

3）抗生素：如果胃镜检查发现幽门螺杆菌阳性，应服用抗生素、克拉霉素、羟氨苄青霉素等，都有清除 HP 的作用，一般可选用两种，常与胃黏膜保护剂和抑酸剂联合应用。

4）降低胃酸药物：如碱性制酸药碳酸氢钠、氢氧化铝；H_2 受体拮抗剂西咪替丁、雷尼替丁；质子泵抑制剂奥美拉唑、拉索拉唑等。

5）止痛药：上腹疼痛较重者可口服阿托品、普鲁本辛、颠茄片或654-2，以减少胃酸分泌和缓解腹痛症状。

6）其他对症治疗药：可用助消化药，如胰酶、酵母片、乳酶生、二甲硅油片等。防止胆汁反流可服铝碳酸镁、消胆胺以吸附胆汁；有呕血、便血者，可用甲氰米胍口服。

五、消化性溃疡

【病因和发病机制】

消化性溃疡(PU)病因和发病机制是多因素的,损伤与防御修复不足是发病机制的两方面。

1. 胃酸与胃蛋白酶 正常人胃黏膜约有 10 亿壁细胞,每小时泌酸 22 mmol。十二指肠溃疡(DU)患者壁细胞总数平均为 19 亿,每小时泌酸约 42 mmol,比正常人高 1 倍左右。但是,个体之间壁细胞数量存在很大差异,DU 患者和正常人之间的壁细胞数量也存在一定的重叠。胃蛋白酶是 PU 发病的另一个重要因素,其活性依赖于胃液的 pH 值,pH 值为 2～3 时,胃蛋白酶原易被激活;pH 值>4 时,胃蛋白酶失活。因此,抑制胃酸可同时抑制胃蛋白酶的活性。PU 发生的机制是致病因素引起胃酸、胃蛋白酶对胃黏膜的侵袭作用与黏膜屏障的防御能力间失去平衡。侵袭作用增强或(和)防御能力减弱均可导致 PU 的产生。胃溃疡(GU)和 DU 同属于 PU,但 GU 在发病机制上以黏膜屏障防御功能降低为主要机制,DU 则以高胃酸分泌起主导作用。

2. 幽门螺杆菌 是 PU 的重要致病因素 DU 患者的 HP 感染率可高达 90% 以上,但有的 DU 人群 HP 阳性率约为 50%,GU 的 HP 阳性率为 60%～90%,另一方面,HP 阳性率高的人群,PU 的患病率也较高。根除 HP 有助于 PU 的愈合及显著降低溃疡复发。

3. 药物 长期服用非甾体抗炎药(NSAID)、糖皮质激素、氯吡格雷、双膦酸盐、西罗莫司等药物的患者易于发生 PU。其中 NSAID 是导致 PU 的最常用药物,包括布洛芬、吲哚美辛、阿司匹林等,有 5%～30% 的患者可发生内镜下溃疡。

4. 黏膜防御与修复异常 胃黏膜的防御和修复功能对维持黏膜的完整性、促进溃疡愈合非常重要。胃黏膜活检是常见的临床操作,造成的医源性局灶溃疡不经药物治疗,可迅速修复自愈,反映了胃黏膜强大的自我防御与修复能力。防御功能受损,修复能力下降,都对溃疡的发生和转归产生影响。

5. 遗传易感性部分 PU 患者有明显的家族史,存在遗传易感性。

6. 其他 大量饮酒、长期吸烟、应激等是 PU 的常见诱因。胃石症患者因胃石的长期机械摩擦激而产生 GU；放疗可引起胃或十二指肠溃疡。与其他疾病合并发生，如促胃液素瘤、克罗恩病、肝硬化、慢性阻塞性肺疾病、休克、全身严重感染、急性心肌梗死、脑卒中等。少见的感染性疾病，单纯疱疹病毒、结核、巨细胞病毒等感染累及胃或十二指肠可产生溃疡。

【临床表现】

（一）症状

典型症状为上腹痛，常见有节律性、周期性和长期性的特点，疼痛的性质常为隐痛、灼痛、胀痛、饥饿痛或剧痛，以阵发性中等度钝痛为主，亦有持续性隐痛者，碱性药物和食物可以暂时缓解。特点：①慢性过程，可达数年或 10 余年；②反复或周期性发作，发作期数周或数个月，发作有季节性，典型者多在季节变化时发生，如秋冬和冬春之交发病；③部分患者有与进餐相关的节律性上腹痛，餐后痛多见于 GU，饥饿痛或夜间痛、进餐缓解多见于 DU；④腹痛可被抑酸或抗酸剂缓解。部分病例仅表现上腹胀、上腹部不适、厌食、嗳气、反酸等消化不良症状。还有一类无症状性溃疡，这些患者无腹痛或消化不良症状，而以消化道出血、穿孔等并发症为首发症状，可见于任何年龄，以长期服用 NSAID 患者及老年人多见。

（二）体征

发作时剑突下，上腹部或右上腹部可有局限性压痛，缓解后可无明显体征。

（三）特殊溃疡

1. 复合溃疡　指胃和十二指肠均有活动性溃疡，多见于男性，幽门狭窄，梗阻发生率较高。

2. 幽门管溃疡　餐后很快发生疼痛，易出现幽门梗阻、出血和穿孔等并发症。胃镜检查时应注意活检排除癌变。

3. 球后溃疡　指发生在十二指肠降段、水平段的溃疡。多位于十二指肠降段的初始部及乳头附近，溃疡多在后内侧壁。疼痛可向右上腹及背部放射。严重的炎症反应可导致胆总管引流障碍，出现梗阻性黄疸等。

4. 巨大溃疡　指直径>2 cm 的溃疡，常见于有 NSAID 服用史及老年患者。巨大十二指肠球部溃疡常在后壁，易发展为穿透性，周围有大的炎性团块，疼痛可剧烈而顽固、放射至背部，老年人也可没有症状。巨大 GU 并不一定都是恶性。

5.老年人溃疡及儿童期溃疡　老年人溃疡临床表现多不典型,常无症状或症状不明显,疼痛多无规律,较易出现体重减轻和贫血。GU 多位于胃体上部,溃疡常较大,易被误认为胃癌。由于 NSAID 在老年人使用广泛,老年人溃疡有增加的趋势。儿童期溃疡主要发生于学龄儿童,发生率低于成人。患儿腹痛可在脐周,时常出现恶心或呕吐,可能与幽门、十二指肠水肿和痉挛有关。随着年龄的增长,溃疡的表现与成年人相近。

6.难治性溃疡　经正规抗溃疡治疗而溃疡仍未愈合。可能的因素有:①病因尚未去除,如仍有 HP 感染,继续服用 NSAID 等致溃疡药物等;②穿透性溃疡;③特殊病因,如克罗恩病、促胃液素瘤、放疗术后等;④某些疾病或药物影响抗溃疡药物吸收或效价降低;⑤误诊,如胃或十二指肠恶性肿瘤;⑥不良诱因存在,包括吸烟、酗酒及精神应激等。

【辅助检查】

(一)胃镜检查及活检

胃镜检查是 PU 诊断的首选方法和金标准,可以:①确定有无病变、部位及分期;②鉴别良恶性溃疡;③治疗效果的评价;④对合并出血者给予止血治疗;⑤对合并狭窄梗阻患者给予扩张或支架治疗;⑥超声内镜检查,评估胃或十二指肠壁、溃疡深度、病变与周围器官的关系,淋巴结数目和大小等。对于 GU,应常规在溃疡边缘取活检,关于活检块数尚无定论,一般溃疡周边 4 个部位的活检多能达到诊断需要。部分 GU 在胃镜下难以区别良恶性,有时需多次活检和病理检查,甚至超声内镜评估或穿刺活检。对 GU 迁延不愈,需要排除恶性病变的,应多点活检,正规治疗 8 周后应复查胃镜,必要时再次活检和病理检查,直到溃疡完全愈合。

(二)X 射线钡剂造影

随着内镜技术的普及和发展,上消化道钡剂造影应用得越来越少,但钡剂(包括造影剂)造影有其特殊意义,适宜于:①了解胃的运动情况;②胃镜禁忌者;③不愿接受胃镜检查者和没有胃镜检查条件时。气钡双重造影能较好地显示胃肠黏膜形态,但总体效果仍逊于内镜检查,且无法通过活检进行病理诊断。溃疡的钡剂直接征象为龛影、黏膜聚集,间接征象为局部压痛、胃大弯侧痉挛性切迹、狭窄、十二指肠球部激惹及球部畸形等。

(三)CT检查

对于穿透性溃疡或穿孔,CT很有价值,可以发现穿孔周围组织炎症、包块、积液,对于游离气体的显示甚至优于立位腹片。另外,对幽门梗阻也有鉴别诊断的意义。口服造影剂,CT可能显示出胃壁中断、穿孔周围组织渗出、增厚等。

(四)实验室检查

1.HP检测 有PU病史者,无论溃疡处于活动期还是瘢痕期,均应考虑HP检测。

2.其他检查 血常规、粪便隐血有助于了解溃疡有无活动出血。诊断:慢性病程,周期性发作,节律性上腹痛,NSAID服药史等是疑诊PU的重要病史。胃镜检查可以确诊。不能接受胃镜检查者,上消化道钡剂发现龛影,可以诊断溃疡,但难以区分其良恶性。

【诊断与鉴别诊断】

(一)诊断

根据本病慢性反复发作的病程及具有节律性的上腹部疼痛,一般可以做出初步诊断,X射线钡餐检查,尤其纤维胃镜检查有确诊价值。

1.初步诊断 慢性病程,周期性发作,常与季节、精神因素、饮食不当有关;发作时有上腹灼痛、钝痛、胀痛或隐痛,服碱性药物后可缓解。典型胃溃疡疼痛部位在剑突下偏左,好发于餐后 $0.5 \sim 2$ h;十二指肠溃疡疼痛位于上中腹偏右,好发于餐后 $3 \sim 4$ h或半夜,进食后可缓解,常伴嗳气、反酸。

2.X射线钡餐检查 可见龛影及黏膜皱襞集中征象,单纯局部压痛、激惹或变形为间接征象,仅供诊断参考。

3.内镜检查 可在胃、十二指肠发现圆形、椭圆形、线形、不整形或霜降样溃疡,底部平整,覆有白色或灰白色苔,边缘多整齐,无结节状隆起,周围黏膜充血水肿,有时可见皱襞向溃疡集中。活检及细胞组织学检查可排除恶性病变。

具备以上1、2或1、3项者可以确诊。

(二)鉴别诊断

本病需与下列几种疾病鉴别。

1.十二指肠炎 两者的临床表现和 X 射线征象十分相似。其鉴别诊断主要依靠十二指肠内镜检查。

2.慢性胃炎 本病亦有慢性上腹不适或疼痛,部分可有近似消化性溃疡的症状,但周期性与节律性一般不明显。胃液分析胃酸不高,萎缩性胃炎的胃酸偏低或缺如;如发现胃酸缺乏,则可排除消化性溃疡。胃镜检查是两者鉴别的主要方法,可见胃炎的特征。

3.胃下垂 本病多见于瘦长无力体型者,可同时有肾、肝等内脏下垂。严重者可因肠系膜上动脉牵拉压迫十二指肠横部而引起十二指肠壅积症,并加重消化不良症状。所有症状如上腹不适、饱胀、沉坠感甚至隐痛等在直立时加重,平卧时减轻。X 射线钡餐检查无溃疡的 X 射线征象,而显示胃小弯最低点在髂嵴连线以下,胃呈无张力型是诊断本病的依据。

4.胃神经官能症 本病是上腹不适的常见原因,有时临床表现酷似消化性溃疡,但常伴有明显的全身神经官能症症状,情绪波动与发病有密切关系。胃肠 X 射线钡餐和胃、十二指肠内镜检查阴性。在部分患者这些症状可能是消化性溃疡早期的表现。故对症状顽固者应考虑反复做以上检查。

5.胆囊炎和胆石病 两者多见于女性,每有周期性上腹痛,常与进食油腻食物有关,但疼痛多位于右上腹,常放射至右肩胛区,可有胆绞痛、发热、黄疸、Murphy 征阳性,胆道 X 射线造影阳性而胃肠 X 射线钡餐检查未发现溃疡征,B 超显像和 CT 检查常可发现胆道结石征象。

6.肠钩虫病 本病有类似十二指肠溃疡的临床表现,在流行区对只有消化性溃疡临床表现而缺乏 X 射线直接征象的患者,宜做粪便检查,如发现钩虫卵应进行驱虫治疗。除虫后症状可缓解或消失,如症状仍持续者再认真考虑消化性溃疡。

【治疗】

PU 治疗目标为:去除病因,控制症状,促进溃疡愈合,预防复发和避免并发症。药物治疗自 20 世纪 70 年代以后,PU 药物治疗经历了 H_2 受体特抗剂、PPI 和根除 HP3 次里程碑式的进展,使溃疡愈合率显著提高,并发症发生率显著降低,相应的外科手术明显减少。

（一）治疗方案

1.抑制胃酸分泌

（1）H$_2$受体拮抗剂：是治疗 PU 的主要药物之一，疗效好，用药方便，价格适中，长期使用不良反应少。常用药物有法莫替丁、尼扎替丁、雷尼替丁，治疗 GU 和 DU 的 6 周愈合率分别为 80%～95% 和 90%～95%。

（2）PPI：是治疗消化性溃疡的首选药物。PPI 入血，进入胃黏膜壁细胞酸分泌小管中，酸性环境下转化为活性结构，与质子泵结合，抑制该酶的活性，从而抑制胃酸的分泌。PPI 可在 2～3 d 内控制溃疡症状，对一些难治性溃疡的疗效优于 H$_2$受体拮抗剂，治疗典型的胃和十二指肠溃疡 4 周的愈合率分别为 80%～96% 和 90%～100%。值得注意的是治疗 GU 时，应首先排除溃疡型胃癌的可能，因 PPI 治疗可减轻其症状，掩盖病情。PPI 是酸依赖性的，酸性胃液中不稳定，口服时不宜破坏药物外裹的保护膜。PPI 的肠衣保护膜在小肠 pH 值>6 的情况下被溶解释放，吸收入血。

2.根除 HP　PU 不论活动与否，HP 阳性患者均应根除 HP。根除 HP 可显著降低溃疡的复发率。由于耐药菌株的出现，抗菌药物不良反应、患者依从性差等因素，都使患者胃内的 HP 难以根除，此时应因人而异制订多种根除 HP 方案。对有并发症和经常复发的 PU 患者，应追踪抗 HP 的疗效，一般应在治疗至少 4 周后复检 HP，避免在应用 PPI 或抗生素期间复检 HP 出现假阴性结果。

3.保护胃黏膜

（1）铋剂：这类药物分子量较大，在酸性溶液中呈胶体状，与溃疡基底面的蛋白形成蛋白-铋复合物，覆于溃疡表面，阻隔胃酸、胃蛋白酶对黏膜的侵袭损害。由于 PPI 的性价比高和广泛使用，铋剂已不作为 PU 的单独治疗药物。但是，铋剂可通过包裹 HP 菌体，干扰 HP 代谢，发挥杀菌作用，被称为根除 HP 的四联药物治疗方案的主要组成之一。服药后常见舌苔和粪便变黑。由于肾脏为铋的主要排泄器官，故肾功能不良者应忌用铋剂。

（2）弱碱性抗酸剂：常用铝碳酸镁、磷酸铝、硫糖铝、氯氧化铝凝胶等。这些药物可中和胃酸，起效较快，可短暂缓解疼痛，但很难治愈溃疡，已不作为治疗 PU 的主要或单独药物。这类药物能促进前列腺素合成，增加黏膜血流量、刺激胃黏膜分泌 HCO$_3^-$和黏液，碱性抗酸剂目前更多被视为黏膜保护剂。

4. PU 的治疗方案及疗程　为了达到溃疡愈合,抑酸药物的疗程通常为 4～6 周,一般推荐 DU 的 PPI 疗程为 4 周,GU 疗程为 6～8 周。根除 HP 所需的 1～2 周疗程可重叠在 4～8 周的抑酸药物疗程结束后进行。

5. 维持治疗　GU 愈合后,大多数患者可以停药。但对溃疡多次复发,在去除常见诱因的同时要进一步查找是否存在其他病因,并给予维持治疗,即较长时间服用维持剂量的 H_2 受体拮抗剂或 PPI,疗程因人而异,短者 3～6 个月,长者 1～2 年,或视具体病情延长用药时间。

(二)患者教育

适当休息,减轻精神压力;改善进食规律,戒烟,戒酒及少饮浓茶、浓咖啡等。停服不必要的 NSAID、其他对胃有刺激或引起恶心、不适的药物,如确有必要服用 NSAID 和其他药物,建议和食物一起或餐后服用,或遵医嘱加用保护胃黏膜的药物。

(三)内镜治疗及外科手术

1. 内镜治疗　根据溃疡出血病灶的内镜下特点选择治疗策略。PU 出血的内镜下治疗,包括溃疡表面喷洒蛋白胶、出血部位注射 1∶10 000 肾上腺素,出血点钳夹和热凝固术等,有时采取 2 种以上内镜治疗方法联合应用。结合 PPI 持续静脉滴注对 PU 活动性出血止血成功率达 95% 以上。PU 合并幽门变形或狭窄引起梗阻,可首先选择内镜下治疗,常用方法是内镜下可变气囊扩张术,有的需要反复多次扩张,解除梗阻。

2. 外科治疗　PPI 的广泛应用及内镜治疗技术的不断发展,大多数 PU 及其并发症的治疗已不需要外科手术治疗。但在下列情况时,要考虑手术治疗:①并发消化道大出血经药物、胃镜及血管介入治疗无效时;②急性穿孔,慢性穿透疡;③瘢痕性幽门梗阻,内镜治疗无效;④GU 疑有癌变。外科手术不只是单纯切除溃疡病灶,而是通过手术永久地减少胃酸和胃蛋白酶分泌的能力。胃大部切除术和迷走神经切断术曾经是治疗 PU 最常用的两种手术方式,但目前已很少应用。手术治疗并发症可有:术后胃出血、十二指肠残端破裂、胃肠吻合口破裂或瘘、术后梗阻、倾倒综合征、胆汁反流性胃炎、吻合口溃疡、缺铁性贫血等。有效的药物治疗可使消化性溃疡愈合率达到 95% 以上,青壮年患者 PU 死亡率接近于零,老年患者主要死于严重的并发症,尤其是大出血和急性穿孔,病死率<1%。

六、消化道出血

【病因与发病机制】

消化道出血可因消化道本身的炎症、机械性损伤、血管病变、肿瘤等因素引起,也可因邻近器官的病变和全身性疾病累及消化道所致。

(一)上消化道出血的病因

1. 食管疾病　食管炎(反流性食管炎、食管憩室炎)、食管癌、食管溃疡、食管贲门黏膜撕裂症、器械检查或异物引起损伤、放射性损伤、强酸和强碱引起化学性损伤。

2. 胃、十二指肠疾病　消化性溃疡、急慢性胃炎(包括药物性胃炎)、胃黏膜脱垂、胃癌、急性胃扩张、十二指肠炎、残胃炎、残胃溃疡或癌。还有淋巴瘤、平滑肌瘤、息肉、肉瘤、血管瘤、神经纤维瘤。膈疝、胃扭转、憩室炎、钩虫病等。

3. 胃肠吻合术后的空肠溃疡和吻合口溃疡。

4. 门静脉高压　食管–胃底静脉曲线破裂出血、门脉高压性胃病肝硬化、门静脉炎或血栓形成的门静脉阻塞、肝静脉阻塞(Budd–Chiari 综合征)。

5. 上消化道邻近器官或组织的疾病　①胆道出血:胆管或胆囊结石、胆道蛔虫病、胆囊或胆管病、肝癌、肝脓肿或肝血管病变破裂。②胰腺疾病累及十二指肠:胰腺脓肿、胰腺炎、胰腺癌等。③胸或腹主动脉瘤破入消化道。④纵隔肿瘤或脓肿破入食管。

6. 全身性疾病在胃肠道表现出血　①血液病:白血病、再生障碍性贫血、血友病等。②尿毒症。③结缔组织病:血管炎。④应激性溃疡:严重感染、手术、创伤、休克、肾上腺糖皮质激素治疗及某些疾病引起的应激状态,如脑血管意外、肺源性心脏病、重症心力衰竭等。⑤急性感染性疾病:流行性出血热、钩端螺旋体病。

(二)中、下消化道出血

1. 肛管疾病　痔、肛裂、肛瘘。

2. 直肠疾病　溃疡性直肠炎、肿瘤(息肉)、类癌、邻近恶性肿瘤或脓肿侵入直肠、感染(细菌性、结核性、真菌性、病毒性、寄生虫)、缺血等。

3. 结肠疾病　感染(细菌性、结核性、真菌性、病毒性、寄生虫)、溃疡性结肠炎、憩室、肿瘤（息肉）、缺血和血管畸形、肠套叠等。

4.小肠疾病 急性出血性坏死性肠炎、肠结核、克罗恩病、憩室炎或溃疡、肠套叠、肿瘤（息肉）、血管瘤、血管畸形、缺血等。

【临床表现】

1.一般状况 少量（400 mL以下）、慢性出血多无明显自觉症状。急性、大量出血时出现头晕、心慌、冷汗、乏力、口干等症状,甚或晕厥、四肢冰凉、尿少、烦躁不安、休克等症状。

2.生命体征 脉搏和血压改变是失血程度的重要指标。急性消化道出血时血容量锐减,最初的机体代偿功能是心率加快,如果不能及时止血或补充血容量,出现休克状态则脉搏微弱,甚至扪不清。休克早期血压可以代偿性升高,随着出血量增加,血压逐渐下降,进入失血性休克状态。

3.其他伴随症状及体征 根据原发疾病的不同,可以伴有其他相应的临床表现,如腹痛、发热、肠梗阻、呕血、便血、柏油便、腹部包块、蜘蛛痣、腹壁静脉曲张、黄疸等。

【辅助检查】

1.常规实验室检查 包括血尿便常规、粪隐血（便潜血）、肝肾功能、凝血功能等。

2.内镜检查 依据原发病及出血部位不同,选择胃镜（食管镜）、十二指肠镜、小肠镜、胶囊内镜、结肠镜以明确病因及出血部位。

3.X射线钡剂检查 仅适用于慢性出血且出血部位不明确;或急性大量出血已停止且病情稳定的患者的病因诊断。

4.血管造影 通过数字剪影技术,血管内注入造影剂观察造影剂外溢的部位。

5.放射性核素显像 应用放射性核素显像检查法来发现活动性出血的部位。其方法是静脉注射胶体后做腹部扫描以探测标记物,从血管外溢的证据,可初步判定出血部位。

【诊断及鉴别诊断】

(一)诊断

1.定性 确定是否上消化道出血。

(1)排除消化道以外的出血因素。①排除来自呼吸道出血:大量咯血时,可吞咽入消化道,而引起呕血或黑便。②排除口、鼻、咽喉部出血:一般出血颜色鲜红,不伴有消化道症状。③排除进食引起黑便:如动物血、炭粉、含铁剂的药物或含铋剂的药物,注意详细询问病史。

(2)判断是上消化道出血还是下消化道出血:两者区别在于出血部位、出血病因和临床症状的不同。

1)出血部位:上消化道出血的部位主要包括食管、胃、十二指肠等;下消化道出血部位见于小肠和大肠等。

2)临床症状:上消化道出血时,出血量较少时,患者主要以大便颜色变深和大便潜血试验阳性为主要症状,同时伴有恶心、呕吐、腹痛等症状。出血量多时,患者会出现呕血和柏油样便等,严重的会出现失血性休克;下消化道出血时,患者主要以大便表面带血、黏液脓血便或排鲜红色血便为主,同时伴有腹痛、腹泻等症状。

3)出血原因:上消化道出血多见于急性糜烂性胃炎、胃溃疡出血和肝硬化导致的食管–胃底静脉曲张破裂及血液系统疾病累及消化系统时引起的出血;下消化道出血多见于溃疡性结肠炎、细菌性痢疾、肠癌晚期等。

2.定量　出血量的估计,每日消化道出血>10 mL,粪便隐血试验阳性,每日出血量>100 mL,可出现黑便。

3.定因　确定出血的原因。①临床表现及实验室检查;②胃镜;③X 射线检查;④其他,如 DSA、SPECT 等。

4.出血是否停止的判断　下列情况提示出血未止或再出血:①反复呕血,或黑粪次数及量增多,或排出暗红以致鲜红色血便;②胃管抽出物有较多新鲜血;③在 24 h 内经积极输液、输血仍不能稳定血压和脉搏,一般状况未见改善,或经过迅速输液、输血后,中心静脉压仍在下降;④血红蛋白、红细胞计数与血细胞比容继续下降,网织红细胞计数持续增高。

(二)鉴别诊断

1.胃血管畸形　此病一般表现为呕血、黑便,无明显腹痛,出血量可较大,应用一般保守治疗效果差,胃镜下可见出血的血管,须行胃镜下介入治疗达到止血目的。

2.食管贲门黏膜撕裂综合征(Mallory–Weiss 综合征)　此病典型的病史为先有干呕或呕吐,随后呕血,一般为无痛性出血,凡在饮酒、饱餐、服药以后出现呕吐继之出现呕血、黑便的病例均应考虑本病,特别是伴有食管裂孔疝的患者。出血多能自行停止。胃镜下愈合后的撕裂表现为具有红色边缘的灰白色线状疤痕。

3. 肝硬化失代偿期合并食管-胃底静脉曲张破裂出血或门脉高压性胃病 此病一般发病急,可表现为突发呕血、黑便,一般为大量呕吐新鲜血,病情进展快,可很快出现失血性休克或诱发肝性脑病,病死率很高,一般都有肝硬化或肝炎病史。

4. 急性糜烂性出血性胃炎 此病一般急性发病,常表现为上腹痛、呕血、黑便等,一般因为长期服用非甾体抗炎药或严重创伤、大手术、大面积烧伤、颅内病变、败血症及其他严重脏器或多器官功能衰竭或大量饮酒后出现,确诊有赖于急诊胃镜检查,内镜可见以弥漫分布的多发性糜烂、出血灶和浅表溃疡为特征的急性胃黏膜病损。

5. 消化性溃疡 此病一般以上腹痛为主要症状,临床特点为:慢性过程,周期性发作,发作时上腹痛呈节律性,可以并发出血、穿孔、幽门梗阻及癌变,胃镜下溃疡多呈圆形或椭圆形,也有呈线形,边缘光整,底部覆有灰黄色或灰白色渗出物,周围黏膜可有充血,水肿,可见皱襞向溃疡集中,应用抑酸剂一般有效。

【治疗】

1. 对症治疗 慢性、小量出血主要是针对原发疾病(病因)治疗。急性大量出血时应该卧床休息、禁食;密切观察病情变化,保持静脉通路并测定中心静脉压。保持患者呼吸道通畅,避免呕血时引起窒息。并针对原发疾病采取相应的治疗。

2. 补充血容量 急性大量出血时,应迅速静脉输液,维持血容量,防止血压下降;血红蛋白低于 6 g/dL,收缩压低于 12 kPa(90 mmHg)时,应考虑输血。要避免输血、输液量过多而引起急性肺水肿或诱发再次出血。

3. 内镜治疗 结肠镜、小肠镜下止血作用有限,不适用急性大出血,尤其对弥漫性肠道病变作用不大。具体方法有:氩离子凝固止血(APC)、电凝止血(包括单极或多极电凝)、冷冻止血、热探头止血以及对出血病灶喷洒肾上腺素、凝血酶、立止血等药物止血。对憩室所致的出血不宜采用 APC、电凝等止血方法,以免导致肠穿孔。

4. 微创介入治疗 在选择性血管造影显示出血部位后,可经导管进行止血治疗。大部分病例可达到止血目的,虽其中部分病例在住院期间会再次发生出血,但其间改善了患者的全身情况,为择期手术治疗创造了良好条件。值得指出的是,肠道缺血性疾病所致的消化道出血,当属禁忌。一般来说,下消化道出血的病例在动脉置管后不主张采用栓塞止血方法,原因是栓塞近端血管容易引起肠管的缺血坏死,尤其是结肠。

5. 手术治疗　在出血原因和出血部位不明确的情况下,不主张盲目行剖腹探查,若有下列情况时可考虑剖腹探查术:①活动性大出血并出现血流动力学不稳定,不允许做动脉造影或其他检查;②上述检查未发现出血部位,但出血仍在持续;③反复类似的严重出血。术中应全面仔细探查,必要时采用经肛门和(或)经肠道口导入术中内镜检查。由内镜专科医生进行,手术医生协助导引进镜并可转动肠管,展平黏膜皱襞,使内镜医生获得清晰视野,有利于发现小而隐蔽的出血病灶。同时,手术医生通过内镜透照,有时亦可从浆膜面发现病灶。

七、胃癌

【病因和发病机制】

1. 地域环境及饮食生活因素　胃癌发病有明显的地域性差别。长期食用熏烤、盐腌食品的人群中胃远端癌发病率高,与食品中亚硝酸盐、真菌毒素、多环芳烃化合物等致癌物或前致癌物含量高有关;吸烟者的胃癌发病危险较不吸烟者高 50%。

2. 幽门螺杆菌感染　幽门螺杆菌能促使硝酸盐转化成亚硝酸盐及亚硝胺而致癌;HP 感染引起胃黏膜慢性炎症加上环境致病因素加速黏膜上皮细胞的过度增殖,导致畸变致癌;幽门螺杆菌的毒性产物 CagA、VacA 可能具有促癌作用,胃癌患者中抗 CagA 抗体检出率较一般人群明显为高。

3. 癌前病变　胃疾病包括胃息肉、慢性萎缩性胃炎及胃部分切除后的残胃,这些病变都可能伴有不同程度的慢性炎症过程、胃黏膜肠上皮化生或非典型增生,有可能转变为癌。癌前病变系指容易发生癌变的胃黏膜病理组织学改变,是从良性上皮组织转变成癌过程中的交界性病理变化。胃黏膜上皮的异型增生属于癌前病变,根据细胞的异型程度,可分为轻、中、重三度,重度异型增生与分化较好的早期胃癌有时很难区分。

4. 遗传和基因　遗传与分子生物学研究表明,胃癌患者有血缘关系的亲属其胃癌发病率较对照组高 4 倍。胃癌的癌变是一个多因素、多步骤、多

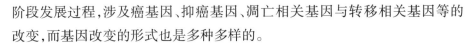

阶段发展过程,涉及癌基因、抑癌基因、凋亡相关基因与转移相关基因等的改变,而基因改变的形式也是多种多样的。

【分类】

1.按大体形态分类

(1)早期胃癌:是指癌组织局限于胃黏膜和黏膜下层的胃癌,按肉眼形态可分为隆起型、平坦型和凹陷型。

(2)进展期胃癌:是指癌组织浸润深度已超越黏膜下层的胃癌,又可分为息肉型、局限溃疡型、浸润溃疡型和弥漫浸润型4类。

2.组织病理学分类 可分为腺癌、腺鳞癌、鳞癌、类癌等。按组织结构不同,腺癌还可分为乳头状癌、管状腺癌、低分化腺癌、黏液腺癌和印戒细胞癌。按细胞分化程度不同,可分为高分化、中分化、低分化3种。按组织起源可分为肠型和胃型(弥漫型)。

3.按发病部位分类 可分为胃底贲门癌、胃体癌、胃窦癌等。

【临床表现】

早期胃癌多数患者无明显症状,少数人有恶心、呕吐或是类似消化性溃疡的上消化道症状。疼痛与体重减轻是进展期胃癌最常见的临床症状。患者常有较为明确的上消化道症状,如上腹不适、进食后饱胀,随着病情进展上腹疼痛加重,食欲下降、乏力。根据肿瘤的部位不同,也有其特殊表现。贲门胃底癌可有胸骨后疼痛和进行性吞咽困难;幽门附近的胃癌有幽门梗阻表现。当肿瘤破坏血管后,可有呕血、黑便等消化道出血症状;如肿瘤侵犯胰腺被膜,可出现向腰背部放射的持续性疼痛;如肿瘤溃疡穿孔则可引起剧烈疼痛甚至腹膜刺激征象;肿瘤出现肝门淋巴结转移或压迫胆总管时,可出现黄疸;远处淋巴结转移时,可在左锁骨上触及肿大的淋巴结。晚期胃癌患者常可出现贫血、消瘦、营养不良甚至恶病质等表现。胃癌的扩散和转移有以下途径。

1.直接浸润 贲门胃底癌易侵及食管下端,胃窦癌可向十二指肠浸润。分化差浸润性生长的胃癌突破浆膜后,易扩散至网膜、结肠、肝、胰腺等邻近器官。

2.血行转移 发生在晚期,癌细胞进入门静脉或体循环向身体其他部位播散,形成转移灶。常见转移的器官有肝、肺、胰、骨骼等处,以肝转移为多。

3.腹膜种植转移　当胃癌组织浸润至浆膜外后,肿瘤细胞脱落并种植在腹膜和脏器浆膜上,形成转移结节。腹膜种植最易发生于上腹部,肠系膜上。直肠、膀胱处的种植是胃癌晚期的征象。直肠前凹的转移癌,直肠指检可以发现。女性胃癌患者可发生卵巢转移性肿瘤。

4.淋巴转移　胃癌的主要转移途径。胃癌的淋巴结转移率和癌灶的浸润深度呈正相关。胃癌的淋巴结转移通常是循序逐步渐进,但也可发生跳跃式淋巴转移,即第一站无转移而第二站有转移。终末期胃癌可经胸导管向左锁骨上淋巴结转移或经肝圆韧带转移至脐部。

【诊断与鉴别诊断】

胃癌主要依据胃镜检查及病理活检找到癌细胞而确诊。

胃癌需与下列疾病相鉴别:

1.浅表性胃炎　胃部疼痛,常伴有食欲缺乏或胀满、恶心、呕吐、吞酸嘈杂,发病多与情志、饮食不节、劳累及受寒等因素有关,常反复发作,不伴极度消瘦、神疲乏力等恶病质征象。做胃镜或钡餐检查很容易与胃癌相区分。

2.功能性消化不良　饭后上腹饱满、嗳气、反酸、恶心、食欲缺乏症状为主症,借助上消化道 X 射线检查、纤维镜等检查可以明确诊断。

3.胃溃疡　由于胃癌初期特殊症状,常容易和胃溃疡或慢性胃炎相混淆,应加以鉴别,特别是青年人易被漏诊误诊。一般通过 X 射线钡餐可区分,进一步做胃镜活检可明确诊断。

4.胃息肉　又称胃腺瘤,常来源于胃黏膜上皮的良性肿瘤,以中老年为多见。较小的腺瘤可无任何症状,较大者可见上腹部饱胀不适或隐痛、恶心、呕吐,有时可见黑便。胃腺瘤需与隆起型早期胃癌相鉴别,需进一步经胃镜活检予以确诊。

【治疗】

1.手术治疗

(1)根治性手术:原则为整块切除包括癌灶和可能受浸润胃壁在内的胃的部分或全部,按临床分期标准整块清除胃周围的淋巴结,重建消化道。

(2)姑息性手术:原发灶无法切除,为了减轻由于梗阻、穿孔、出血等并发症引起的症状而做的手术,如胃空肠吻合术、空肠造口、穿孔修补术等。

2.化疗　用于根治性手术的术前、术中和术后,延长生存期。晚期胃癌患者采用适量化疗,能减缓肿瘤的发展速度,改善症状,有一定的近期效果。早期胃癌根治术后原则上不必辅助化疗,有下列情况者应行辅助化疗:病理类型恶性程度高;癌灶面积大于5cm;多发癌灶;年龄低于40岁。进展期胃癌根治术后、姑息手术后、根治术后复发者需要化疗。常用的胃癌化疗给药途径有口服给药、静脉、腹膜腔给药、动脉插管区域灌注给药等。常用的口服化疗药有替加氟、优福定、氟铁龙等。常用的静脉化疗药有氟尿嘧啶、丝裂霉素、顺铂、阿霉、依托泊苷、甲酰四氢叶酸钙等。近年来紫杉醇、草酸铂、拓扑酶抑制剂、希罗达等新的化疗药物用于胃癌治疗。

3.靶向治疗　靶向治疗可针对性地损伤癌细胞,减轻正常细胞损害。目前胃癌靶向治疗药物种类及作用均有限。靶向治疗药物主要有表皮生长因子受体抑制剂、血管生成抑制剂、细胞周期抑制剂、细胞凋亡促进剂、基质金属蛋白酶抑制剂等。

4.其他治疗　胃癌的免疫治疗包括非特异生物反应调节剂如卡介苗、香菇多糖等;细胞因子如白介素、干扰素、肿瘤坏死因子等;以及过继性免疫治疗如淋巴细胞激活后杀伤细胞(LAK)、肿瘤浸润淋巴细胞(TIL)等的临床应用。抗血管形成基因是研究较多的基因治疗方法,可能在胃癌的治疗中发挥作用。

5.支持治疗　旨在减轻患者痛苦,改善生活质量,延长生存期。包括镇痛、纠正贫血、改善食欲、改善营养状态、缓解梗阻、控制腹水、心理治疗等。

八、食管癌

【病因与发病机制】

食管癌的发病可能与以下因素有关:

1.饮食习惯　长期吸烟和饮烈性酒,长期吃热烫食物,食物过硬而咀嚼不细等与食管癌的发生有一定关系。

2.致癌物质

(1)亚硝胺:亚硝胺类化合物是一组很强的致癌物质。食管癌高发区河南林县居民喜食酸菜,此酸菜内即含亚硝酸胺。实践证明食用酸菜量与食管癌发病率成正比。

(2)霉菌:国内有人用发霉食物长期喂养鼠而诱发食管癌。

3. 遗传因素　人群的易感性与遗传和环境条件有关。食管癌具有比较显著的家庭聚集现象,高发地区连续三代或三代以上出现食管癌患者的家庭屡见不鲜。

4. 癌前病变及其他疾病因素　如慢性食管炎症、食管上皮增生、食管黏膜损伤、Plummer-Vinton综合征、食管憩室、食管溃疡、食管白斑、食管瘢痕狭窄、裂孔疝、贲门失弛缓症等均被认为是食管癌的癌前病变或癌前疾病。

5. 营养和微量元素　膳食中缺乏维生素、蛋白质及必需脂肪酸,可以使食管黏膜增生、间变,进一步可引起癌变。微量元素铁、钼、锌等的缺少也和食管癌发生有关。

早期食管癌可分为隐伏型(肉眼不易察觉,显微镜下证实)、糜烂型(黏膜轻度糜烂缺损)、斑块型(黏膜面有大小不等的斑块,癌变处黏膜明显增厚)、乳头型(肿瘤呈结节状、乳头状或息肉状隆起,边缘与周围黏膜分界清楚)。

(1) 早期食管癌的病理形态分型:早期食管癌按其形态可分为隐伏型、糜烂型、斑块型和乳头型。其中以斑块型为最多见,占早期食管癌的1/2左右,此型癌细胞分化较好。糜烂型占1/3左右,癌细胞的分化较差。隐伏型病变最早,均为原位癌,但仅占早期食管癌的1/10左右。乳头型病变较晚,虽癌细胞分化一般较好,但手术所见属原位癌者较少见。

(2) 中、晚期食管癌的病理形态分型:可分为髓质型、蕈伞型、溃疡型、缩窄型、腔内型和未定型。其中髓质型恶性程度最高,并占中、晚期食管癌的1/2以上。此型癌肿可侵犯食管壁的各层,并向腔内外扩展,食管周径的全部或大部,以及食管周围结缔组织均可受累,癌细胞分化程度不一。蕈伞型约占中、晚期食管癌的1/6～1/5,癌瘤多呈圆形或卵圆形肿块,向食管腔内呈蕈伞状突起,可累及食管壁的大部。溃疡型及缩窄型各占中、晚期食管癌的1/10左右。溃疡型表面多有较深的溃疡,出血及转移较早,而发生梗阻较晚。缩窄型呈环形生长,且多累及食管全周,食管黏膜呈向心性收缩,故出现梗阻较早,而出血及转移发生较晚。腔内型比较少见,癌瘤突向食管腔内,呈圆形或卵圆形隆起,有蒂与食管壁相连,其表面常有糜烂或溃疡。肿瘤可侵入肌层,但较上述各型为浅。少数中、晚期食管癌不能归入上述各型者,称为未定型。

目前,我国食管癌高发区已进行了大量的病因学研究来探讨食管癌的

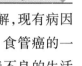

潜在危险因素,但我国食管癌主要危险因素和病因尚未完全了解,现有病因学研究尚不能确定哪些因素在食管癌发病机制中占主导地位。食管癌的一级预防可通过消除危险因素如戒烟戒酒、均衡摄入营养素、改善不良的生活方式和饮食习惯来实现。然而对于二级预防,目前没有关于食管癌筛查及早期诊断的国际规范或建议。

【临床表现】

（一）早期症状

早期食管癌的症状多不典型,主要表现为胸骨后不适、烧灼感及针刺或牵拉样痛,可有食物通过缓慢,滞留或轻度哽噎感。早期症状时轻时重,持续时间长短不一,甚至可无症状。

（二）中晚期症状

1. 进行性吞咽困难 是中晚期食管癌的典型症状,也是大多数患者就诊的主要原因,常由固体食物咽下困难发展至液体食物也不能咽下。

2. 食物反流 因食管梗阻的近段有扩张与潴留,可发生食物反流,反流物含黏液,宿食,可呈血性或见溃烂组织。

3. 咽下疼痛 由食管糜烂,溃疡或近段食管炎所致,以进热食或酸性食物后明显,可涉及颈、肩胛、前胸及后背等部位。

4. 其他症状 肿瘤压迫喉返神经可出现声嘶,呛咳;侵犯膈神经可导致呃逆;出现肝转移可引起黄疸;发生骨转移可引起疼痛;侵入气管、支气管可引起食管-支气管瘘、纵隔脓肿、肺炎、肺脓肿等;侵犯主动脉可造成致死性大出血。晚期患者呈恶病质状态。

（三）体征

早期体征可缺如,晚期可出现消瘦,贫血、营养不良、脱水或恶病质等。出现转移后,常可触及肿大而质硬的浅表淋巴结或肿大而有结节的肝脏,少数患者可出现腹腔或胸腔积液。

【辅助检查】

1. 胃镜 是食管癌诊断的首选方法,可直接观察病灶形态,并取活检以确诊。色素内镜,电子染色内镜、放大内镜及共聚焦激光显微内镜等可提高早期食管癌的检出率。

2.食管钡剂造影　当患者不宜行胃镜检查时,可选用此方法。钡剂造影主要表现为:①黏膜皱襞破坏,代之以杂乱不规则影像;②管腔局限性狭窄,病变处食管僵硬,近段食管扩张;③不规则充盈缺损或龛影。

3.CT　可清晰显示食管与邻近纵隔器官的解剖关系、肿瘤外侵程度及转移病灶,有助于制订外科手术方式及放疗计划,但难以发现早期食管癌。

4.超声胃镜(EUS)　有助于判断食管癌的壁内浸润深度、肿瘤对周围器官的侵犯情况以及异常肿大的淋巴结,对肿瘤分期、治疗方案选择及预后判断有重要意义。

5.其他检查　PET-CT可发现病灶,并有助于判断远处转移。此外,目前尚无诊断食管癌的特异性肿瘤标志物。

对于有食物通过缓慢,轻度哽噎感或咽下困难者,应及时做相关检查确诊。

【诊断与鉴别诊断】

(一)诊断

1.高危因素　食管癌高发区,年龄在40岁以上,有肿瘤家族史或者有食管癌的癌前疾病或癌前病变者是食管癌的高危人群。

2.症状　吞咽食物时有哽噎感、异物感、胸骨后疼痛,或明显的吞咽困难等,考虑有食管癌的可能,应进一步检查。吞咽食物时有哽噎感、异物感、胸骨后疼痛一般是早期食管癌的症状,而出现明显的吞咽困难一般提示食管病变为进展期。临床诊断为食管癌的患者出现胸痛、咳嗽、发热等,应考虑有食管穿孔的可能。

3.体征　①大多数食管癌患者无明显相关阳性体征。②临床诊断为食管癌的患者近期出现头痛、恶心或其他神经系统症状和体征,骨痛,肝大,皮下结节,颈部淋巴结肿大等提示远处转移的可能。

(二)鉴别诊断

1.贲门失弛缓症　因食管神经肌间神经丛病变引起LES松弛障碍所致。临床表现为间歇性咽下困难,食物反流和胸骨后不适或疼痛,病程较长,一般无进行性消瘦。食管钡剂造影可见贲门梗阻呈漏斗或鸟嘴状,边缘光滑,食管下段扩张明显。

2.胃食管反流病　胃十二指肠内容物反流入食管,引起烧心,胸痛或吞咽困难,胃镜检查可见黏膜炎症,糜烂或溃疡,黏膜活检未见肿瘤细胞。

3.食管良性狭窄　有腐蚀性或反流性食管炎,长期留置胃管或食管相关手术病史。食管钡剂造影见食管狭窄,黏膜消失,管壁僵硬,无钡影残缺征。胃镜检查可确诊。

4.癔球症　女性多见,主要症状为咽部异物感,进食时消失,常由精神因素诱发,多无器质性食管病变。

5.其他　需与食管平滑肌瘤、食管裂孔疝、食管静脉曲张、纵隔肿瘤、食管周围淋巴结肿大、左心房增大、主动脉瘤等引起吞咽困难的疾病相鉴别。

【治疗】

早期食管癌在内镜下切除常可达到根治效果。中晚期食管癌可采取手术、放疗、化疗及内镜治疗或多种方式联合应用。

(一)内镜治疗

1.早期食管癌　内镜治疗是有效的治疗方式,包括:①内镜黏膜切除术(endoscopic mucosal re-section,EMR),在内镜下将病灶整块或分块切除;②多环套扎黏膜切除术(multi-band mucosectomy,MBM),使用改良食管曲张静脉套扎器进行多块黏膜切除;③内镜黏膜下剥离术(endoscopic submucosal dissection,ESD),在进行黏膜下注射后分离黏膜下层与固有肌层,将病变黏膜及黏膜下层完整剥离;④内镜下非切除治疗,如射频消融术、光动力疗法、氩离子凝固术及激光疗法等也有一定疗效。

2.中晚期食管癌　有梗阻症状者,可通过内镜解除梗阻。①单纯扩张:缓解症状持续时间短且需反复扩张,不适用于病变范围广泛者。②食管内支架置放术:内镜下放置支架,可较长时间缓解梗阻,以提高患者生活质量。③内镜下癌肿消融术:可用于中晚期食管癌的姑息治疗。

(二)手术

食管癌手术切除率为58%～92%,早期切除常可达到根治效果。但大部分患者诊断时已处于中晚期,即使提高手术切除率,远期疗效仍不理想。

(三)放疗

主要适用于上段食管癌及有手术禁忌者,也可用于术前或术后放疗。

(四)化疗

常用于不能手术或放疗的晚期患者,也可用于术前或术后化疗。多采用联合化疗方案。

中医方面食管癌前病变或食管癌归于"噎膈"的范畴,《诸病源候论》有"气噎、忧噎、食噎、劳噎、思噎"五噎和"忧膈、恚膈、气膈、寒膈、热膈"五膈记载;生活中由于起居失常、情志不畅、饮食不节等,导致气血耗损、聚痰郁热,进而造成患者噎膈病证的出现,其正虚邪实是食管癌的主要病机,临床诊疗中以扶正攻毒为主要治疗原则。启膈散组方润燥解郁、化痰降逆。《医学心悟》中述:"通噎膈,开关之剂,屡效。"启膈散能够抑制肿瘤新生血管生成,其作用机制涉及调控表皮生长因子受体(EGFR)、血小板衍生生长因子受体(PDGFR)、血管内皮生长因子(VEGF)等信号通路或磷脂酶 C-1(PLC-1)蛋白表达等相关。沙参麦冬汤是养阴润燥及滋养肺胃的代表方,可以降低血清中 IL-2、肿瘤坏死因子-α(TNF-α)、IL-6 等炎症因子水平及提高 CD4、CD8 细胞浓度、改善机体免疫功能,沙参麦冬汤可以抑制食管癌 EC9706 细胞的 EGFR、PLC-γ1 等蛋白表达和酪氨酸磷酸化,抑制异常增生的细胞基因表达及信号转导。通幽汤活血化瘀、滋阴润燥,对于早期食管癌患者的瘀血内停,血燥津枯,幽门不通等症状可以起到缓解作用。通幽汤可以抑制食管上皮细胞的增殖、迁移、侵袭及血管新生,对受到损伤的食管上皮细胞可以保护性自噬、促进异常增生细胞凋亡,其有效性呈时间和剂量依赖。复方守宫散能降低早期食管癌的复发率、延缓其进展、提高患者 Karnofsky 量表(KPS)评分和平均生存时间,延长中位生存期;四逆散合小柴胡汤加减能使食管癌患者纳食增多,减轻食管癌前病变患者的反酸、烧心等不适。

【预后】

早期食管癌及时根治预后良好,内镜或手术切除 5 年生存率大于 90%。已出现症状且未经治疗的食管癌患者一般在 1 年内死亡。病灶位于食管上段、病变长度超过 5 cm,已侵犯食管肌层、癌细胞分化差或伴有转移者,预后不良。

九、贲门失弛缓症

【病因和发病机制】

贲门失弛缓症的病因迄今不明。一般认为是神经肌肉功能障碍所致。其发病与食管肌层内 Auerbach 神经节细胞变性、减少或缺乏以及副交感神经分布缺陷有关。神经节细胞退变的同时,常伴有淋巴细胞浸润的炎症表现,病因或与感染、免疫因素有关。根据病因不同,可将贲门失弛缓症分为原发性和继发性两类。

1.原发性贲门失弛缓症　目前神经源性学说普遍被大家所接受。贲门失弛缓症的病理改变主要是神经而不是肌肉。食管的运动和食管下括约肌的舒缩功能受中枢迷走神经,颈胸交感神经以及肌间神经共同支配。食管远端包括 LES 壁内神经系统有两种重要神经元:一种为胆碱能神经元,释放乙酰胆碱兴奋食管平滑肌引起收缩,另一种是抑制环形肌层的非肾上腺能非胆碱能神经元。有研究表明,贲门失弛缓症肌间神经丛的乙酰胆碱酯酶阳性神经减少,伴 LES 乙酰胆碱酯酶活性降低,降低了乙酰胆碱的水解速度,导致堆积,升高了平滑肌的收缩力,导致发生贲门失弛缓症。

2.继发性贲门失弛缓症　也称为假性贲门失弛缓症,指由胃癌、食管癌、肺癌、肝癌、胰腺癌、淋巴瘤等恶性肿瘤、南美锥虫病、淀粉样变、结节病、神经纤维瘤病、嗜酸细胞性胃肠炎、慢性特发性假性肠梗阻等所引起的类似原发性贲门失弛缓症的食管运动异常。贲门失弛缓症的诱发因素主要是情绪因素。

【临床表现】

1.咽下困难　无痛性咽下困难是本病最常见最早出现的症状。起病多较缓慢,但亦可较急,初起可轻微,仅在餐后有饱胀感觉而已。咽下困难多呈间歇性发作,常因情绪波动、发怒、忧虑惊骇或进食过冷和辛辣等刺激性食物而诱发。病初咽下困难时有时无,时轻时重,后期则转为持续性。少数患者咽下液体较固体食物更困难。

2.疼痛　可为闷痛、灼痛、针刺痛、割痛或锥痛。疼痛部位多在胸骨后及中上腹;也可在胸背部、右侧胸部、右胸骨缘以及左季肋部。疼痛发作有时酷似心绞痛,甚至舌下含硝酸甘油片后可获缓解。随着咽下困难的逐渐加剧,梗阻以上食管进一步扩张,疼痛反而逐渐减轻。

3.食物反流　随着咽下困难的加重,食管的进一步扩张,相当量的内容物可潴留在食管内至数小时或数日之久,而在体位改变时反流出来。从食管反流出来的内容物因未进入过胃腔,故无胃内呕吐物的特点,但可混有大量黏液和唾液。在并发食管炎、食管溃疡时,反流物可含有血液。

4.体重减轻　体重减轻与咽下困难影响食物的摄取有关。对于咽下困难,患者虽多采取选食、慢食、进食时或食后多饮汤水将食物冲下,或食后伸直胸背部、用力深呼吸或屏气等方法以协助咽下动作。病程长久者可有体重减轻、营养不良和维生素缺乏等表现。

5.出血和贫血　患者常可有贫血,偶有由食管炎所致的出血。

6.其他　由于食管下端括约肌张力的增高,患者很少发生呃逆,乃为本病的重要特征。在后期病例,极度扩张的食管可压迫胸腔内器官而产生干咳、气急、发绀和声音嘶哑等。

【辅助检查】

1.食管钡餐 X 射线造影　吞钡检查见食管扩张,食管蠕动减弱,食管末端狭窄呈鸟嘴状,狭窄部黏膜光滑,是贲门失弛缓症患者的典型表现。Henderson 等将食管扩张分为 3 级:Ⅰ级(轻度),食管直径小于 4 cm;Ⅱ级(中度),直径 4~6 cm;Ⅲ级(重度),直径大于 6 cm,甚至弯曲呈 S 形。

2.食管动力学检测　食管下端括约肌高压区的压力常为正常人的两倍以上,吞咽时下段食管和括约肌压力不下降。中上段食管腔压力亦高于正常。食管蠕动波无规律、振幅小,皮下注射氯化乙酰甲胆碱 5~10 mg,有的患者食管收缩增强,中上段食管腔压力显著升高,并可引起胸骨后剧烈疼痛。

3.胃镜检查　胃镜检查可排除器质性狭窄或肿瘤。在内镜下贲门失弛缓症表现特点有:①大部分患者食管内见残留有中到大量的积食,多呈半流质状态覆盖管壁,且黏膜水肿增厚致使失去正常食管黏膜色泽;②食管体部见扩张,并有不同程度扭曲变形;③管壁可呈节段性收缩环,似憩室膨出;④贲门狭窄程度不等,直至完全闭锁不能通过。应注意的是,有时检查镜身通过贲门感知阻力不甚明显时易忽视该病。

【诊断与鉴别诊断】

(一)诊断

①临床表现有间歇性食物停滞、受阻感,非进行性吞咽困难。部分患者进液体食物比固体食物困难,有反食,为刚咽下的食物。可有胸部钝痛及夜间食物反流所致呼吸道症状。营养状态尚可。②钡餐检查。③食管内窥镜检查。④食管压力测定。具备以上各项或①、②、④者可确诊。仅具备②、④但可排除硬皮病、食管贲门癌及淀粉样变等情况者亦可确诊。

（二）鉴别诊断

1. 心绞痛 多由劳累诱发,而贲门失弛缓症则为吞咽所诱发,并有咽下困难,此点可资鉴别。

2. 食管神经官能症(如癔球症) 大多表现为咽至食管部位有异物阻塞感,但进食并无哽噎症状。食管良性狭窄和由胃、胆囊病变所致的反射性食管痉挛。食管仅有轻度扩张。

3. 食管癌、贲门癌 癌性食管狭窄的 X 射线特征为局部黏膜破坏和紊乱;狭窄处呈中度扩张,而贲门失弛缓症则常致极度扩张。

4. 继发性贲门失弛缓症 贲门失弛缓症有原发和继发之分,后者也称为假性贲门失弛缓症,指由胃癌、食管癌、肺癌、肝癌、胰腺癌、淋巴瘤等恶性肿瘤、南美锥虫病、淀粉样变、结节病、神经纤维瘤病、嗜酸细胞性胃肠炎、慢性特发性假性肠梗阻等所引起的类似原发性贲门失弛缓症的食管运动异常。

【治疗】

贲门失弛缓症目前还没有治愈的方法。治疗原则是降低食管下括约肌压力,促进食管排空。治疗目的主要是缓解症状,提高生活质量。

1. 急性期治疗 维持水、电解质平衡,保证机体摄入足够能量。

2. 一般治疗 发病期间尽量少吃不好消化的固体食物,多进食流质或半流质食物,如粥、面片汤。

3. 药物治疗 由于个体差异大,用药不存在绝对的最好、最快、最有效,应充分结合患者情况选择最合适的药物。许多药物可减少食管下括约肌的压力,但临床治疗效果欠佳。硝酸酯类及钙通道阻滞剂等药物使用较多,但口服药物仅用于临时缓解症状,短期有效率可达50%~70%,长期(1年后)疗效差。硝苯地平可以松弛食管下括约肌,使患者吞咽困难及疼痛的症状减轻。但并不是对所有人都能够起效,其不良反应一般较轻,初服者常见面部潮红,其次有心悸、窦性心动过速,个别有舌根麻木、口干、发汗、头痛、恶心、食欲缺乏等,妊娠期妇女禁用。

4. 手术治疗 经腔镜改良 Heller 手术在西方国家广泛开展,与传统的开放式手术相比,具有操作简单、手术创伤小、术后疼痛小、住院时间短、康复快、手术瘢痕小、疗效佳等优点,有逐渐取代传统的开放手术的趋势,已经成为手术治疗的首选。适用于非手术治疗无效的贲门失弛缓症患者,术前需留置胃肠减压管和尿管;术前2 d进食流质食物,并于进食后用0.9%的氯化钠溶液进行口服冲洗;完善术前检查,如心电图、胸部X射线片等;常规备皮等。术后需密切监测生命体征(血压、呼吸、脉搏);手术后的前6 h内去枕平卧;术后保持胃肠减压管通畅;2 d后可下床活动,并尝试饮水,少量多次。术后常见的并发症有反流性食管炎,患者表现为嗳气、反酸、胸骨后烧灼感或呕吐,出现此种情况要及时对症治疗。

5.其他治疗 ①肉毒毒素注射治疗,超声引导下肉毒毒素注射适用于药物治疗失败、下食管括约肌扩张和手术治疗风险较大的人或拒绝创伤性治疗的患者。不良反应小,总有效率85%,但持续时间短,50%的患者会在半年后复发。需要注意的是,反复注射肉毒素会使以后的手术和扩张更困难,且术后疗效不好。②扩张治疗,是目前首选的非手术治疗方案。目前多采用的是气囊扩张,使食管下括约肌发生部分撕裂,解除食管梗阻。扩张治疗可能会出现吸入性肺炎、食管穿孔或撕裂、消化道出血等并发症。③支架治疗,在食管狭窄或梗阻处放置支架,是治疗该病的有效方法之一,能够疏通食管通道、改善患者的进食能力。但此方法可能会导致胸痛、出血、穿孔等并发症,一般轻、中度贲门失弛缓症不建议使用该方法。④前沿治疗,经口内镜下肌切开术(POEM):伴随着内镜隧道技术的出现,POEM作为一种新型治疗贲门失弛缓症的手段在临床上广泛应用。内镜引导下在食管黏膜与黏膜下层之间建立隧道,分离食管下括约肌的肌纤维并进行切开达到贲门松弛的效果。

【预后】

贲门失弛缓症如果经过正规治疗(药物及内镜介入治疗),大多数患者可获得很好的疗效,生活质量将不受影响。如果使用气囊扩张治疗后,症状仍未完全缓解,可考虑手术治疗。但本病很难达到真正意义的治愈。少数患者可能并发食管癌,并发食管癌后不仅影响生活质量,还可能危及生命。

十、食管平滑肌瘤

【病因和发病机制】

食管平滑肌瘤是从食管壁肌层向管腔内外生长,但不侵犯黏膜及食管的良性肿瘤。发病早期可能无症状,中晚期表现为哽噎感和胸骨后疼痛等症状。目前临床导致食管平滑肌瘤发生的具体病因尚不明确,但它的诱发因素包括饮食习惯、遗传因素、环境因素、疾病因素等多方面。

1. **饮食习惯** 长期大量进食辛辣刺激、油腻性食物及一些腌制食物,比如火锅、烧烤、酸菜等,还有长期饮酒,都可能会导致食管平滑肌瘤的产生。饮食上维生素 E 及硒元素长期摄入不足,也可能会引起食管平滑肌增生,导致食管平滑肌瘤的出现。

2. **遗传因素** 家族中有罹患食管平滑肌瘤的病例,也可能会导致其他家人患食管平滑肌瘤的概率增加。

3. **环境因素** 紫外线或放射线照射等特殊环境因素,也会诱发食管平滑肌瘤。

4. **疾病因素** 常见的如反流性食管炎,由于胃酸及胆汁长期、反复刺激食管黏膜,导致黏膜损伤,食管平滑肌瘤的发病率也有所增加。

食管平滑肌瘤起源于食管固有肌层,以纵行肌为主,绝大部分在食管壁内,即黏膜外壁在型。个别凸入管腔内呈息肉状,有蒂与食管壁相连,有自口中呕出的报告,这类患者也可能在呕出时堵塞呼吸道引起窒息。肿瘤可发生于食管任何部位,国内报道以中段最多见,下段次之,上段最少,在颈段的极少,因颈段食管由随意肌构成,在腹段的也不多,不易区别来自食管或贲门肌层。肿瘤绝大部分为单发,多发的仅约 2% ~ 3%,自 2 ~ 10 多个不等,文献上还提到有弥漫性食管肌瘤病。肿瘤大小不一,2 ~ 5 cm 的最多见,切除标本有小至 0.5 cm×0.4 cm×0.4 cm,大至 17 cm×10 cm×6 cm,以重量算最小的 0.25 g,最重的有 5 000 g。

肿瘤呈圆形、椭圆形,也有不规则形状,如分叶形、螺旋形、生姜形、围绕食管生长呈马蹄形的。食管平滑肌瘤病有多个肿瘤的可致整个食管壁增厚,诊断有一定困难。肿瘤质坚韧,多有完整的包膜,表面光滑。主要向腔外生长,生长缓慢,切面呈白色或带黄色。组织切片见为分化良好的平滑肌细胞,长梭形,边界清楚,瘤细胞呈束状或旋涡状排列,其中混有一定数量的纤维组织,偶尔也可见神经组织。食管平滑肌瘤变为肉瘤的很少,有的文献报告为 10.8%,但有的学者认为,肉瘤为另一独立病,没有直接证据说明由平滑肌瘤恶性变所致。

【临床表现】

约半数平滑肌瘤患者完全没有症状,是因其他疾病行胸部 X 射线检查或胃肠道造影发现的。有症状的也多轻微,最常见的是轻度下咽不畅,很少影响正常饮食。病程可达数月至十多年,即使肿瘤已相当大,因其发展很慢,梗阻症状也不重,这点在鉴别诊断上有重要意义,与食管癌所致的短期内进行性吞咽困难不大相同。进食哽噎还可能是间歇性的,其严重程度与肿瘤大小和部位并不完全平行,主要取决于肿瘤环绕管腔生长的情况,与肿瘤表面黏膜水肿、糜烂及精神因素也有关。一小部分患者诉疼痛,部位不定,可为胸骨后、胸部、背部及上腹部隐痛,很少剧烈疼痛。可单独发生或与其他症状并发。有 1/3 左右患者有消化功能紊乱,表现为烧心、反酸、腹胀、饭后不适及消化不良等。个别患者有呕血及黑便等上消化道出血症状,可能因肿瘤表面黏膜糜烂、溃疡所致。

伴发的疾病有食管癌(二者并无直接关系,因食管癌是多发病)、食管裂孔疝、憩室、食管血管瘤及贲门失弛缓症等。

【辅助检查】

1. X 射线检查　向食管生长较大的平滑肌瘤顶出纵隔胸膜至肺野中,可以从胸部平片上见到软组织阴影,其可见率文献报道 8% ~ 18%,在纵隔肿瘤的鉴别诊断上要考虑到本病。个别平滑肌瘤平片上可见有钙化灶,有的报道达 1.8%。

X 射线食管钡餐检查是本病的主要诊断方法,结合临床表现,往往可以一次造影确诊。钡餐造影所见取决于肿瘤的大小形态和生长方式。腔内充盈缺损是主要表现,缺损呈圆形或椭圆形,边缘光滑锐利,与正常食管分界清楚。充盈缺损上下端与正常食管交界角随肿瘤突入管腔多少而呈锐角或轻度钝角。正位时与食管长轴垂直的肿瘤轮廓由于钡餐的对比显示为半圆形阴影,出现"环形征"。肿瘤处黏膜被顶出,皱襞消失,该处钡剂较周围少,成一薄层,形成"瀑布征"或"涂抹征"。肿瘤大的在充盈缺损所在部位可见软组织阴影,透视下观察钡剂通过情况,在肿物上方稍停一下,然后在肿瘤与对侧食管壁间呈带状通过,状如小沟。肿瘤附近的食管壁柔软,收缩良好,近端食管不扩张。多发性平滑肌瘤或马蹄形肿物环抱食管,使管腔凹凸不平,黏膜显示不清,要注意与食管癌的鉴别。后者管壁僵硬,充盈缺损不规则,有黏膜破坏及龛影等。食管平滑肌瘤与纵隔肿瘤处压改变的不同在于:后者管壁处充盈缺损较浅,切线位肿物与管壁间的钡影成钝角,食管双侧壁同时向一侧偏移。食管钡餐检查也可发现其他伴发症,如食管憩室、裂孔疝等。

2.纤维食管镜检查　大部分平滑肌瘤可经过食管钡餐诊断,加上纤维食管镜(实际上常用纤维胃镜)检查,检查准确率可达90%以上,可了解肿瘤的部位、大小、数目及形状等。镜检能见到突出在食管腔中的肿物,表面黏膜完整光滑平展,皱襞消失,呈淡红色半透明,肌瘤边缘隐约可见,吞咽活动时,可见肿物上下轻度活动,管腔狭窄的不多。如所见黏膜正常,则不应咬取组织检查,因取不到肿瘤组织,又损伤了正常食管黏膜,使黏膜与肿瘤粘连,以后行黏膜外肿瘤摘除时易致破损,甚至被迫行部分食管切除重建术。在黏膜表面有改变,不能除外恶性病变的,则应行活检。

3.CT 及 MRI 检查　食管钡餐及纤维食管镜检查后大部分诊断可以明确,少数病例,特别是中段平滑肌瘤,有时与主动脉瘤、血管压迫或畸形相混,行 CT 及 MRI 检查有助于鉴别诊断。CT 还可以了解肿物向管外扩展的情况及准确部位,有助于手术方案及切口的设计,B 超也能发现某些肿瘤。

【诊断及鉴别诊断】

(一)诊断

食管平滑肌瘤的诊断主要依靠食管钡餐造影和内镜检查,查体和实验室检查无诊断意义。

食管钡餐检查:腔内充盈缺损是主要表现,缺损呈圆形或椭圆形,边缘光滑锐利,与正常食管分界清楚。充盈缺损上下端与正常食管交界角随肿瘤突入管腔多少而呈锐角或轻度钝角。正位时与食管长轴垂直的肿瘤轮廓由于钡餐的对比显示为半圆形阴影,出现"环形征"。肿瘤处黏膜被顶出,皱襞消失,该处钡剂较周围少,成一薄层,形成"瀑布征"或"涂抹征"。肿瘤大的在充盈缺损所在部位可见软组织阴影,透视下观察钡剂通过情况,在肿物上方稍停一下,然后在肿瘤与对侧食管壁间呈带状通过,状如小沟。肿瘤附近的食管壁柔软,收缩良好,近端食管不扩张。多发性平滑肌瘤或马蹄形肿物环抱食管,使管腔凹凸不平,黏膜显示不清,要注意与食管癌的鉴别。后者管壁僵硬,充盈缺损不规则,有黏膜破坏及龛影等。

（二）鉴别诊断

诊断平滑肌瘤时,必须考虑到食管恶性肿瘤的可能性以予鉴别排除。同时要注意和以下4种症状相似的疾病相鉴别。

1.纵隔肿瘤　体积较大的食管平滑肌瘤向壁外生长时可造成纵隔内软组织影,易被误认为纵隔肿瘤,后者管壁处充盈缺损较浅,切线位肿物与管壁间的钡影成钝角,食管双侧壁同时向一侧偏移。

2.食管癌　多发性平滑肌瘤或不规则形的肿块环抱食管,致管腔凹凸不平,黏膜显示不清而与食管癌难以鉴别。食管癌可见管壁僵硬,充盈缺损不规则、黏膜破坏及龛影等黏膜肿瘤的特征。有的腔内型食管癌或癌肉瘤可以与平滑肌瘤相似,但仔细观察可见黏膜不整,而且腔外无软组织块影。较大的食管平滑肌瘤累及的食管较长,病变区黏膜菲薄,并可伴有充血等表现,故在食管造影时易误认为黏膜有破坏而诊断为食管癌。

3.纵隔淋巴结肿大或炎性包块　因食管平滑肌瘤的症状表现为吞咽困难,钡餐检查示食管中段有充盈缺损,食管镜检显示食管中段有光滑球形病灶,这在纵隔淋巴结肿大或炎性包块的病例中也有类似表现。此时若在食管钡剂造影的同时拍摄侧位片或行 CT 扫描,则可能明确为外压性食管梗阻而明确诊断。

4.某些生理变异　例如右迷走锁骨下动脉或囊状动脉瘤的外压,左主支气管、主动脉弓产生的光滑压迹区,另也需与较少见的椎体附件压迫相鉴别。虽然食管钡餐检查是诊断食管平滑肌瘤的首选方法,但如与外压性病变难于鉴别时,CT 是极好的进一步检查手段,尤其是位于主动脉弓水平和气管隆突水平的病变,CT 检查显得更为重要。

【治疗】

1.手术治疗　平滑肌瘤虽为良性疾病,但有潜在恶性变的可能。一般生长缓慢,但病变不断进展,较大时可压迫周围组织产生一系列并发症,因此除了年龄较大、肿瘤较小、无明显症状、心肺功能差不能忍受手术或患者拒绝手术的可以进行追踪观察外,否则一旦诊断明确,都主张手术治疗。

2.切口的选择　根据肿瘤部位决定手术途径,因此术前应行详细的 X 射线定位检查。息肉状平滑肌瘤蒂部多在颈部食管,取咽或颈斜切口;位于上段食管的行右侧前外或后外侧切口;位于中、下段的取左或右后外侧剖胸切口。

3.手术方法　大部分可行黏膜肿瘤摘除术。术前放无侧孔(把胃管远端有侧孔段剪除)胃管。开胸后根据术前 X 射线检查了解的位置,在肿瘤附近游离食管,扪到肿物后,把该段食管用带子轻轻从纵隔牵出,在肿物最隆起,即肌层较薄处,钝性顺肌纤维方向纵行分开肌层,暴露肿物。找到界面后沿肿瘤外膜仔细分离,避免损伤黏膜。在肿物摘除后,如怀疑有黏膜损伤,把胃管端拉至手术处,其上下端食管用带子暂时阻断,胸内注入温盐水,然后经胃管注入空气检查有无漏气。如有破损,用细针细线修补,结打在腔内。肌层分开外疏松缝合,如肌层已很薄,可用附近纵隔胸膜,心包或膈肌片缝合加固,必要时可游离肋间肌覆盖。缺损较大的,也可用涤纶片修补,以免术后憩室形成。较大的肿瘤可能游离较长一段食管,一般不会发生食管坏死,文献上报道有游离 10 cm 以上仍恢复良好的。

4.适应证　少数患者(国外大组病例报告占 10%,我国 522 例中为13.2%)需行食管胃部分切除,适应证为:①瘤体大,不规则形,与食管黏膜严重粘连不易分离。②多发性平滑肌瘤不易一一切除。③虽有恶性病而术间又不能依靠冰冻切片排除恶性可能的(冰冻切片鉴别平滑肌瘤及肉瘤较困难,特别是高分化的平滑肌肉瘤)。④肌瘤合并食管癌或巨大憩室。⑤术间肿瘤与黏膜粘连严重,黏膜破损较多修补不易的。

【预后】

黏膜外肿瘤摘除术并发症少,效果好,几乎无术后复发,发生食管狭窄或吞咽运动障碍的情况。本病发生的同时常常有一些伴发性的疾病,包括食管癌(二者并无直接关系,因食管癌是多发病)、食管裂孔疝、憩室、食管血管瘤及贲门失弛缓症等。食管平滑肌瘤并发术后食管瘘、肺部感染、吻合口狭窄的病例也有报道,但一般情况容易控制。

十一、食管炎

【病因和发病机制】

诱发因素有不良生活习惯如吸烟、饮酒、喜吃过冷或过烫食物及辛辣刺激饮食等均可引起食管防御功能下降。某些食物和饮料如高脂肪饮食、巧克力、薄荷、咖啡、浓茶、番茄汁、柠檬汁等可以使食管下括约肌压力一过性下降导致胃食管反流。常见的可以使食管下括约肌压力下降的药物有地西泮、钙通道阻滞剂、抗胆碱能药物、茶碱、麻醉剂、某些避孕药、β肾上腺素受体激动剂(如异丙肾上腺素)等。腹压增高如妊娠、肥胖、腹水、呕吐、剧烈咳嗽、重体力劳动等。体位也会诱发食管炎,平卧位时可加重反流,尤其是餐后胃内压力较高时,更易发生。直立位由于重力作用可以减轻反流。

其中反流性食管炎原因如下。①抗反流屏障减弱:抗反流屏障包括食管下括约肌、膈肌及其附件肌束等。多种原因可导致抗反流屏障功能异常,包括食管裂孔疝、贲门手术、腹压增高(如妊娠、肥胖、腹水、呕吐、负重劳动)、胃内压增高(胃扩张、胃排空延迟)等。此外,某些激素(如缩胆囊素、胰高血糖素、血管活性肠肽等)、食物(如高脂肪食物、巧克力等)、药物(如钙通道阻滞剂、地西泮等)可引起食管下括约肌压力下降。②食管廓清能力降低:反流入食管的胃内容物不能及时清除,持续性损伤导致食管炎症。③食管黏膜屏障作用减弱:长期吸烟、饮酒及刺激性食物等,可使食管黏膜抵御反流物的损害能力下降。

其他类型食管炎如下。①放射性食管炎:放射性食管炎常发生在放射治疗后,尤其是放疗剂量过大时。多因射线本身的电离等作用造成食管损伤。②嗜酸性粒细胞性食管炎:病因不明,与免疫因素有关,目前普遍认为与IgE(一种免疫球蛋白)介导的变态反应造成的食管损伤或功能紊乱相关。③感染性食管炎:多为免疫力低下(如行肿瘤化疗后、器官移植后、长期服用激素、患艾滋病等),或长期口服广谱抗生素导致机体菌群紊乱,使一些平时不致病的病原体大量繁殖导致感染,进而损伤食管黏膜。④药物性食管炎:往往由于患者不正确的服药方式,使药物贴在食管黏膜上,其内的腐蚀性成分导致食管损伤。⑤腐蚀性食管炎:常由于误服或吞食具有强刺激作用的化学腐蚀剂,造成食管严重损伤。

【临床表现】

不同类型的食管炎表现不同,常见的临床表现有反酸、烧心、胸痛、吞咽痛、吞咽困难等。

1.反流性食管炎 并发症有:①食管狭窄长期反复胃食反流,可引起食管黏膜充血、水肿、糜烂、溃疡,纤维组织增加,瘢痕形成,出现狭窄。常呈环形狭窄,长2~4 cm或更长,见于食管远段,而其他炎症引起的狭窄多见于食管中上段。临床表现为逐渐吞咽困难,进食稍快可出现反食,有时进流食也困难,但烧心症状不再明显。可用内镜进行扩张治疗,在扩张后仍需要抗反流治疗。②出血反流性食管炎可引起少量渗血,临床可有轻度缺铁性贫血。在出现食管溃疡时,可出现大出血,可按出血急症常规处理。③穿孔严重的食管炎并有溃疡者,可发生穿孔,需紧急外科手术处置。④Barrett食管长期慢性胃食管反流,可使下段食管的鳞状上皮被化生的柱状上皮所代替,成为Barrett食管,以增强抗酸能力。Barrett食管可发生消化性溃疡,亦是食管腺癌的主要癌前病变。

2.化脓性食管炎　是发生于食管黏膜有破损的情况下化脓性细菌侵入食管黏膜所导致的化脓性炎症。患者可无症状或仅有颈部疼痛或咽痛。病变范围较大的患者除颈部疼痛或吞咽痛外,还可出现吞咽困难、胸骨后疼痛、寒战、发热等症状。反应性较高者常可出现高热。少数患者可发生败血症并出现相应的表现。

3.真菌性食管炎　临床症状多不典型,部分患者可以无任何临床症状。常见症状是吞咽疼痛、吞咽困难、上腹不适、胸骨后疼痛和烧灼感。重者胸骨后呈刀割样绞痛,可放射至背部酷似心绞痛。念珠菌性食管炎可发生严重出血但不常见。未经治疗的患者可有上皮脱落、穿孔甚至播散性念珠菌病。食管穿孔可引起纵隔炎、食管气管瘘和食管狭窄。对持续高热的粒细胞减少患者应检查有无皮肤、肝脾、肺等播散性急性念珠菌病。

4.病毒性食管炎　食管的HSV感染常同时有鼻唇部疱疹。主要症状为吞咽疼痛。疼痛常于咽下食物时加剧,患者吞咽后食物在食管内下行缓慢。少数患者以吞咽困难为主要症状,轻微感染者可无症状。

5.放射性食管炎　因放射线所引起的食管损伤,称之为放射性食管炎。常见于放疗后1周或数周内出现,一般症状较轻。严重者可出现胸部剧痛、发热、呛咳、呼吸困难、呕吐、呕血。

6.表层脱落性食管炎　又称特发性食管黏膜剥脱症、创伤性食管黏膜表层道型剥脱等多种病名。患者感到剑突下或上腹部隐约不适,时有轻度下咽困难或嗳气。在进热饮料或热酒后,咽喉有烧灼感或吐血。

7.腐蚀性食管炎　常作为意外事故,发生于3岁以下小儿,特别是形形色色的家用清洁剂已进入众多家庭,易被小儿误服,这些制品中含有氢氧化钠(钾)、碳酸钠(钾)、高锰酸钾等。成人的腐蚀性食管炎往往因吞服强酸或强碱,作为自杀手段所致。用盛饮料或酒类的容器存放强酸、碱而不慎被误服的病例也屡见不鲜。近年药物引起的食管炎受到临床关注。现已认识到,所有年龄组患者,在各种临床情况下服用各种治疗剂量的药物均可能损伤食道。

【辅助检查】

1. 纤维内镜 可见食管中下段黏膜充血、水肿、表面糜烂及浅小溃疡,有时可见狭窄。

2. 食管钡餐检查 食管蠕动减弱,食管下段黏膜襞粗乱,有时可见小龛影及狭窄。

3. 食管 pH 值测定 测定食管 pH 值,观测其反流情况。必要时可做 24 h 食管 pH 值监测试验,了解食管 pH 值昼夜节律变化。

4. 食管压力测定 正常人安静时,食管下段括约肌有一定压力,有胃、食管反流的患者压力降低。

5. 酸滴入试验 通过酸滴入试验,激发患者症状,作为诊断方法之一。

【诊断与鉴别诊断】

(一)诊断

(1)病初食欲缺乏,继之吞咽困难,流涎和呕吐,常出现拒食或吞咽后不久即食物反流。急性食管炎患者因胃液逆流而发出异常呼噜声,口角黏附黏液丝缕。触诊食管呈硬索状肿。

(2)食管钡餐造影。食管黏膜面不平滑,有带状阴影。

(3)食管内窥镜检查可以直接检查到食管黏膜的炎症状态。根椐 Savary 和 Miller 分组标准反流性食管炎的炎症病变可分为 4 级:Ⅰ级为单个或几个非融合性病变表现为红斑或浅表糜烂;Ⅱ级为融合性病变但未弥漫或环周;Ⅲ级病变弥漫环周有糜烂但无狭窄;Ⅳ级呈慢性病变表现为溃疡狭窄纤维化食管放宽缩短及 Barrett 食管。

(二)鉴别诊断

1. 食管癌 食管癌也可有反酸、烧心、吞咽痛和吞咽困难,尤其是早期症状不明显时,易与食管炎混淆。但食管癌患者年龄一般较大,吞咽困难呈进行性加重,可伴有贫血、消瘦、失水、营养不良等恶病质表现。当出现远处转移时还可表现为相应的症状,如骨转移引起疼痛,肝转移引起的黄疸,压迫喉返神经导致的声音嘶哑,转移时常伴有淋巴结肿大。胃镜下可见肿物形成,取组织活检可见肿瘤细胞。

2.食管憩室与憩室炎　初期可无症状或偶有咽部不适或口涎增多,憩室逐渐增大时,进食时可有食物进入囊内,导致憩室进一步扩大可压迫食管产生吞咽困难。憩室可因食物潴留与刺激出现继发性炎症与溃疡。X 射线钡餐及胃镜检查可确诊。

3.食管克罗恩病　克罗恩病是一种原因不明的肠道炎症性疾病,其病变可出现在自口腔至肛门的任何部位。当病变累及食管时,即为食管克罗恩病,表现为食管的纵行溃疡、食管黏膜增厚、食管狭窄,进而出现吞咽困难。食管 X 射线钡餐及胃镜下活检有助于诊断。

4.食管白塞病　系白塞病累及食管,表现为上腹胀、反酸、胸骨后疼痛、吞咽困难、出血等。青壮年女性多见,可伴有口腔溃疡、生殖器溃疡、眼部炎症、皮肤损害等表现。胃镜下活检可鉴别。

5.心肌炎　有长期服药史,内镜检查可见食管病变,普萘洛尔(心得安)试验阳性,停用致病药物,食管炎逐渐减轻或消失。

【治疗】

(一)去除病因

改变生活方式以减少胃酸反流,增加食管下括约肌(LES)压力,预防胃反流的复发,应养成习惯长久坚持:

(1)减轻体重。肥胖者腹腔内压力增加,可促使 LES 功能不全加重,应积极减轻体重。女人穿着紧身内衣或便秘等均可增加腹压,故衣服应当宽松,大便要通畅。

(2)站立时借重力作用胃渣很少反流。睡眠时床头要抬高 15～20 cm,以增强食管的清除力,加快胃的排空。但应注意睡眠多垫枕头则无效,因为这只是抬高头、颈、胸部,而胃没有放下,反而引起胸腹交界处折凹,使胃处于高位而促进反流。

(3)控制饮食。要少吃多餐,给予柔软流质食物,禁喂粗、硬、干、粉等刺激性食物。食后不要立即仰卧,禁食不能耐受的食物,以免诱发疼痛,防止恶心、呕吐的发生。

(4)脂性饮食能促进胆囊收缩素和胃泌素分泌增多,降低 LES 压力,故应减少脂肪的摄取。

（5）戒烟以增强食管黏膜抵抗力,烟、酒、咖啡、巧克力、浓茶等均可降低LES压力,应少用或禁用。

(二)药物的应用

由于个体差异大,应充分结合患者情况选择最合适的药物。不同类型食管炎治疗方式也不同.

1.反流性食管炎　①质子泵抑制剂(PPI)能抑制胃酸形成,减少酸反流对食管黏膜的刺激而改善症状,起效迅速、作用持久,是治疗反流性食管炎的首选药物。常见的药物有奥美拉唑、泮托拉唑、兰索拉唑、雷贝拉唑、埃索美拉唑等。若抗酸剂效果不佳时,可口服甲氰脒胍,每千克体重5~10 mg。呕吐时,口服胃复安,每千克体重0.2~0.5 mg,2~3次/d。②促动力药:胃食管反流病是消化道动力障碍性疾病,因而要首先改善动力。西沙必利能促进全胃肠道的动力,可增加LES压和食管蠕动收缩的幅度,缩短食管酸暴露时间,增快胃排空,减少反流,对症状消失和食管炎的治愈优于雷尼替丁。由于有腹泻副作用,治疗剂量应个体化。多潘立酮及胃复安能增快胃排空,但对食管动力改善不显著,如加大剂量,有可能达到改善食管动力的疗效。促动力药不单独使用,多与PPI联合应用。③黏膜保护剂:此类药物能快速中和胃酸、缓解症状,但作用时间短,是治疗本病的主要药物,但治愈后一旦停药,症状可复发。因此长疗程维持治疗十分必要。维持治疗的用药剂量一般采用治疗量的半量,维持时间愈长,复发率愈低。主要包括铝碳酸镁、硫糖铝和铋剂等。

2.放射性食管炎　可以应用黏膜保护剂保护食管黏膜、地塞米松抗炎、利多卡因缓解疼痛、抗生素预防感染。

3.真菌性食管炎　可用制霉菌素、酮康唑、氟康唑、伊曲康唑等进行抗真菌治疗。

4.病毒性食管炎　本病常为自限性,以对症治疗为主,可使用PPI、黏膜保护剂等。

5.嗜酸性粒细胞性食管炎　糖皮质激素可有效缓解嗜酸性粒细胞性食管炎(EOE)的症状,但停药易复发。抑酸剂也可用于改善EOE的症状,但对组织学改善无帮助,故不作为首选治疗。其他的治疗药物包括白三烯受体拮抗剂孟鲁司特,以及生物制剂美泊利单抗、奥马珠单抗等。

(三)手术治疗

症状严重,LES 压很低,经内科治疗无效,或停药后症状很快出现,或有严重合并症等,应考虑抗反流手术治疗,或者部分药物治疗有效,但不愿意长期服药的胃食管反流病患者,也可考虑行抗反流手术或内镜下治疗,通过各种方法增强抗反流屏障,以减少反流。①食管扩张术:对合并食管狭窄伴吞咽困难的患者,可以行食管扩张术治疗,以缓解症状。②食管切除术:对急性腐蚀性食管炎发生穿孔或合并严重食管狭窄,可行食管切除术。

(四)食管炎的中医治疗

可选用的中成药有:

1. 肝胃不和型 ①开胸顺气丸:每次 9 g,一日 2 次,温开水送服。②宽胸利膈丸:大蜜丸每次 1 丸,或水丸每次 9 g,均为一日 2 次,温开水送服,小儿酌减。③气滞胃痛片冲剂:每次 1 袋,一日 3 次,开水冲化服。

2. 痰湿郁阻型 ①清涎快膈丸:每次 3 g,一日 3 次,温开水送服。②沉香利气丸:每次 2 丸,一日 2 次,温开水送服。

3. 胃虚气逆型 ①香砂养胃丸:每次水丸型 9 g 或浓缩丸剂每次 8 g,均为一日 2 次。②香砂养胃冲剂:每次 1 袋,一日 2 次,开水冲服。③香砂养胃口服液:每次 1 支,一日 2 次。

反流性食管炎是因食管与胃连接部防反流机构障碍而引起的胃或肠内容物反流入食管,从而引起食管炎症的病变。中医认为本病多因情志不畅、饮食失调、劳累过度而发病。中医对于反流性食管炎通常采取辨证施治的方法,根据中医理论将反流性食管炎分为以下几种类型:①情志不畅型,症见胸骨后痛或烧灼,每因情志不畅而诱发或加重,胃脘及胁胀痛、反酸、食欲缺乏等。治疗采取疏肝理气、和胃降逆的方法,方选柴胡疏肝散加减:柴胡 6 g,白芍 15 g,乌贼骨 15 g,郁金、延胡索、制香附、苏梗、半夏、枳壳各 10 g,甘草 5 g。②肝郁化热型,症见胸骨后痛或烧灼样疼痛、反酸嗳气、性情急躁易怒、头面燥热、口干口苦、多饮、大便干结、舌红。可采用疏肝清热、和胃降逆治法,方选丹栀逍遥散加减:丹皮、栀子、大黄、天花粉、白芍各 10 g,柴胡 6 g,生地瓜蒌各 20 g,石决明 30 g,竹茹 12 g。③脾虚气滞型,症见剑突下或胸骨后隐隐烧灼、胃脘胀满、食欲减退、反酸或泛吐清水、大便不调等。治疗采用健脾理气、温胃降逆的丁香柿蒂散加减:丁香 3 g,柿蒂 20 g,白术、延胡索、生姜各 10 g,党参、茯苓、苏梗各 15 g,半夏 12 g。④气虚血瘀型,症见吞咽困难、胸骨后疼痛、神疲乏力、面色无华、形体消瘦、舌淡暗、舌边有瘀点。以益气养阴、化瘀散结为治法,方选启隔散加减:丹参、茯苓、太子参各 20 g,浙贝母15 g,荷叶、柿蒂各 15 g,当归、郁金各 12 g,三七粉 3 g,桃仁 10 g,延胡索 10 g。⑤脾虚胃热型,症见剑突下灼热、胃脘隐痛、胀闷、纳呆、反酸、欲吐清水、嗳气等。以健脾益气、清胃降逆为治法,方选半夏泻心汤加减:党参、半夏、黄芩、延胡索、大枣各 10 g,干姜、黄连、炙甘草各 5 g,乌贼骨 20 g,茯苓 15 g。

除中药治疗外,还可采用针灸、穴位注射、穴位敷贴等治疗。

【预后】

大多数食管炎可通过药物治疗及生活方式的改变,使症状得到有效控制,对患者日常生活和工作影响较小。放射性食管炎在放疗结束后症状可减轻。急性腐蚀性食管炎则往往需要手术切除食管,轻症患者可无并发症,预后良好,重症患者易出现食管穿孔、出血、气管食管瘘等急性并发症,病死率高,Ⅱ度以上食管烧伤者,70% 以上会发生狭窄,严重的食管狭窄影响进食,从而影响生活质量,而且此类食管狭窄患者的食管癌的风险明显增加,这种食管癌的预后比一般食管癌为佳,可能与其发生在瘢痕组织上或易被发现有关。

第一节 胃 痛

【病名概念】

胃位于心下,剑突下方。胃痛属于上腹痛的一种,我们简称胃痛,中医又叫胃脘痛。胃痛的表现,就是胃部的疼痛,它表现为胀痛、隐痛、刺痛、烧灼感,以及饥饿感。

【病因病机】

1. 郁怒伤肝,肝胃不和　由于忧思郁怒等情志刺激不能正确排解,致情志抑郁而不畅,犯脾克胃,或肝气郁结,疏泄失职,郁久横逆犯胃,引起肝胃不和,轻者胃胀胃部不适,呕吐恶心,重者胃痛不止。或肝郁日久化火,肝火犯胃,伤及胃阴,不仅胃痛,并伴泛酸、嘈杂、烦躁易怒等症状。如《沈氏尊生书》所说:"胃痛,邪干胃脘病也……惟肝气相乘为尤甚,以木性暴,且正克也。"

2. 脾胃虚弱,阴阳两虚　脾胃为仓廪之官,主受纳及运化水谷,若素体脾胃虚弱,加之后天失养,饥饱劳逸过度,或治疗用药失误,或他脏有病累及脾胃而发生疼痛。若素体阳虚,或用药过于苦寒,或寒邪客胃等,寒则收引凝滞而致胃部冷痛。若素体阴亏,加之气郁化火、寒邪化热、温药助燥、胃阴不足等因素,更伤其阴,则脉络失养而胃部灼痛。也可既有阳虚,又有阴亏,致成阴阳两虚之证。

3. 久痛入络,血瘀痰滞　胃痛日久,延治或误治,初病在经,久病入络,脉络为之枯涩,气机为之阻塞,升降为之失常,加之烟、酒、辛辣之物不断刺激,胃液失常而伤正,胃膜糜烂而变形,遂成血瘀气滞痰凝之难治之证。《临证指南医案·胃脘痛》说:"胃痛久而屡发,必有凝痰聚瘀。"

4.寒热错杂,升降失常　胃痛之病因病机,前人从虚、寒、气、血、食等分别论述者多,若于病机单纯者,固然不错,但属于疑难病范畴的胃痛,大多虚实交错,寒热混杂,气滞血瘀,升降失常。验之临床,寒热并存、上热下寒、升降失常等确为常见之证候类型。由于胃病日久,胃为多气多血之腑,接纳食物之寒热辛腻不同,故易酿成寒热并存之证。加之胃病既久,医者屡投苦寒或辛燥之药,也成为寒热错杂、升降失常原因之一。

5.毒瘀交结,湿热熏蒸　近年来在胃痛的理论研究及临床观察中发现,不少胃痛患者具有毒瘀交结的病理特点。王永钧等提出胃脘痛与"胃脘痈"相似,发现对伴有肠化及不典型增生者,用解毒祛瘀、消痈祛腐生肌药疗效较好。由于胃痛日久,正气亏虚,邪毒内生,毒瘀交结,腐肉蚀络,酿成"胃痈"。或脾胃素有湿热,加之酒酪烟辣过度,湿热熏蒸煎熬,日久形成湿热瘀毒之证。

【诊断】

(1)以上腹近心窝处胃脘部发生疼痛为特征,其疼痛有胀痛、刺痛、隐痛、剧痛等不同的性质。

(2)常伴食欲缺乏、恶心呕吐、嘈杂泛酸、嗳气吞腐等上消化道症状。

(3)发病特点:以中青年居多,多有反复发作病史。发病前多有明显的诱因,如天气变化、恼怒、劳累、暴饮暴食、饥饿,进食生冷、干硬、辛辣醇酒,或服用有损脾胃的药物等。

【入院指征】

疼痛严重,伴有胃镜、钡餐检查异常或伴呕吐、黑便等。

【治疗常规】

中医治疗以理气和胃止痛为主,再分虚实施治。属于胃寒者,散寒即所谓通;属于食停者,消食即所谓通;属于气滞者,理气即所谓通;属于热郁者,泄热即所谓通;属于血瘀者,化瘀即所谓通;属于阴虚者,益胃养阴即所谓通;属于阳虚者,温运脾阳即所谓通。根据不同病机而采取相应治法,才能善用"通"。

【中医分型】

1. 寒邪客胃型

症状:胃痛暴作,脘腹得温痛减,遇寒则痛增,恶寒喜暖,喜热饮,或伴恶寒,苔薄白,脉弦紧。

证候分析:寒属阴邪,其性凝滞收引。胃脘上部以口与外界相通,气候寒冷,寒邪由口吸入,或脘腹受凉,寒邪直中,内客于胃,或服药苦寒太过,或寒食伤中,致使寒凝气滞,胃气失和,胃气阻滞,不通则痛。正如《素问·举痛论篇》所说:"寒气客于肠胃之间,膜原之下,血不得散,小络急引,故痛。"

治法:温胃散寒,行气止痛。

方药:良附丸。

2. 饮食伤胃型

症状:胃脘胀满疼痛,嗳腐吞酸,嘈杂不舒,呕吐或矢气后痛减,大便不爽,苔厚腻,脉滑。

证候分析:胃主受纳腐熟水谷,其气以和降为顺,故胃痛的发生与饮食不节关系最为密切。若饮食不节,暴饮暴食,损伤脾胃,饮食停滞,致使胃气失和,胃中气机阻滞,不通则痛;或五味过极,辛辣无度,或恣食肥甘厚味,或饮酒如浆,则伤脾碍胃,蕴湿生热,阻滞气机,以致胃气阻滞,不通则痛,皆可导致胃痛。故《素问·痹论篇》曰:"饮食自倍,肠胃乃伤。"《医学正传·胃脘痛》曰:"初致病之由,多因纵恣口腹,喜好辛酸,恣饮热酒煎熘,复餐寒凉生冷,朝伤暮损,日积月深,……故胃脘疼痛。"

治法:消食导滞,和胃止痛。

方药:保和丸。

3. 肝气犯胃型

症状:胃脘胀满,脘痛连胁,嗳气频频,吞酸,大便不畅,每因情志因素而发作,心烦易怒,苔薄白,脉弦。

证候分析:肝气犯胃,脾胃的受纳运化,中焦气机的升降,有赖于肝之疏泄,《素问·宝命全形论篇》所说的"土得木而达"即是这个意思。所以病理上就会出现木旺克土,或土虚木乘之变。忧思恼怒,情志不遂,肝失疏泄,肝郁气滞,横逆犯胃,以致胃气失和,胃气阻滞,即可发为胃痛。所以《杂病源流犀烛·胃病源流》谓:"胃痛,邪干胃脘病也。……唯肝气相乘为尤甚,以木性暴,且正克也。"肝郁日久,又可化火生热,邪热犯胃,导致肝胃郁热而痛。

治法:疏肝理气,和胃止痛。

方药:柴胡疏肝散。

4.湿热中阻型

症状:胃脘灼痛,痛热急迫,泛酸嘈杂。口干口苦,渴不欲饮。舌红苔黄,脉弦或数。

证候分析:素体脾胃运化功能障碍,水湿内蕴,又外感湿热邪气,内外合邪而发。其病变以脾胃为中心,湿热邪气郁阻脾胃,导致脾胃运化功能障碍,气机阻滞,升降失司。

治法:清热化湿,理气和胃。

方药:清中汤。

5.胃阴亏虚型

症状:胃脘灼热隐痛,似饥而不欲食,咽干口燥,大便干结,舌红少津,脉细数。

证候分析:若是热病伤阴,或胃热火郁,灼伤胃阴,或久服香燥理气之品,耗伤胃阴,胃失濡养,也可引起胃痛。若肾阴亏虚,肾水不能上济胃阴,可致胃阴虚,而成胃肾阴虚。胃失濡养之胃痛。

治法:养阴益胃,和中止痛。

方药:一贯煎+芍药甘草汤。

6.瘀血停胃型

症状:胃痛拒按,痛有定处,针刺刀割样,或有呕血便黑,入夜尤甚,舌质紫暗或有瘀斑,脉涩。

证候分析:若肝失疏泄,气机不畅,血行瘀滞,可形成血瘀,兼见瘀血胃痛。胆与肝相表里,皆属木。胆之通降,有助于脾之运化及胃之和降。《灵枢·四时气》曰:"邪在胆,逆在胃。"若胆病失于疏泄,胆腑通降失常,胆气不降,逆行犯胃,致胃气失和,肝胆胃气机阻滞,也可发生胃痛。

治法:化瘀通络,理气和胃。

方药:失笑散合丹参饮。

7.脾胃虚寒型

症状:胃脘隐痛,泛吐清水,喜温喜按,空腹痛甚,食后痛减,神疲乏力,或畏寒肢冷。舌淡,脉细弱。

证候分析:脾与胃相表里,同居中焦,共奏受纳运化水谷之功。脾气主升,胃气主降,胃之受纳腐熟,赖脾之运化升清,所以胃病常累及于脾,脾病常累及于胃。若素体不足,或劳倦过度,或饮食所伤,或过服寒凉药物,或久病脾胃受损,均可引起脾胃虚弱,中焦虚寒,致使胃失温养,发生胃痛。

治法:温中健脾,和胃止痛。

方药:黄芪建中汤。

【康复指导】

本病要重视精神与饮食的调摄。患者要注意有规律的生活与饮食习惯,忌暴饮暴食、饥饱不匀;胃痛持续不已者,应在一定时期内进流质或半流质饮食,少食多餐,以清淡、易消化的食物为宜;忌粗糙多纤维饮食,尽量避免食用浓茶、咖啡、烟酒和辛辣等,进食宜细嚼慢咽,慎用水杨酸、肾上腺皮质激素等西药。同时保持乐观的情绪,避免过度劳累与紧张,也是预防本病复发的关键。

【出院指征】

(1)临床治愈,未再出现胃痛症状。

(2)症状好转或改善,病情稳定。

【随访计划】

患者出院半个月内,责任医师通过电话进行随访,询问病情,健康指导,提醒复诊,解答患者问题。对需要长期治疗或恢复较慢的患者,解答问题,确定下一次随访时间。

【临床疗效评定标准】

1.治愈 胃脘痛及其他症状消失,X射线钡餐造影或胃镜检查正常。

2.好转 胃痛缓解,发作次数减少,其他症状减轻,X射线钡餐造影或胃镜检查有好转。

3.未愈 症状无改善,X射线钡餐造影或胃镜检查无变化。

第二节 呕 吐

【病名概念】

呕吐是因胃失和降,气逆于上,以致乳食由胃中上逆经口而出的一种病证。古人将有声有物谓之呕,有物无声谓之吐,有声无物谓之哕。因呕与吐常同时出现,故多称呕吐。本证发病无年龄及季节限制,但临床以婴幼儿和夏秋季节为多见。

【病因病机】

1. 表里不和　外感风寒,外束肌表,肺气郁闭,不能正常宣发肃降;里气上逆犯胃则可致呕,治疗采用宣降肺气之麻黄汤、桂枝汤、葛根加半夏汤等。风寒束表,卫郁不宣而致里气不和,影响胃气升降。风壅气逆,太阳表气不和致肺气不利而胃气上逆。

2. 寒邪犯胃　寒邪易伤人阳气,其性收引凝滞。寒邪在里,或虚寒,或挟浊阴上逆均可犯胃。胃寒则可能导致胃脘部疼痛,虚寒体质亦可见胃部喜温喜按,喜热饮,得暖则舒,遇寒加重等。

3. 热邪致呕　邪热内犯肠胃,肠受热袭则传导失职而下利,胃受热扰则上逆而呕。热郁气滞,升降失常出现,少阳枢机不利,胆火内郁,气逆而吐。《素问·至真要大论篇》谓:"诸呕吐酸,暴注下迫,皆属于热","少阳之胜,热客于胃,呕酸善饥"。

4. 寒热错杂　因部位不同,寒热错杂的胃热脾寒、胃热肠寒均可出现"呕"。因上热下寒而出现腹痛欲呕吐,实为胃热脾寒的寒热错杂。

5. 水湿痰饮　《素问·经脉别论篇》谓:"饮入于胃,游溢精气,上输于脾,脾气散精,上归于肺,通调水道,下输膀胱,水精四布,五经并行。"脾胃位居中焦,运化水湿,任何一个环节异常均可出现水饮停滞。水饮为阴邪,最易泛滥中焦阻碍气机,进而影响胃腑和降,导致因饮致呕或哕逆等。

6. 气机郁滞　胃气和则一身之气皆和,上焦得通,津液能布。正如成无己所言:上焦得通则呕自止,津液得下则胃气因和,汗出而解。肝气不扬而犯胃,气随上逆而呕吐,或者肝胆热盛,火热犯胃而致。

7. 食滞内停　《内经》云："脾胃者,仓廪之官,五味出焉。"胃中水谷不消,不能运化水谷精微,痰饮中阻,消化不良,则嗳腐。腑气不通实证可出现哕而腹满的表现。

8. 脾胃气虚　脾胃为后天之本,气血生化之源;"内伤脾胃,百病由生"。脾气虚,则腹部胀满,神疲乏力,食少便溏等;胃虚则纳呆痞满。脾胃气虚进而生水湿痰饮,病理产物阻滞于中焦,阻滞气机,故致呕。

【诊断】

以呕吐宿食痰涎,或苦味、酸味,水液诸物,或干呕等为主症。常伴有恶心,脘腹胀满,嗳腐吞酸,胃痛嘈杂,腹痛厌食等症。发病常与外邪侵袭,饮食不节,情志失调,脾胃虚弱等有关。呕吐可见于西医学多种疾病的发生发展过程中,因此,出现呕吐要注意辨别,明确诊断。

【入院指征】

呕吐严重,伴相关理化检查异常或有吐血等。

【治疗常规】

呕吐一证,当详辨虚实。实证多由外邪、饮食所伤,发病较急,病程较短;虚证多为脾胃运化功能减退,发病缓慢,病程较长。《景岳全书》将呕吐分为虚实两类进行辨证论治。实证以祛邪化浊,和胃降逆为主;虚证多用温中健脾、滋阴养胃及扶正之法。

【中医分型】

(一)实证

1. 外邪犯胃型

症状:突然呕吐,伴发热恶寒,头身疼痛,胸脘满闷,舌苔白腻,脉濡缓。

证候分析:外邪犯胃,中焦气滞,气机失调。外受风寒之邪,或夏令暑湿秽浊之气,内扰胃府,浊气上逆,故突然呕吐。邪束肌表,营卫失和,故发热恶寒,头身疼痛,湿浊中阻,气机不利,故胸脘满闷,苔白腻,脉濡缓。皆是湿浊蕴阻之征。

治法:祛寒解表,芳香化浊。

方药:藿香正气散。

2. 饮食停滞型

症状:呕吐酸腐,脘腹胀满,嗳气厌食,得食愈甚,吐后症状减轻,大便溏薄、秽臭或秘结,舌苔厚腻,脉滑实。

证候分析:积食内停,中焦阻滞,胃气上逆。饮食不节,食滞内停,中焦气机受阻,胃气挟宿食上逆,故呕吐酸腐食物。升降失常,传导失司,糟粕内停,故大便秘结或秽臭不爽。脾胃运化失常,中焦气机受阻,故脘痞腹胀、嗳气、厌食、苔厚腻或垢、脉滑或沉实,为食滞内停之象。

治法:消食化滞,和胃降逆。

方药:保和丸。

3. 痰饮内阻型

症状:呕吐多为清水痰涎,胸脘痞闷,不思饮食,头晕心悸,舌苔白腻,脉滑。

证候分析:痰饮内停,中阳不振,胃气上逆。脾不运化,痰饮内停,胃气不降,故呕吐清水痰涎。气机不畅,故胸闷痞满。痰饮停于中焦,脾气不得升,则口干不欲饮。胃气上逆,故饮水则吐。水饮上犯,清阳之气不展,故头眩。水气凌心,则心悸。苔白滑或腻、脉弦滑,为痰饮内停之象。

治法:温化痰饮,和胃降逆。

方药:小半夏汤合苓桂术甘汤。

4. 肝气犯胃型

症状:呕吐吞酸,嗳气频繁,胸胁闷痛,舌边红,苔白腻,脉弦。

证候分析:肝失疏泄,横逆犯胃,胃失和降。肝气不舒,横逆犯胃,胃失和降,因而呕吐泛酸、口苦嗳气、嘈杂。足厥阴肝经布两胁,肝气失于条达,阻于胸胁,故胸胁烦闷不适。舌边红、苔薄腻或微黄、脉弦,为气滞郁久化热之象。

治法:舒肝和胃,降逆止呕。

方药:半夏厚朴汤合左金丸加减。

(二)虚证

1. 脾胃虚寒型

症状:饮食稍有不慎,即脘腹不舒,恶心呕吐,时作时休,纳差,倦怠乏力,面色白,口干不欲饮,四肢不温,喜暖恶寒,大便溏薄,舌质淡,苔白润,脉濡弱。

证候分析:脾胃虚寒,阳气不足,失于温煦。脾胃虚弱,中阳不振,水谷熟腐运化不及,故饮食稍有不慎即吐,时作时止,迁延日久,劳累过度或饮食不慎即发。阳虚不能温布,则面色白,四肢不湿,倦怠乏力。中焦虚寒,气不化津,故口干而不欲饮。脾虚则运化失常,故大便溏薄。舌质淡或胖,苔薄白,脉濡弱,乃脾阳不足之象。

治法:温中健脾,和胃降逆。

方药:理中汤。

2. 胃阴不足型

症状:呕吐反复发作,时有干呕,口燥咽干,似饥而不欲食,舌红少津,脉多细数。

证候分析:胃阴不足,失于濡润,胃失和降;胃热不清,耗伤胃阴。以致胃失濡养,气失和降,故干呕、呕吐少量食物黏液、反复发作。虚热内扰,故胃脘嘈杂、饥不欲食。津液不能上承,因而口燥咽干。胃阴虚,大肠津枯,故大便干结。舌红津少,脉细数,为津液耗伤,虚中有热之象。

治法:滋阴养胃,降逆止呕。

方药:麦门冬汤。

呕吐是可以出现于多种病证之中的临床常见症状之一。其暴病多实,而久病多虚。临床所见"胃寒者十有八九,内热者十止一二"(《景岳全书》),故其治疗应以温胃止呕为常法,古称生姜是呕家圣药,多用之。此外尚有痰饮内停而致呕者,当温化寒饮,其呕自除,方用旋覆代赭汤;尚有瘀血内阻而致呕者,当以活血祛瘀为治,方用膈下逐瘀汤加减。

【康复指导】

一般来说,实证呕吐病程短,病情轻,易治愈,虚证及虚实夹杂者,则病程长,病情重,反复发作,时作时止,较为难治。若失治误治,亦可由实转虚,虚实夹杂,由轻转重,久病久吐,脾胃衰败,化源不足,易生变证。所以,呕吐亦应及时诊治,防止后天之本受损。呕吐在其他各种病证过程中出现时也应重视。

【出院指征】

未再呕吐或呕吐好转。

【随访计划】

电话询问患者或家属出后院症状有无复发,好转情况。健康指导,提醒复诊,解答患者问题。

【临床疗效评定标准】

1. 治愈　呕吐症状消失,理化检查正常。

2. 好转　呕吐缓解,发作次数减少。

3. 未愈　症状无改善。

第三节　呃　逆

【病名概念】

呃逆以气逆上冲喉间,呃呃连声,声短而频,令人不能自制为特征的病证。俗称为打呃,古称"哕",又称"哕逆"。西医的胃肠神经官能症,某些胃、肠、腹膜、纵隔、食管的疾病如引起膈肌痉挛发生呃逆,可参照本证辨证论治。

【病因病机】

1.脾胃同居中焦　脾为阴土,主升清,胃为阳土,主降浊,二者为人体气机升降之枢纽,共主饮食物的纳运。生理上二者以经络相连,功能上"脾为胃行其津液","脾气不濡,胃气乃厚",因此脾脏发病易殃及胃腑,而致胃气上逆发为呃逆。

2.肺胃以经络相连　肺气宜清宜降,胃气以降为顺,二者共主于降,故功能上二者同主气机之降。肺胃生理上密切相连,病理上亦可相互影响。膈居肺胃之间,当邪气侵袭肺脏时,肺气逆乱,一方面不能助胃气下降,胃气反逆而为呃;另一方面会激胃动膈而致呃逆。

3."土得木而达"　胃气和降离不开肝气的敷和疏泄。"肝为起病之源,胃为传病之所",肝木为病,易克脾土,累及胃腑而发病。如《古今医统大全·咳逆》曰:"凡有忍气郁结积怒之人,并不得行其志者,多有咳逆之证。"肝在志为怒,郁怒伤肝,肝气横逆犯胃或挟胃气上逆动膈而发为呃逆。当然任何原因(包括肝气血阴阳的有余不足、痰瘀、湿浊等)导致的肝失疏泄,均会乘克胃土,使胃气上逆,而发呃逆。

4.脾胃的正常纳运离不开肾阳的温煦推动　当肾阳虚弱累及脾胃时,

胃气怠羸,团居中焦,日久致胃气上逆发为呃逆。另一方面,肾主纳气,为气之根,病深及肾,肾失摄纳,无力震摄冲气,冲气上乘,挟胃气上逆动膈。此时多是元气欲脱的危候。临床常见将死之人发生呃逆,此种呃逆的发生即是肾元衰微、无力震摄所致。慢性肾功能不全尿毒症期患者发生呃逆者临床亦不少见。临床肾阴虚亦可导致呃逆的发生,如《医宗己任编》曰:"都气丸主治肾阴虚而发喘,面赤呃逆者,用以纳气平喘。"方中用五味子敛气,更重要的是借用六味地黄丸滋阴补肾,以求治病求本,阴虚得纠,则呃逆自止。可见,无论是肾阳虚还是肾阴虚,都可导致呃逆的发生。

5. 心为五脏六腑之大主　心神失主,三焦气机无所震摄而发生逆乱,进而影响脾胃的功能,致胃气上逆动膈发为呃逆。"五气化火""五志化火",心为火脏,易得阳热之病,郁火不得宣发,易壅结于中,火性炎上,干及胃腑,致胃气上逆发为呃逆。

【诊断】

以气逆上冲,喉间发出呃呃之声为特征。常伴有胃脘不舒,或脘胁胀闷,食欲减少,或口臭烦渴等症状。发病常与饮食不节、情志不畅、正气亏虚等有关。

【入院指征】

呃逆严重,严重影响生活,甚则危及生命等。

【治疗常规】

呃逆的发生是由于饮食不节、情志不和、正气亏虚等,导致胃气上逆动膈而成。临床辨证必须掌握虚实,分辨寒热。一般呃声响亮有力,连续不停者为实;呃逆时断时续,气怯声低无力者为虚;若呃声徐缓,得热则减,遇寒易发或加重者为寒;呃声响亮,口臭烦渴者为热。若在急性病或慢性病严重阶段出现呃逆不止。每为病情转向危重的一种表现,谓之"土败胃绝",预后欠佳,更应加以注意。

本证治以和胃降气平呃为主,并根据寒、热、虚、实的不同,分别施以温中、清热、补虚、泻实之法。

【中医分型】

1. 胃中寒冷型

症状:呃声沉缓有力,得热则减,得寒愈甚。舌苔白润,脉沉缓。

证候分析:寒蓄中焦,气机不利,胃气上逆。《丹溪心法·咳逆》曰:"咳逆为病,古谓之哕,近谓之呃,乃胃寒所生,寒气自逆而呃上。"

治法:温中祛寒止呃。

方药:主方丁香散(徐春甫《医统》)加减。

2. 胃火上逆型

症状:呃声洪亮,冲逆而出,口臭烦渴,喜冷饮,尿赤便秘。舌苔黄,脉滑数。

证候分析:热积胃肠,腑气不畅,胃火上冲。过食辛热煎炒,醇酒厚味,或过用温补之剂,致燥热内生,腑气不行,胃失和降,胃气上逆动膈,也可发为呃逆。如《景岳全书·呃逆》曰:"皆其胃中有火,所以上冲为呃。"

治法:清降泄热止呃。

方药:主方竹叶石膏汤(张仲景《伤寒论》)加减。

3. 气机郁滞型

症状:呃逆连声,常因情志不畅而发或加重,胸胁胀满,嗳气。舌苔薄白,脉弦。

证候分析:肝气郁滞,横逆犯胃,胃气上逆。情志不遂恼怒伤肝,气机不利,横逆犯胃,胃失和降,胃气上逆动膈;或肝郁克脾,或忧思伤脾,脾失健运,滋生痰浊,或素有痰饮内停,复因恼怒气逆,胃气上逆挟痰动膈,皆可发为呃逆。正如《古今医统大全·咳逆》所说:"凡有忍气郁结积怒之人,并不得行其志者,多有咳逆之证。"

治法:顺气降逆。

方药:主方五磨饮子(汪昂《医方集解》)加减。

4. 脾胃阳虚型

症状:呃声低弱,面色苍白,手足不温,食少困倦。舌淡苔白,脉沉细弱。

证候分析:中阳不足,胃失和降,虚气上逆。正气亏虚或素体不足,年高体弱,或大病久病,正气未复,或吐下太过,虚损误攻等,均可损伤中气,使脾胃虚弱;胃失和降。若病深及肾,肾失摄纳,冲气上乘,挟胃气上逆动膈,也可导致呃逆。如《证治汇补·呃逆》提出:"伤寒及滞下后,老人、虚人、妇人产后,多有呃症者,皆病深之候也。"

治法:温补脾胃,和中降逆。

方药:主方理中丸(张仲景《伤寒论》)加减。

5. 胃阴不足型

症状:呃逆急促而连续,口干舌燥。舌红干或有裂纹,脉细数。

证候分析:阴液不足,胃失濡养,气失和降。由于热病耗伤胃阴,胃失濡润,难以和降,故呃声急促。气逆无力,故不连续发作。虚热内扰,液耗津伤,所以口干舌燥,烦躁不安。舌质红干或有裂纹,脉象细数,亦属津液亏耗之征。

治法:养胃生津止呃。

方药:主方益胃汤(吴鞠通《温病条辨》)加减。

【康复指导】

对于易生呃逆的患者在呃逆治愈后,可以常在所食的粥、面、菜中加少许姜汁,并常食竹笋、绿豆芽、苦瓜、橘子、萝卜等蔬菜水果。

【出院指征】

未再呃逆或呃逆好转对生活影响较小。

【随访计划】

电话询问患者或家属出后院症状有无复发,好转情况。健康指导,提醒复诊,解答患者问题。

【临床疗效评定标准】

1. 治愈 呃逆症状消失。

2. 好转 呃逆缓解,发作次数减少。

3. 未愈 症状无改善。

第四节 泄 泻

【病名概念】

泄泻以排便次数增多,粪便次数增多,粪便稀溏,甚至泻出如水样为主要临床表现的病证。古人将大便溏薄而势缓者称为泄,大便清稀如水而势急者称为泻,但临床所见,难以截然分开,一般合而论之。本病证是一种常见的脾胃肠病证,一年四季均可发生,但以夏秋两季为多见。西医学中的急、慢性肠炎、胃肠功能紊乱、肠结核等消化系统疾病,以腹泻为主要表现者,均可参考本病证辨证施护。

【病因病机】

1. 感受外邪　外感六淫,由表入里,侵及脾胃,致升降失司,清浊不分,水谷混杂而下,则发生泄泻。外邪主要指风、寒、热、湿等邪,其中以湿邪为主,如"湿胜则濡泻,甚则水闭胕肿";风邪引起的飧泄,如"久风为飧泄";寒邪引起的泄泻,如"肠中寒,则肠鸣飧泄";热邪引起的泄泻,如"暴注下迫,皆属于热"。

2. 饮食不节　饮食不节亦是引起泄泻的重要因素之一。饮食失宜,运化不及而脾胃损伤,水谷之精华不能吸收,遂成为泄泻的重要因素。若误食馊腐不洁之物,损伤肠胃,亦可引起泄泻。如《素问·太阴阳明论》曰:"饮食不节,起居不时者,阴受之……则满闭塞,下为飧泄。"《素问·痹论》又说:"饮食自倍,肠胃乃伤。"

3. 情志失调　烦恼郁怒,肝气不疏,横逆克脾,脾失健运,升降失调;或忧郁思虑,脾气不运,土虚木贼,升降失职,而成泄泻之症。由于肝主疏泄而调情志,而肝与脾在五行配属上有密切关系,因此情志失调成为脾虚泄泻之重要诱因。《素问·举痛论》曰:"怒则气逆,甚则呕血及飧泄。"

4. 痰饮瘀血　饮水过多,水湿困脾,影响脾之运化吸收功能,水留肠间,停而为饮,而致肠鸣漉漉有声,便泻清水。若寒热湿滞蕴结于肠,病久入络,瘀血阻滞,气机不畅,脉络受伤,肠胃功能受扰,亦可导致泄泻不已。

【诊断】

1. 以大便稀薄或如水样,次数增多为主症,可伴腹胀、腹痛等症状。本病一年四季均可发生,多见于夏秋之季。

2. 急性泄泻起病突然,病程短,可伴有恶寒、发热等症状。慢性泄泻起病缓慢,病程长,反复发作,时轻时重。

3. 饮食不当、受寒凉或情绪变化可诱发。

4. 粪便常规、粪便培养、纤维肠镜检查、X射线腹平片、肠道钡剂检查有助确诊。

【入院指征】

大便次数明显增多伴相关理化检查异常等。

【治疗常规】

泄泻的病位主要在脾胃和大小肠,其中主脏在脾,其致病原因包括感受外邪,饮食所伤,情志失调,脾胃虚弱,脾肾阳虚等。其主要致病因素为湿,即《难经》所谓"湿多成五泄"。《景岳全书》中言:"泄泻之病,多见小水不利,水谷分则自止。故曰'治泻不利小水,非其治也'。"李中梓有"治泻九法"(淡渗、升提、清凉、疏利、甘缓、酸收、燥脾、温肾、固涩),与万密斋的"治泻要诀"(初起且行淡渗,温中其次施行,三升四涩救生灵,此法古今永定),均把此作为治疗泄泻起病的首选之法。至于久泄,治疗仍可取用淡渗之意,如焦树德治疗五更泄,即加用了炒车前子、炒泽泻等。

【中医分型】

1. 寒湿伤脾型

症状:泄泻清稀,肠鸣腹痛,脘闷少食,或伴发热恶寒、头痛身痛、身体困倦,小便短少,舌苔白腻,脉濡,此属寒湿困脾,脾失健运,气机受阻。

证候分析:寒湿中阻,困遏脾阳:外感寒湿或风寒之邪,侵袭肠胃,或过食生冷,脾失健运,升降失调,清浊不分,饮食不化,传导失司,故大便清稀。寒湿内盛,肠胃气机受阻,则腹痛肠鸣。寒湿困脾,则脘闷食少。恶寒发热,鼻塞头痛,肢体痠痛,是风寒外束之征。苔白腻,脉濡缓,为寒湿内盛之象。

治法:温化寒湿,参以淡渗。

方药:藿香正气散合胃苓汤加减。

2. 湿热下注型

症状:腹痛泄泻,大便急迫如水注,大便臭秽,肛门灼热,烦热口渴,小便短赤,舌红苔黄腻,脉滑数,此属湿热内盛,下迫大肠。

证候分析:湿热阻滞,肠腑传导失常,湿热之邪,或夏令暑湿伤及肠胃,传化失常,而发生泄泻。暴注下迫,皆属于热,肠中有热,故泻下急迫。湿热互结,则泻而不爽。湿热下注,故肛门灼热,粪便色黄褐而臭,小便短黄。烦热口渴,舌苔黄腻,脉濡数或滑数,均为湿热内盛之征。

治法:清热利湿。

方药:葛根芩连汤合白头翁汤加减。

3. 食滞胃肠型

症状:泻下臭秽黏腻,夹杂不消化食物残渣,腹痛拒按,泻后痛减,嗳腐食臭,不思饮食,苔厚腻,脉滑数,此属食积滞中,传化失常,升降失调。

证候分析:饮食所伤或饮食过量,停滞肠胃;或恣食肥甘,湿热内生;或过食生冷,寒邪伤中;或误食腐馊不洁,食伤脾胃肠,化生食滞、寒湿、湿热之邪,致运化失职,升降失调,清浊不分,而发生泄泻。正如《景岳全书·泄泻》所说:"若饮食失节,起居不时,以致脾胃受伤,则水反为湿,谷反为滞,精华之气不能输化,乃致合污下降而泻痢作矣。"

治法:消食导滞,调和脾胃。

方药:保和丸加减。

4.脾虚湿盛型

症状:大便溏薄,每因饮食不慎而发作,身重体倦,腹胀肠鸣,纳呆食少,舌淡苔白腻,脉沉,此属脾虚湿阻,运化无权。

证候分析:脾胃虚弱长期饮食不节,饥饱失调,或劳倦内伤,或久病体虚,或素体脾胃肠虚弱,使胃肠功能减退,不能受纳水谷,也不能运化精微,反聚水成湿,积谷为滞,致脾胃升降失司,清浊不分,混杂而下,遂成泄泻。如《景岳全书·泄泻》曰:"泄泻之本,无不由于脾胃。"

治法:健脾祛湿。

方药:参苓白术散加减。

5.肝脾失调型

症状:情志抑郁寡欢,胸胁满闷,腹痛即泻,肠鸣矢气,嗳气叹息,纳差,舌淡苔薄白,脉弦,此属肝气失于条达,郁而乘脾,脾失健运。

证候分析:情志失调烦恼郁怒,肝气不舒,横逆克脾,脾失健运,升降失调;或忧郁思虑,脾气不运,土虚木乘,升降失职;或素体脾虚,逢怒进食,更伤脾土,引起脾失健运,升降失调,清浊不分,而成泄泻。故《景岳全书·泄泻》曰:"凡遇怒气便作泄泻者,必先以怒时夹食,致伤脾胃,故但有所犯,即随触而发,此肝脾二脏之病也。盖以肝木克土,脾气受伤而然。"

治法:抑肝扶脾。

方药:痛泻要方加减。

6.脾肾阳虚型

症状:泄泻日久不愈,大便清稀,或完谷不化,黎明即泻,腹隐痛怕凉肠鸣,畏寒肢冷,腰膝酸困,舌淡胖苔白,脉沉细,此属脾肾俱虚,火不暖土。

证候分析:命门火衰,命门之火,助脾胃之运化以腐熟水谷。若年老体弱,肾气不足;或久病之后,肾阳受损;或房室无度,命门火衰,致脾失温煦,运化失职,水谷不化,升降失调,清浊不分,而成泄泻。且肾为胃之关,主司二便,若肾气不足,关门不利,则可发生大便滑泄、洞泄。如《景岳全书·泄泻》曰:"肾为胃关,开窍于二阴,所以二便之开闭,皆肾脏之所主,今肾中阳气不足,则命门火衰,而阴寒独盛,故于子丑五更之后,当阳气未复,阴气盛极之时,即令人洞泄不止也。"

治法:温补脾肾。

方药:四神丸合附子理中汤加减。

7. 胆热脾寒型

症状:少阳胆热兼太阴脾寒气化不利,津液不滋所致腹胀、大便溏泻、小便不利、口渴、心烦或胁痛控背、手指发麻、脉弦而缓、舌淡苔白等症。胸胁满微结,但头汗出,口渴,往来寒热,心烦诸证,均为病在少阳,少阳枢机不利,胆热郁于上所致;小便不利之因,一则少阳枢机不利,影响气化,二则脾阳不足,津液转输不及所致;而不呕则是少阳之邪转入太阴,未影响胃腑之故。临证以口苦便溏为主要判断依据。

证候分析:邪热居于少阳,疏泄失常,气郁化火,循经上炎,上扰心神,心烦不安;寒邪犯于脾,寒凝气滞,则腹胀、大便溏泻、小便不利、口渴。《伤寒论》第147条:"伤寒五六日,已发汗而复下之,胸胁满微结,小便不利,渴而不呕,但头汗出,往来寒热,心烦者,此为未解也,柴胡桂枝干姜汤主之。"

治法:清利肝胆,以干姜、炙甘草温补脾阳。

方药:柴胡桂枝干姜汤加减。

【康复指导】

1. 饮食　以素食、流食或半流食为宜,忌食荤腥、油腻、生冷瓜果之品,哺乳期患儿应减少乳量和次数。

2. 伤食泻　宜控制饮食,必要时禁食。

3. 脾虚泻　可食山药粥及健脾利湿之品,忌食肥甘厚味之品。

4. 脾肾阳虚泻　食宜热而软,少量多餐。

【出院指征】

未再腹泻,理化检查正常。

【随访计划】

电话询问患者或家属出后院症状有无复发,好转情况。健康指导,提醒复诊,解答患者问题。

【临床疗效评定标准】

1. 治愈　泄泻症状消失。

2. 好转　泄泻次数减少。

3. 未愈　症状无改善。

第五节　便　秘

【病名概念】

便秘是指粪便在肠内滞留过久,秘结不通,排便周期延长,或周期不长,但粪质干结,排出艰难,或粪质不硬,虽有便意,但便而不畅的病证。

【病因病机】

1. 肾气亏虚　《素问·水热穴论》言:"肾为胃之关。"所谓"关",包括大肠所主之魄门。如果禀赋柔弱,肾受寒邪,肾气不温,大便不利。肾气实则津液足,若肾虚精耗不能蒸化津液,温润肠道则肠道干涩而失润泽,因此粪便干燥,大便难以排出。

2. 肝失疏泄　肝的疏泄功能与胃肠气机的升降密切相关,故肝失疏泄影响胃的降浊及大肠传导,进而造成便秘。《素问·通评虚实论》曰:"隔塞闭绝,上下不通,则暴忧之病也。"明言肝失疏泄造成便秘。

3. 热盛伤津　外感邪气入里化热,可以形成热伤津液而便秘。《素问·调经论》曰:"阴虚生内热奈何……有所劳倦,形气衰少,谷气不盛,上焦不行,下脘不通。"认为便秘与热邪伤津有关。清代温病学派吴鞠通立足阳明温病,兼有津亏便秘之证,以增液润燥立法,创立了增液汤,开启了"增水行舟"法治疗肠燥便秘的典范。

4. 胃失通降　胃与大肠属于腑,均以通降为用。若饮食过量,谷停于胃肠,气滞不运,容易发生便秘,如《灵枢·胀论》说:"胃胀者,腹满,胃脘痛,鼻闻焦臭,妨于食,大便难。"此类便秘,以"饱食则痛,饥则安"(《灵枢·百病始生》)为特征,临床以老人或小儿饮食不知自节,食滞肠胃,热郁大肠,津液干涸而成便秘者多见。究其病机,主要是升降失序。

5.瘀血内阻 瘀血作为一种病理产物,亦是一种造成便秘的病理因素。《内经》所见,外伤所致气滞血瘀,热久腐脓,郁久化热,阻滞气机。其病机在于瘀血阻滞肠间,致肠道脉络阻滞,肠中精微物质输送受阻,不能布散,肠间失养,肠道干涩,大便干结难下。

6.湿热阻滞 湿为阴邪,其性黏滞,易阻遏气机。若湿浊阻滞气机,影响肠道运行,亦可引起便秘。《素问·阴阳应象大论》所谓"湿盛则濡泻",湿热阻滞引起便秘,除了兼有脾虚之外,大便非干结难以排出,多是黏滞不爽。此外,饮食辛辣之品,长久则损伤脾胃功能,日久湿碍中焦,脾运失调,湿气郁而化热,亦导致大肠糟粕内停。

7.阴寒凝滞 寒性凝滞,遇脾虚之人,久食生冷,或过用苦寒之剂,伐伤脾阳,寒凝气滞,无火燃薪,水谷不能腐熟运化,无力运化传导而致便难。年老体弱,肾阳不足,阳虚则阴寒内生,阴气结于肠道,大肠失于温煦,传导功能异常从而便秘者,亦属于此病机范畴。如《素问·刺疟》:"肾疟……人洒洒然,腰脊痛,婉转大便难,目眴眴然,手足寒。"

【诊断】

1.粪便在肠内滞留过久,排便周期延长,或粪质干结,排出艰难,或欲大便而艰涩不畅。

2.常伴腹胀、腹痛、口臭、纳差及神疲乏力、目眩心悸等症。

3.本病常有饮食不节、情志内伤、劳倦内伤等病史。

【入院指征】

排便费力,用药效果不佳或肠梗阻或造成肛周撕裂。

【治疗常规】

便秘辨证当分虚实,实者当辨热秘、气秘和冷秘,虚者当辨气虚、血虚、阴虚和阳虚。实证表现身热面赤,唇干口臭,苔黄燥,脉数而有力。病因多为阳盛体壮,平素过食辛辣、烧、烤、炸等厚味,致胃肠积热;或外感热病传里结于大肠,造成大便干燥坚硬,治宜泻热攻积、荡涤积滞,用急下存阴法。凡阳明腑实、腹满胀痛、内热肠燥、自汗、口渴,具备痞、满、燥、实四大症者,可用大承气汤下之,中病即止,不可多服。虚证多面色无华,形神不足,肌瘦乏力,气促汗出,心悸头晕,舌质淡嫩,苔薄白,脉沉细无力。所谓虚证乃本虚标实,或虚而挟实,便秘没有纯虚的。病因多与年老体衰,或病后、术后、产后气血两亏,致脾虚运化无权,肠道传送无力,血亏津少,不能濡润肠道,如患有高血压、冠心病更应引起警惕。治宜滋阴养血、润肠通便,用"增水行舟"法,以增液汤、麻仁丸等化裁,使其生津润肠,肠得润便即通。

【中医分型】

(一)实秘

1. 肠胃积热型

症状:大便干结,腹胀腹痛,面红身热,口干口臭,心烦不安,小便短赤,舌红苔黄燥,脉滑数。

证候分析:肠胃积热素体阳盛,或热病之后,余热留恋,或肺热肺燥,下移大肠,或过食醇酒厚味,或过食辛辣,或过服热药,均可致肠胃积热,耗伤津液,肠道干涩失润,粪质干燥,难于排出,形成所谓"热秘"。如《景岳全书·秘结》曰:"阳结证,必因邪火有余,以致津液干燥。"《素问·举痛论篇》曰:"热气留于小肠,肠中痛,瘅热焦渴,则坚干不得出,故痛而闭不通矣。"

治法:泻热导滞,润畅通便。

方药:麻子仁丸。

2. 气机郁滞型

症状:大便干结,或不甚干结,欲便不得出,或便而不爽,肠鸣失气,腹中胀痛,胸胁满闷,嗳气频作,食少纳呆,舌苔薄腻,脉弦。

证候分析:气机郁滞忧愁思虑,脾伤气结;或抑郁恼怒,肝郁气滞;或久坐少动,气机不利,均可导致腑气郁滞,通降失常,传导失职,糟粕内停,不得下行,或欲便不出,或出而不畅,或大便干结而成气秘。如《金匮翼·便秘》曰:"气秘者,气内滞而物不行也。"

治法:顺气导滞。

方药:六磨汤。

3. 阴寒积滞型

症状:大便艰涩,腹痛拘急,胀满拒按,胁下偏痛,手足不温,呃逆呕吐,舌苔白腻,脉弦紧。

证候分析:阴寒积滞恣食生冷,凝滞胃肠;或外感寒邪,直中肠胃;或过服寒凉,阴寒内结,均可导致阴寒内盛,凝滞胃肠,传导失常,糟粕不行,而成冷秘。如《金匮翼·便秘》曰:"冷秘者,寒冷之气,横于肠胃,凝阴固结,阳气不行,津液不通。"

治法:温里散寒,通便止痛。

方药:温脾汤合半硫丸。

(二)虚秘

1. 气虚型

症状:粪质并不干硬,虽有便意,但临厕努挣乏力,便难排出,汗出气短,便后乏力,面白神疲,肢倦懒言,舌淡苔白,脉弱。

证候分析:肺脾气虚,传导失司,气虚为肺脾功能受损,肺与大肠相表里,肺气虚则大肠传送无力,虽有便意,临厕须竭立努挣,而大便并不干硬。脾肺气虚,肺卫不固,气不摄津,腠理疏松,故挣则汗出短气。脾为气血生化之源,脾虚则健运无权,化源不足,故面色白,神疲气怯。舌淡苔薄,脉虚,便后疲乏,均属气虚之象。

治法:补气润肠。

方药:黄芪汤。

2. 血虚型

症状:大便干结,面色无华,心悸气短,失眠多梦,健忘,口唇色淡,舌淡苔白,脉细。

证候分析:阴亏血少素体阴虚;津亏血少;或病后产后,阴血虚少;或失血夺汗,伤津亡血;或年高体弱,阴血亏虚;或过食辛香燥热,损耗阴血,均可导致阴亏血少,血虚则大肠不荣,阴亏则大肠干涩,肠道失润,大便干结,便下困难,而成便秘。如《医宗必读·大便不通》说:"更有老年津液干枯,妇人产后亡血,及发汗利小便,病后血气未复,皆能秘结。"

治法:养血润燥。

方药:润肠丸。

3. 阴虚型

症状:大便干结,如羊屎状,形体消瘦,头晕耳鸣,两颧红赤,心烦少眠,潮热盗汗,腰膝酸软,舌红少苔,脉细数。

证候分析:素体阴虚,津液不足,或热病之后,津液耗伤,或年老体虚,阴血不足,或女子经带胎产,损伤阴血,过食辛辣厚味、醇酒炙煿等,均可致津液不足,大肠干涩,便下困难,而成便秘。

治法:滋阴通便。

方药:增液汤。

4.阳虚型

症状:大便干或不干,排出困难,小便清长,面色㿠白,四肢不温,腹中冷痛,得热则减,腰膝冷痛,舌淡苔白,脉沉迟。

证候分析:气虚阳衰,饮食劳倦,脾胃受损;或素体虚弱,阳气不足;或年老体弱,气虚阳衰;或久病产后,正气未复;或过食生冷,损伤阳气;或苦寒攻伐,伤阳耗气,均可导致气虚阳衰,气虚则大肠传导无力,阳虚则肠道失于温煦,阴寒内结,便下无力,使排便时间延长,形成便秘。如《景岳全书·秘结》曰:"凡下焦阳虚,则阳气不行,阳气不行则不能传送,而阴凝于下,此阳虚而阴结也。"

治法:温阳通便。

方药:济川煎。

【康复指导】

若便秘日久,可引起肛裂、痔疮,并影响脾胃的细化功能,甚至浊气上逆,变证丛生。年老体弱、产后病后体虚便秘,多为气血不足,阴寒凝聚,治疗宜缓缓图之,难求速效。总之,便秘若积极治疗,并结合饮食、情志、运动等调护,多能在短期内康复。对于习惯性便秘,应保持心情舒畅,注意饮食荤素搭配,增加体力活动,注重饮食调节,并按时如厕。

【出院指征】

排便基本正常,不影响正常生活。

【随访计划】

电话询问患者或家属出院后症状有无复发,好转情况。健康指导,提醒复诊,解答患者问题。

【临床疗效评定标准】

1.治愈　症状消失,理化检查正常。

2.好转　便秘缓解,大便能顺利解出。

3.未愈　症状无改善。

第六节 痢 疾

【病名概念】

痢疾是以大便次数增多、腹痛、里急后重、痢下赤白黏冻为主症。是夏秋季节常见的肠道传染病。痢疾由湿热之邪,内伤脾胃,致脾失健运,胃失消导,更挟积滞,酝酿肠道而成。

【病因病机】

1. 外感六淫,客于肠胃 痢疾可由外感六淫所致,《素问》记载:"四之气,风湿交争……注下赤白。"又曰"火胜则热,热极生寒,故寒热更至……皆少阳三焦火热病也",指出风、寒、湿、热等邪气均可致痢。湿热内犯,侵及肠胃,郁蒸气血,发为痢疾之机。巢元方认为"痢皆由冷热之气乘虚客于肠间",并在脓血痢候中指出"春伤于风,至夏热气乘之"。外感六淫是致痢的重要病因,其中湿热之邪致痢尤多,亦可因寒湿之邪内侵成痢。

2. 时邪疫毒,直中客体 《诸病源候论》曰"毒气乘之,毒气挟热,与血相搏,则成血痢也",指出时邪疫毒为本病的致病因素。且疫毒为痢疾的病因,更强调此痢具有流行性、传染性。《景岳全书》言"痢疾之病,多病于夏秋之交……酷热之毒蓄积为痢,今人所宗,皆此一说",指出痢疾多发于夏秋之季,盖因暑湿秽浊之气盛,易于疫毒滋生。

3. 饮食不节,气滞食积 《素问》有"食饮不节,起居不时……下为飧泄,久为肠澼"之概述。纵观历代医家所说,因饮食不当致痢之记载颇为丰富,大体可分为两类:一者暑月恣食生冷,如《小品方》言"春月暴热,解脱饮冷……下青黄汁"。二者为过食肥甘厚味,如《普济方》言"盖痢疾多因人伏暑,食热酒面炙煿,酝酿而成"。《证治汇补》指出"无积不成痢,痢乃湿热食积三者"。由此可见,暑月恣食生冷或过食肥甘厚味为饮食不节致下利之主要因素。

4. 脾肾虚弱,久痢无度 脾胃虚弱,中土不运,又复感外邪,或恣食生冷、过服寒凉之药,克伐中阳,寒积于内,命门火衰,日久遂成虚寒痢,如《景岳全书》指出"凡里急后重者,病在下肠最下之处,而其病本则不在广肠,而在脾肾"。若久痢缠绵难愈,则脾胃先伤,继而及肾,如张氏所言"脾家壅滞,而贼邪传肾之症作矣"。

【诊断】

痢疾以腹痛腹泻、里急后重,便下赤白脓血为主要表现,但临床症状轻重差异较大。轻者,腹痛不著,里急后重不明显,大便每日次数在 10 次以下,或被误诊为泄泻;重者,腹痛、里急后重均甚,下痢次数频繁,甚至在未出现泻痢之前即有高热;神疲、面青、肢冷以至昏迷惊厥。多数发病较急,急性起病者,以发热伴呕吐开始,继而阵发性腹痛、腹泻,里急后重,下痢赤白黏冻或脓血。也有缓慢发病者,缓慢发病则发热不甚或无发热,只有腹痛、里急后重,下痢赤白黏冻或脓血的主症,下痢的次数与量均少于急性发病者。急性发病者,病程较短,一般在 2 周左右;缓慢发病者,病程较长,多数迁延难愈,甚至病程可达数月、数年之久。痢疾可散在发生,也可在同一地区形成流行。

【入院指征】

腹泻严重,理化检查异常等。

【治疗常规】

痢疾病位在肠,病机重点是肠中有滞,即湿热、寒湿、疫毒、饮食壅滞肠中,妨碍传导,凝滞气血,脂膜血络受损。由于感邪有湿热、寒湿之异,体质有阴阳盛衰之不同,治疗有正确与否,故临床表现各有差异。病邪以湿热为主,或为阳盛之体受邪,邪从热化则为湿热痢;病邪因疫毒太盛,则为疫毒痢;病邪以寒湿为主,或阳虚之体受邪,邪从寒化则为寒湿痢。热伤阴,寒伤阳,下痢脓血必耗伤正气。寒湿痢日久伤阳,或过用寒凉药物,或阳虚之体再感寒湿之邪,则病虚寒痢。湿热痢日久伤阴,或素体阴虚再感湿热之邪,则病阴虚痢。或体质素虚,或治疗不彻底,或收涩过早,致正虚邪恋,虚实互见,寒热错杂,使病情迁延难愈,为时发时止的休息痢。若影响胃失和降而不能进食,则为噤口痢。

【中医分型】

1. 湿热痢

症状:腹痛阵阵,痛而拒按,便后腹痛暂缓,痢下赤白脓血,黏稠如胶冻,腥臭,肛门灼热,小便短赤,舌苔黄腻,脉滑数。

证候分析:湿热之邪壅滞肠中,气机不畅,传导失常,故腹痛,里急后重。湿热熏灼肠道,脂络受伤,气血瘀滞,化为脓血,故下痢赤白。湿热下注,则肛门灼热,小便短赤。苔腻为湿,黄为热,脉滑为实,数是热的征象。本证以肛门灼热,尿短赤为辨证要点。

治法:清肠化湿,解毒,调气行血。

方药:芍药汤。

2. 疫毒痢

症状:发病急骤,腹痛剧烈,里急后重频繁,痢下鲜紫脓血,呕吐频繁,寒战壮热,头痛烦躁,精神极其萎靡,甚至四肢厥冷,神志昏蒙,或神昏不清,惊厥抽搐,瞳仁大小不等,舌质红绛,苔黄腻或燥,脉滑数或微细欲绝。临床亦可下痢不重而全身症状重者,突然出现高热,神昏谵语,呕吐,喘逆,四肢厥冷,舌红苔干,脉弦数或微细欲绝。

证候分析:时邪疫毒时邪,主要指感受暑湿热之邪,痢疾多发于夏秋之交,气候正值热郁湿蒸之际,湿热之邪内侵人体,蕴于肠腑,乃是本病发生的重要因素。《景岳全书·痢疾》说:“痢疾之病,多病于夏秋之交,古法相传,皆谓炎暑大行,相火司令,酷热之毒蓄积为痢。”疫毒,非风、非寒、非暑、非湿,“乃天地间别有一种异气”(《温疫论·序》),“此气之来,无论老少强弱,触之者即病”(《温疫论·原病》),即疫毒为一种具有强烈传染性的致病邪气,故称之疠气。疫毒的传播,与岁运、地区、季节有关。时邪疫毒,混杂伤人,造成痢疾流行。

治法:清热凉血,解毒清肠。

方药:白头翁汤合芍药汤。

3. 寒湿痢

症状:腹痛拘急,痢下赤白黏冻,白多赤少,或纯为白冻,里急后重,脘胀腹满,头身困重,舌苔白腻,脉濡缓。

证候分析:寒湿者皆为阴邪,阴邪留着肠中,则气机阻滞,传导失常,故见下痢腹痛,里急后重。寒湿伤于气分,故下痢白多赤少或纯为白冻。寒湿中阻,运化失常,故饮食乏味,胃脘饱闷。脾主肌肉而健运四旁,寒湿困脾,则健运失司,故头身困重。舌淡苔白腻,脉濡缓,皆为寒湿内盛之征。本证以赤少白多或纯为白冻,脘闷,头身重困为辨证特点。

治法:温中燥湿,调气和血。

方药:不换金正气散。

4. 虚寒痢

症状:久痢缠绵不已,痢下赤白清稀或白色黏冻,无腥臭,甚则滑脱不禁,腹部隐痛,喜按喜温,肛门坠胀,或虚坐努责,便后更甚,食少神疲,形寒畏冷,四肢不温,腰膝酸软,舌淡苔薄白,脉沉细而弱。

证候分析:痢久脾虚中寒,寒湿留滞肠中,故下痢稀薄带有白冻。寒盛正虚,肠中失却温养,故腹部隐痛。胃主受纳水谷,脾主运化四旁,胃气虚弱,脾阳不振,故食少神疲,四肢不温。脾胃虚寒,则化源不足,肠中久痢,则精微外流,因而导致肾阳亦虚,关门不固,所以腰酸怕冷,滑脱不禁。舌淡苔白,脉沉细弱,皆为虚寒征象。本证以下痢稀薄或白冻,食少神疲,肢冷腰疫,或滑脱不禁为辨证要点。

治法:温补脾肾,收涩固脱。

方药:桃花汤合真人养脏汤。

5. 休息痢

症状:下痢时发时止,日久难愈,常因饮食不当、感受外邪或劳累而诱发。发作时,大便次数增多,便中带有赤白黏冻,腹痛,里急后重,症状一般不及初痢、暴痢程度重。休止时,常有腹胀食少,倦怠怯冷,舌质淡苔腻,脉濡软或虚数。

证候分析:下痢日久,正虚邪恋,寒热夹杂,肠胃传导失司,故缠绵难愈,时发时止。脾胃虚弱,中阳健运失常,故纳减嗜卧,倦怠怯冷。湿热留连不去,病根未除,故感受外邪或饮食不当而诱发,发则腹痛里急,大便夹黏液或见赤色。苔腻不化,脉濡软虚数,乃湿热未尽正气虚弱之征。本证以时发时止,经年不愈为辨证重点。并宜详问是否有痢疾史。

治法:温中清肠,佐以调气化滞。

方药:连理汤。

6. 噤口痢

症状:即下痢而不能进食,或下痢呕恶不能食者。朱丹溪说:"噤口痢者,大虚大热。"基本病机是大实或大虚,致胃失和降,气机升降失常。属于实证者,多由湿热或疫毒,上犯于胃,胃失和降所致,症见下痢,胸闷,呕恶不食,口气秽臭,舌苔黄腻,脉滑数。

证候分析:多因湿浊热毒蕴结肠中,邪毒亢盛,胃阴受劫,升降失常所致。亦有见于久痢,脾肾虚寒,中气败坏者。噤口痢有虚有实。实证多由湿热、疫毒蕴结肠中,上攻于胃,胃失和降所致,症见下痢、胸闷、呕逆不食,口气秽臭,舌苔黄腻,脉滑数。虚证多由脾胃素虚或久痢以致胃虚气逆,症见呕恶不食,或食入即吐,口淡不渴,舌淡,脉弱。

治法:泄热和胃,苦辛通降。

方药:开噤散加减。

【康复指导】

痢疾是一种急性传染病,在夏秋季节采取积极有效的预防措施,对于控制痢疾的传播和流行,是十分重要的。最有效的方法就是注意卫生,勤洗手,勤消毒。

【出院指征】

大便恢复正常,理化检查正常。

【随访计划】

电话询问患者或家属出后院症状有无复发,好转情况。健康指导,提醒复诊,解答患者问题。

【临床疗效评定标准】

1.治愈 症状消失,理化检查正常。

2.好转 腹泻腹痛缓解,大便次数减少,未见脓血便。

3.未愈 症状无改善。

附　录　常见脾胃病诊疗指南

附录一　上消化道出血诊疗指南

急性上消化道出血是指屈氏韧带以上的消化道疾病引起的出血,包括胰管或胆管的出血及胃空肠吻合术后吻合口附近疾病引起的出血,年发病率为 50/10 万 ~150/10 万,病死率为 7% ~10%,严重危害人民健康。

为进一步规范上消化道出血的诊断、治疗和疗效评估,中国医师协会急诊医师分会组织急诊科、消化科、介入科、外科等多学科专家,在 2015 版共识的基础上,对《急性上消化道出血急诊诊治流程专家共识》进行 2020 版(第三次)更新。此指南立足于急性上消化道出血的病情评估、循环稳定、药物选择及止血治疗等几个方面的同时,专家组成员对共识内容在风险分层、动态评估、治疗策略、内镜干预时机和特殊人群用药管理等方面进行广泛讨论和修改,从而最终达成共识陈述。

本指南只是帮助医师对上消化道出血的诊断和治疗做出正确决策,不是强制性标准,也不可能解决上消化道出血诊疗中的所有问题。因此,临床医师在针对某一具体患者时,应充分了解本病的最佳临床证据和现有医疗资源,并在全面考虑患者的具体病情及其意愿的基础上,根据自己的知识和经验,制定合理的诊疗方案。由于上消化道出血的研究进展迅速,本指南需要不断更新和完善。

【临床诊断标准】

典型呕血、黑便或便血表现的患者,最易诊断。胃液、呕吐物或大便潜血阳性,提示可能为出血患者。而对以头晕、乏力、晕厥等不典型症状就诊的患者,特别是生命体征不稳定、面色苍白及无法解释的急性血红蛋白(Hb)降低的患者,应警惕上消化道出血的可能性。存在活动性出血、循环衰竭、呼吸衰竭、意识障碍、误吸或 GBS>1 中任意一项,应考虑为危险性急性上消化道出血。严重贫血貌、持续性呕血或便血、晕厥、血压过低或 Hb 水平过低,均提示严重失血。当呕血、黑便量与贫血程度不相符时,应警惕隐匿的上消化道大出血。呕鲜血与咖啡色液,均提示病情危重。

【病因诊断】

1.西医病因　多为上消化道病变所致,少数为胆胰疾患引起,其中以消化性溃疡、上消化道肿瘤、应激性溃疡、急慢性上消化道黏膜炎症最为常见。近年来服用非甾体抗炎药 NSAID 或其他抗血小板聚集药物也逐渐成为上消化道出血的重要病因。少见的病因有 Mallory-Weiss 综合征、上消化道血管畸形、Dieulafoy 病、胃黏膜脱垂或套叠、急性胃扩张或扭转、理化和放射损伤、壶腹周围肿瘤、胰腺肿瘤、胆胰管结石、胆管肿瘤等。某些全身性疾病,如感染、肝肾功能障碍、凝血机制障碍、结缔组织病等也可引起本病。

不明原因上消化道出血是指经常规内镜检查(包括胃镜与结肠镜)不能明确病因的持续或反复发作的出血。可分为隐性出血和显性出血,前者表现为反复发作的缺铁性贫血和粪隐血试验阳性,而后者则表现为呕血和(或)黑便、血便等肉眼可见的出血。可行下列检查:①仍有活动性出血的患者,应急诊行选择性腹腔动脉造影,以明确出血部位和病因,必要时同时行栓塞止血治疗。②在出血停止,病情稳定后可行小肠钡剂造影或 CT 成像;也可以考虑胶囊内镜或单(双)气囊小肠镜明确小肠是否有病变。

2.中医病因病机　古代及现代中医对消化道出血早有认识,其中《景岳全书·血证》对血证的内容做了比较系统的阐述,将引起出血的病机概括为"火盛"及"气虚"两个方面。现代中医认为上消化道出血是由外感六淫、内伤七情、饮食不节、体虚血瘀、药物或外物损伤等各种原因导致热盛伤络,瘀血阻络,气不摄血及瘀血凝滞而导致络伤血溢发为本病。其病机主要责之于"热""瘀""虚""郁",治疗上总以"止血、消瘀、宁血、补血"为治疗大法。总结其病机特点为"火热熏灼,迫血妄行;气虚不摄,血溢脉外;血脉瘀阻,血不循经"。

具体病因分为:①感受外邪。凡外感风热燥火之阳邪或风寒之邪郁而化热,热伤营血,气血沸腾,邪热迫血妄行,血随胃气上逆而吐血。如《症因脉治·外感吐血》:"外感吐血之因,内有积热,诸经火盛,外有风寒,束其肌表,血络热甚,不得外越,妄行上冲,从口呕出,故外感吐血,责之邪热妄行。"②饮食不节。如饮酒过度或过食酸辣煎炸之品,均可导致热蕴胃肠,或燥热伤阴,虚火扰动血络,血因火动而产生出血。《金匮要略·惊悸吐衄下血胸满瘀血病》:"夫酒客咳者,必致吐血,此因急饮过度所致也。"③情志不和。忧思恼怒,情志失和则可致肝郁化火,横逆犯胃,损伤胃络,火载血升,气逆血奔,从而产生吐血。如《景岳全书·血证》:"血动之由,惟火惟气。"④劳倦过度。脾主统血,脾气健旺则血循行于脉道;若劳倦过度,或肝病、胃病日久导致脾胃虚弱,统摄无权,则血不循经,溢于脉外。如《景岳全书·血证》说:"血主营气,不宜损也,而损则为病。损者多由于气,气伤则血无以存。"⑤久病之后。肝主藏血,性喜条达疏泄,若肝病日久迁延不愈,则见气滞与血瘀,造成瘀血阻络,血行失常;或因胃病反复不愈,久病入络,从而使血不循经而外溢。当上述各种原因导致脉络损伤或血液妄行时,可引起血液溢出脉外,若血随气火上逆,从口而出,则为呕血;血随胃气下降入肠道,随便而出,则为黑便;若失血可致气血不足,则见神疲乏力、头晕心悸等,若出血量大可致气随血脱,见昏厥、汗出肢冷等危症。上述各种原因之所以导致出血,其共同的病机可归结为火热熏灼、迫血妄行及气虚不摄、血溢脉外两类。如《景岳全书·血证》曰:"血本阴精,不宜动也,而动则为病。血主营气,不宜损也,而损则为病。盖动者多由于火,火盛则逼血妄行;损者多由于气,气伤则血无以存。"在火热之中,又有实火及虚火之分。外感风热燥火,湿热内蕴,肝郁化火等,均属实火;而阴虚火旺之火,则属虚火。气虚之中,又有气虚和气损及阳之别。

【分型诊断】

根据出血的病因分为非静脉曲张性出血和静脉曲张性出血两类。根据出血速度、病情轻重及预后的显著差异,急性上消化道出血又分为一般性上消化道出血和危险性上消化道出血。前者是指出血量少,生命体征平稳的消化道出血,预后相对较好。危险性上消化道出血多为累及较大血管的出血,病死率或潜在死亡风险极高,占全部上消化道出血的10%~30%。其主要特征包括血液动力学不稳定、生命体征不稳定、器官功能障碍,以及临床判断有活动性出血。

【影像学检查】

1. 必要的检查　常用检查项目包括胃液或呕吐物或粪隐血试验、外周血红细胞计数、血红蛋白、血细胞比容等。为明确病因、判断病情和指导治疗,尚须进行凝血功能试验(如出凝血时间、凝血酶原时间)、血肌酐和尿素氮、肝功能、肿瘤标志物等检查。临床上,下述证候与化验提示有活动性出血:①呕血或黑粪次数增多,呕吐物呈鲜红色或排出暗红血粪,或伴有肠鸣音活跃。②经快速输液输血,周围循环衰竭的表现未见明显改善,或虽暂时好转而又恶化,中心静脉压仍有波动,稍稳定又再下降。③红细胞计数、血红蛋白与血细胞比容继续下降,网织红细胞计数持续增高。④补液与尿量足够的情况下,血尿素氮持续或再次增高。⑤胃管抽出物有较多新鲜血。

2. 急诊钡餐和钡灌肠造影　因血块干扰影像,且须变换患者体位并按压腹部,不适于重症患者,而且影响其他检查的进行,现已很少用于急性消化道出血的诊断,过去使用过的吞线试验等也已不再使用。

3. 内镜检查　是病因诊断中的关键检查:①内镜检查能发现上消化道黏膜的病变,应尽早在出血后 $24 \sim 48$ h 内进行,并备好所有止血药物、器械及急救设备。②应于液体复苏治疗、生命体征稳定后进行,即争取"stopgap",如心率>120/min,收缩压<70 mmHg、血红蛋白<50 g/L 等,应先迅速纠正循环衰竭,血红蛋白上升至 70 g/L 后再行检查。危重患者内镜检查时应进行血氧饱和度、心电和血压监护。③胃镜应仔细检查贲门、胃底部、胃体垂直部、胃角小弯、十二指肠球部后壁及球后处,这些部位是易遗漏病变的区域。当检查至十二指肠球部未能发现出血病变者,应深插内镜至乳头部检查。发现有 2 个以上的病变,要判断哪个是出血性病灶。

4. 内镜检查阴性患者的病因检查　①仍有活动性出血的患者,应急诊行选择性腹腔动脉或肠系膜动脉造影,以明确出血部位和病因,必要时同时做栓塞止血治疗。②在出血停止,病情稳定后可做胃肠钡剂造影或放射性核素扫描(如核素^{99m}Tc 标记患者的红细胞),但此检查特异性差。③对慢性隐性出血或少量出血者,可考虑做小肠镜检查。④对经各种检查仍未能明确诊断而出血不停者,病情紧急时可考虑剖腹探查,可在术中结合内镜检查,明确出血部位。

【治疗】

对急性上消化道出血救治过程中,应以"先救命后治病"的"降阶梯"思维来指导临床工作,从最危重处着眼,采用最积极的治疗,不排除任何有效治疗措施,使用最强效简便的治疗措施以迅速控制出血。"降阶梯"思维的策略依序如下。①气管保护,快速扩容:稳定患者生命体征对于意识障碍或呼吸循环障碍者,应常规采取"OMI"(即吸氧、监护和建立静脉通路)处置。同时开放2条甚至2条以上通畅的静脉通路,开始液体复苏以维持基本灌注,在活动性出血过程实施扩容可遵循"允许性低血压"理念,在保证重要器官灌注的同时,防止积极扩容导致出血加重等。②经验性联合用药:对病情危重,特别是初次发病,原因不详的患者,在生命支持和容量复苏的同时,可以采用经验性联合用药,即静脉应用生长抑素及质子泵抑制剂。③积极寻找病因:急性上消化道大出血患者应当尽快完成内镜检查,药物与内镜联合治疗是目前首选治疗方式。对无法行内镜检查明确诊断的患者可进行经验性诊断评估及治疗。对内镜检查阴性者,可考虑增强CT、血管造影检查。急性大出血无法控制的患者应根据病情考虑介入治疗或外科手术治疗。推荐诊治流程图见附图1-1。

(一)药物治疗

1. 抑酸药物　临床常用的抑酸剂为质子泵抑制剂(PPI)和组胺受体拮抗剂(H_2RA)。PPI的抑酸效果优于H_2RA,因此建议危重患者尽早使用PPI进行抑酸治疗。推荐在内镜检查前应用PPI以改善出血病灶的内镜下表现,减少内镜下止血的需要;内镜止血治疗后的高危患者,如Forrest分级Ⅰa-Ⅱb级的溃疡、内镜止血效果不佳和(或)合并服用抗血小板药物或NSAID者,应静脉给予大剂量PPI 72 h,并可适当延长大剂量PPI疗程,然后改为标准剂量PPI静脉输注。此后口服标准剂量PPI至溃疡愈合。对于低危患者,可采用常规剂量PPI治疗。

2. 止血药物治疗　不推荐止血药物作为急性非静脉性上消化道出血的一线药物使用。对凝血功能障碍患者,输注冰冻血浆的同时,进行血栓弹力图监测引导下的成分输血,并给予氨甲环酸补充纤维蛋白原。对服用维生素K拮抗剂(VKA)的患者停用VKA,并纠正凝血功能障碍;考虑到患者心血管危险,应同时咨询心血管病专家。血流动力学不稳定者推荐应用维生素K,静脉应用凝血酶原复合物(PCC),若没有PCC可用新鲜冰冻血浆。一项病例对照研究表明,血小板输注并不能减少出血,反而可能增加总死亡率。另一项回顾性研究比较了ICU中急性上消化道出血的患者使用血小板输注的临床转归,结果显示,血小板输注组和未输注组之间,总住院时间、输血量以及血红蛋白水平比较差异无统计学意义,输注血小板的患者在ICU中的住院时间较短。鉴于临床结局无明显改善,即使患者服用抗血小板药物,也不建议对血小板计数正常的患者输注血小板。

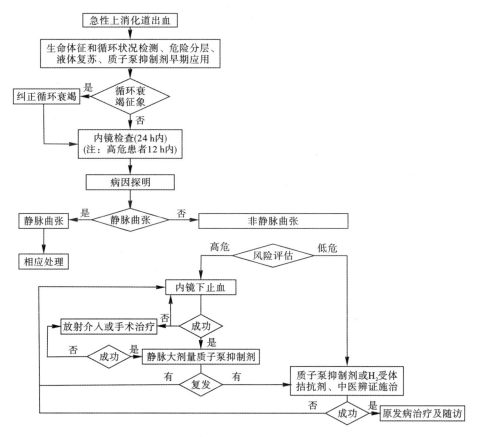

附图1-1　急性上消化道出血诊治流程

3.血管活性药物使用　对经过液体复苏但患者的血流动力学仍不稳定患者,可以适当地选用血管活性药物(如多巴胺、去甲肾上腺素、生长抑素及其衍生物奥曲肽),以改善重要脏器的血液灌注。生长抑素及其衍生物奥曲肽同属生长抑素类药物,药理作用相似,均能够减少内脏血流,降低门静脉压力,抑制胃肠道及胰腺肽类激素分泌等,可显著降低消化性溃疡出血患者的手术率,预防早期再出血的发生。同时,其可有效预防内镜治疗后肝静脉压力梯度的升高,从而提高内镜治疗的成功率。其中奥曲肽作用持续时间更长并且可以皮下注射给药。

(二)内镜下止血治疗

因起效迅速、疗效确切,内镜下止血应作为非药物治疗的首选。推荐对Forrest分级Ⅰa~Ⅱa级的出血病变行内镜下止血治疗,内镜下止血的时机是患者血流动力学稳定后在24 h内进行,对于高危患者应在12 h内进行。推荐消化性溃疡有血凝块(Forrest分级Ⅱb)在血凝块清除后若确定底部有活动性出血(Forrest分级Ⅰa、Ⅰb)或无活动性出血的裸露血管(Forrest分级Ⅱa)应接受内镜下止血治疗。

常用的内镜止血方法包括局部喷洒和(或)注射药物、机械疗法热凝止血。

1.内镜喷洒药物和(或)注射治疗　当药物治疗无法有效地止血时,内镜下局部药物可作为暂时控制出血的有效治疗手段。包括如缺乏内镜专家到场的情况,或者尽管尝试了内镜止血,仍然继续出血的情况,均可以考虑药物喷洒或局部注射治疗。内镜下喷洒药物治疗上消化道恶性肿瘤出血也有一定疗效。喷洒的药物可以选择云南白药、凝血酶粉等。该方法通常与其他止血方法联合进行。内镜下局部药物治疗联合热凝或机械止血方法,能够进一步提高对局部病灶的止血效果。与静脉用药比较,内镜下局部用药效果更确切,安全性更好。常用的药物有无水乙醇、去甲肾上腺素溶液。无水乙醇注射基于组织脱水和无水乙醇固定的原理,是在治疗过程中将0.1~0.2 mL无水乙醇局部注射到离出血血管1~2 mm的几个部位。出血血管周围黏膜的颜色改变为白色或深棕色表明止血适当。为避免穿孔,每次注射总量不应超过2~3 mL。高渗去甲肾上腺素溶液注射(HSE)的止血作用基于去甲肾上腺素的血管收缩作用和血管填塞原理,以及组织肿胀、动脉壁纤维蛋白样变性和高渗盐水溶液血栓形成的原理。去甲肾上腺素注射最常用的方法是用1∶10 000的去甲肾上腺素生理盐水溶液予以局部黏膜下注射。去甲肾上腺素联合其他内镜下止血治疗与去甲肾上腺素单药治疗比较,能显著地减少再出血率和急诊外科手术率,因此不推荐单独使用去甲肾上腺素进行局部注射治疗。TC325(Hemospay)是一种无机物粉末,为消化道止血喷剂。目前已在北美、欧洲及亚洲的一些国家获批使用,并在临床研究中体现出对于非静脉曲张性上消化道出血的疗效。注射用矛头蝮蛇血凝酶是巴西矛头蝮蛇(Bothropsatrox)的蛇毒中分离和纯化的血凝酶,具有促进纤维蛋白原降解生成纤维蛋白单体,可用于内镜下出血部位局部注射和喷洒等,也有研究将注射用矛头蝮蛇血凝酶作为止血用黏膜下注射材料,与生理盐水按照1∶10的比例进行配比,制作成液体垫进行黏膜下注射,预防及减少术中出血的发生,与肾上腺素比较有同样的止血效果而无肾上腺素的不良反应,对于需要基底部注射剂量较大的病变及有高血压病、冠心病等病变的患者应用更为安全。

2.机械疗法 内镜止血夹技术是通过对出血血管的机械压迫来起到止血效果的。准确的放置止血夹是避免再出血最重要的技巧。必须注意由于肌肉层撕裂而造成的穿孔及由于不适当的夹持而造成的视野障碍。内镜下皮圈套扎术下套扎(EBL)已经用于治疗食管静脉曲张。近年来,其应用已扩展到非静脉曲张性胃肠出血,例如 Dieulafoy 病、Mallory-Weiss 综合征、胃窦血管扩张症、弥漫性胃窦血管扩张症和结肠憩室出血。近年来有使用 Over-The-Scope-Clip(OTSC)内镜吻合夹系统进行止血的临床报道,最近一项使用 OTSC 对复发性消化性溃疡出血进行止血的随机对照研究显示,与标准内镜治疗比较,接受 OTSC 治疗的患者再出血率明显下降(15%∶58%)。

3.热疗法 热止血钳(hemostaticforceps)是一种接触式电凝装置,一般有两种类型的电路:多极/双极和单极。操作者可以用与使用活检钳相同的方式采用热止血钳夹住出血血管,并对出血部位的血管进行电凝止血。操作者对出血血管情况的正确判断是防止过度电凝导致迟发性穿孔的关键。氩离子凝固(APC)是一种非接触式电凝装置,APC 适用于浅表弥漫性出血的止血,而不适用于喷射性出血。APC 止血操作需要操作者对内镜进行精确控制,以在施加器的尖端和目标组织之间保持适当的距离。加热器探头是一种接触式热调节装置。接触式热探头基于凝结原理是让血管在机械压力和热的作用下,使血液凝结和血栓形成,从而起到止血效果。

(三)介入治疗

内镜止血失败且急性大出血不能控制的患者应当及早考虑行介入治疗。选择性血管造影有助于明确出血的部位与病因,必要时可行明胶海绵、聚乙烯醇颗粒、弹簧栓、生物胶等进行血管栓塞治疗。

(四)手术治疗

对于经内镜检查及介入检查等仍未能明确诊断,或药物、内镜和放射介入治疗均失败者,病情紧急时可考虑剖腹探查,可在术中结合内镜检查,明确出血部位后进行治疗。

(五)病因治疗

对幽门螺杆菌阳性的消化性溃疡出血患者予以根除治疗及抗溃疡治疗;对因凝血功能障碍引起的出血,应积极纠正引起凝血因子缺乏的病因;对因消化道肿瘤引起的出血,应积极针对原发病进行治疗;对于应激引起的出血,应积极地去除应激原;因药物因素引起的出血,应酌情停药、换药和根据病情恢复用药;对血栓栓塞高危的患者,除非有危及生命的出血,在内镜止血后应立即恢复抗血小板治疗。中医药在治疗消化性溃疡、上消化道糜烂等具有一定的临床疗效,可根据辨证论治的原则酌情使用,以减少由此引起的上消化道出血,但目前尚缺乏多中心、安慰剂对照、大样本、长期随访的临床研究证据。

(六)中医辨证论治

依据"急则治标"原则,急性出血期常给予口服止血药物,如云南白药粉、白及粉、化瘀止血散等;内镜检查时,根据情况镜下喷洒止血散、白及粉、炮姜灰、乌贼骨、微米大黄炭等止血药物;或若气随血脱,有休克表现者,加用扶正、固脱治疗,静脉滴注益气生脉之中药针剂等。而在出血的静止期(未见明显活动性出血期)及恢复期(出血完全停止期),中医辨证的优势明显,可辨证给予中药汤剂口服,能够改善患者症状,提高临床疗效,缩短住院天数。

辨证分型治疗如下。

(1)胃热炽盛证

症状:吐血色红或紫黯或便色暗红或柏油样便,口臭,口干,口苦,伴有脘腹胀闷,甚则作痛,大便秘结,舌质红,苔黄腻,脉滑数。

治法:清热泻火,宁络止血。

推荐方药:三黄泻心汤加减。

组成:黄连、黄芩、大黄、栀子、生地黄、炒白芍、地榆、白及、仙鹤草、茜草。可酌情增加止血药,如田七粉、藕节炭、蒲黄炭等。

中成药:云南白药、紫地宁血散、一清胶囊等。

(2)肝火犯胃证

症状:吐血色红或紫黯或便色暗红或柏油样便,烧心泛酸,胃脘灼热疼痛,心烦易怒,胁痛口苦,舌质红,苔黄,脉弦数。

治法:泻肝清胃,凉血止血。

推荐方药:龙胆泻肝汤加减。

组成:龙胆草、黄芩、栀子、生地黄、炒柴胡、泽泻、炒当归、焦大黄、侧柏叶、白芍、甘草。可酌情增加止血药,如田七粉、藕节炭、蒲黄炭等。

中成药:龙胆泻肝丸。

(3)瘀血阻络证

症状:便血紫暗,胃脘疼痛如针刺,固定不移,口干不欲饮,面色暗滞或黧黑,或见赤丝蛛缕,胁下癥块,舌质紫或有瘀斑,苔薄,脉涩。

治法:活血通络,化瘀止血。

推荐方药:化血丹加味。

组成:花蕊石、参三七、血余炭、茜草、地榆、牡丹皮、白芍。

中成药:云南白药。

(4)肝胃阴虚证

症状:大便色黑如柏油状,脘胁隐痛,嘈杂吐酸,烦热颧红,盗汗,咽干口燥,舌红无苔,脉细弦数。

治法:养胃柔肝,滋阴凉血。

推荐方药:茜根散加减。

组成:茜草、阿胶、生地黄、黄芩、侧柏叶、旱莲草、石斛、麦冬、白茅根,可酌情增加海螵蛸和白及。

(5)脾不统血证

症状:便溏色黑,或便血暗红,胃脘隐痛,喜按,食欲缺乏,神疲乏力,心悸气短,自汗,面色苍白,舌质淡,苔白,脉细弱。

治法:益气摄血,健脾和胃。

推荐方药:归脾汤加减。

组成:炙黄芪、党参、炒白术、炒当归、龙眼肉、炒白芍、木香、阿胶(烊化)、海螵蛸、白及、仙鹤草、炙甘草。

中成药:归脾丸。

（6）气随血脱证

症状：呕血或便血不止，呼吸微弱而不规则，或昏仆或昏迷，汗出不止，面色苍白，四肢冰凉，口开目合，手撒身软，二便失禁。舌淡白，苔白润，脉微欲绝。

治法：益气止血，固脱复脉。

推荐方药：独参汤或参附汤加减。

组成：人参、制附子等。

中成药：止血用云南白药，固脱用参附针静脉推注。

云南白药等具有止血愈伤、活血散瘀、消炎消肿、排脓去毒等作用。国内有文献认为可以加速止血，缩短病程，提高治疗效果。康复新液的有效成分为黏糖氨酸、多元醇类和肽类等活性物质，可通过抗炎消肿、促进细胞增殖及新生肉芽组织而起到加快组织修复、促进溃疡愈合的作用。有报道显示联用康复新液患者症状缓解及胃镜下溃疡愈合率显著优于单用抑酸药。

附录二　下消化道出血诊疗指南

下消化道出血的定义为 Trietz 韧带以下的肠道出血，包括小肠出血和结直肠出血。下消化道出血临床常见，占全部消化道出血的20%～30%。由于各种原因，目前对下消化道出血的研究却不及上消化道出血深入，相关指南和共识亦较少。此外，近年来内镜和影像技术快速发展，逐渐发现小肠出血的临床特点、诊疗方法和转归均不同于结直肠出血。

为进一步规范下消化道出血的诊断、治疗和疗效评估，由中华医学会消化内镜学分会结直肠学组，国家消化系统疾病临床医学研究中心牵头制定了《下消化道出血诊治指南（2020）》，本指南结合最新的国内外临床研究结论及专家意见，结合我国实际，分别对小肠出血和结直肠出血的临床诊治方法进行了总结和推荐，旨在进一步规范下消化道出血的诊治流程。此指南立足于急性下消化道出血的病情评估、循环稳定、药物选择及止血治疗等几个方面的同时，专家组成员对共识内容在风险分层、动态评估、治疗策略、内镜干预时机和特殊人群用药管理等方面进行广泛讨论和修改，从而最终达成共识陈述。

本指南只是帮助医师对下消化道出血的诊断和治疗做出正确决策，不是强制性标准,也不可能解决下消化道出血诊疗中的所有问题。因此,临床医师在针对某一具体患者时,应充分了解本病的最佳临床证据和现有医疗资源,并在全面考虑患者的具体病情及其意愿的基础上,根据自己的知识和经验,制定合理的诊疗方案。由于下消化道出血的研究进展迅速,本指南将需要不断更新和完善。

初步临床评估病史、体格检查和实验室检查结果应该在患者就诊时获得,以评估出血的严重程度、可能的出血部位和原因。便血患者就诊后初步临床评估时应详细采集病史,包括便血的性状、持续时间、次数及数量等,以及有无其他伴随症状,如腹痛、腹胀、大便习惯改变、体重下降、头晕、心悸等;同时,了解患者既往是否有消化道出血、炎症性肠病、消化道外科手术、腹盆部放射治疗等相关病史,其中包括近期是否做过消化道外科手术或者内镜下治疗,以及便血前是否曾进行直肠灌肠等局部治疗;通过采集病史还可以了解患者是否有其他合并症,如慢性肝病、慢性肾病及呼吸循环系统疾病等。病史采集中要注意患者的用药情况,尤其是可能增加患者消化道出血风险的药物,如非甾体抗炎药、抗血小板药物和抗凝药物等。体格检查应该包括患者的生命体征和精神状态,以及心肺查体、腹部查体等全身体格检查,并应进行肛门指诊。肛门指诊一方面可以发现一些可能导致出血的直肠和肛门病变,另一方面可以明确便血的颜色和性状。还要对患者进行初步的实验室检查,包括血常规、血型、便常规、肝肾功能、电解质、凝血功能和肿瘤标志物等。对于不能除外上消化道出血的便血患者,在结肠镜检查前应首先完善胃镜检查以明确有无上消化道出血,也可以通过鼻胃管吸引或者洗胃来帮助判断有无上消化道出血的可能。

出血严重程度与预后判断:病情严重程度与失血量呈正相关。当患者出现周围循环衰竭的征象时也提示失血量较大。休克指数(心率/收缩压)是判断失血量的重要指标。既往的研究发现下列因素可能与患者预后不良有关:血流动力学不稳定、持续性出血、年龄大于60岁、合并症多、血肌酐升高和严重贫血等,高危的风险因素越多则病情越严重,需要更积极的抢救治疗手段。

一、小肠出血

小肠出血曾称为不明原因消化道出血,指经常规内镜(包括胃镜与结肠镜)检查不能明确病因的持续或反复发作的消化道出血。2015 年,美国胃肠病学会提出以"小肠出血"替代 OGIB,定义为 Trietz 韧带起始部至回盲瓣之间的空肠及回肠出血。小肠出血包括显性出血及隐性出血:显性出血以黑便、便血为主要症状,同时通过检查手段可明确出血部位;隐性出血表现为存在反复发作的缺铁性贫血,便隐血试验阳性,同时通过检查手段明确出血部位。由于小肠出血症状通常较隐匿,缺乏特异性,且小肠具有长度较长、排列复杂、腹腔内活动度较大等解剖学特点,胃镜及结肠镜检查难以全面探及,导致小肠出血的诊断仍十分困难,漏诊、误诊率较高,小肠出血的诊治流程图如附图 2-1。

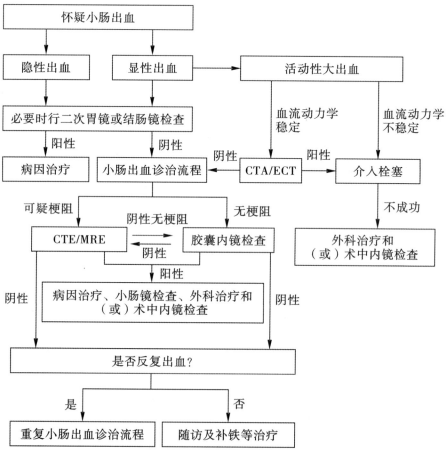

注:CTA 为 CT 血管造影;ECT 为发射型计算机断层扫描仪;CTE 为 CT 小肠造影;MRE 为磁共振小肠造影。

附图 2-1　小肠出血的诊治流程

【病因】

常见病因如下。①小于 40 岁：炎症性肠病（克罗恩病）、肿瘤、Meckel 憩室、Dieulafoy 病及息肉综合征等。②大于 40 岁：血管畸形、Dieulafoy 病、非甾体抗炎药相关性溃疡、应激性溃疡、肿瘤、小肠憩室及缺血性肠病等。

少见病因：过敏性紫癜、小肠血管畸形和（或）合并门脉高压、肠道寄生虫感染、淀粉样变性、蓝色橡皮疱痣综合征、遗传性息肉综合征、血管肠瘘和卡波西肉瘤等。

【临床诊断标准】

根据出血的部位、速度、出血量及相关病因，可表现为缺铁性贫血、粪便隐血试验阳性、黑便、血便、呕血或全身循环衰竭表现如头晕、乏力、心悸、晕厥等。肿瘤及小肠钩虫病引起的出血多表现为缺铁性贫血、粪便隐血试验阳性或黑便，恶性肿瘤可同时伴有消瘦、腹部包块及肠梗阻；血管病变引起的出血多以无痛性血便及黑便为主；炎性病变多为间歇性大出血或慢性少量出血，常伴有发热、腹痛或腹泻，其中克罗恩病可同时伴有腹部包块及瘘管形成；息肉、肠套叠及憩室则常表现为腹痛及血便。

【检查诊断】

1.体格检查　对于怀疑小肠出血的患者，需进行详细的体格检查，包括生命体征及全身体格检查。

2.辅助检查

（1）全消化道钡餐造影：对小肠出血的总检出率为 10% ~25%，此检查对肿瘤、憩室、炎性病变、肠腔狭窄及扩张等诊断价值较高，同时价格低廉，并发症少，技术要求相对简单。小肠尤其是气钡双重造影更加准确，随着内镜技术及 CT 重建的应用，此方法在检查小肠疾病中应用逐渐减少。

（2）小肠造影：CT 小肠造影（CTE）、CT 血管造影（CTA）、磁共振小肠造影（MRE）。CTE 集小肠造影和 CT 检查的优点于一体，能够同时显示肠腔内外病变。对于肿瘤性小肠出血，增强 CTE 能清楚显示肿瘤病灶的大小、形态、向腔内和腔外侵犯的范围及肿瘤的血液供应情况等；MRE 应用于小肠出血诊断的相关研究较少，可观察的肠道疾病包括肠壁增厚及强化、肠腔狭窄以及肠管扩张等，对小肠克罗恩病的早期诊断价值较高。

（3）选择性肠系膜动脉数字减影血管造影（DSA）：为有创性检查，对小肠出血有定性及定位作用，造影剂外溢是出血部位的直接征象，异常血管是小肠出血的间接征象,对消化道出血的定位诊断率为44%～68%。DSA受消化道出血速度影响:当出血速度达到0.5 mL/min以上时,其对出血部位的检出率达50%～72%;而当出血速度低于0.5 mL/min时检出率则下降到25%～50%;在非出血期或出血减慢时,可显示血管发育不良、血管瘤、动静脉畸形及富血供的肿瘤等疾病。由此可见,DSA对于显性及隐性小肠出血均有一定的诊断价值,同时可对出血病灶进行注药和栓塞等治疗。但DSA的缺点在于为有创性的操作,存在并发症的可能(包括肾功能衰竭及缺血性肠病等),对于造影剂过敏、严重凝血功能障碍、严重高血压及心功能不全者应慎用,同时有辐射暴露风险。

(4)核素显像(ECT):主要用于出血病变的初筛和大致定位。ECT常运用^{99m}Tc标记的红细胞进行扫描,对微量慢性出血有其他方法不可替代的作用。适用于出血量介于0.1～0.5 mL/min的慢性反复性出血,不适于大出血患者,怀疑憩室出血、疑似小肠出血的患者可考虑应用ECT,其对小肠出血的检出率为15%～70%,对于Meckel憩室的诊断阳性率为75%～80%。

(5)内镜检查:①胃镜和结肠镜初次检查时,可能造成漏诊,原因可能包括病灶微小、位置为观察盲区、检查者经验不足等,大多数初诊为"潜在的小肠出血"的患者在常规胃肠镜检查中漏掉了出血部位,通过重复内镜检查后可明确出血部位,其中重复胃镜检查的患者的诊断率从2%提高至25%,重复结肠镜检查的诊断率从6%提高至23%,大多数明显出血患者可以通过二次检查进行明确。②胶囊内镜为小肠疾病的常用及主要检查技术,是小肠出血的主要诊断方法之一,2002年10月正式在国内临床使用,是一种无创的检查方法,对可疑小肠出血的诊断率为38%～83%,胶囊内镜检查阴性者再出血率为6%～27%,重复检查能提高诊断率。诊断率与出血状况密切相关,显性出血和持续性出血的诊断率较高,但急性出血期因视野不佳会影响观察,建议择期胶囊内镜的最佳时机为出血停止后3 d,最长不应超过2周。应用复方聚乙二醇联合二甲硅油进行肠道准备可显著提高小肠图像质量。③小肠镜:包括双气囊小肠镜和单气囊小肠镜,是小肠疾病的主要检查手段,可经口和(或)经肛途径检查,能直接观察小肠腔内的病变,可进行组织活检和内镜下治疗。双气囊小肠镜和单气囊小肠镜对可疑小肠出血的诊断率分别为60%～80%和65%～74%,且对显性小肠出血的诊断阳性率高于隐性出血。

二、结直肠出血诊断

结直肠出血是消化科常见的临床危重症之一。近年来,随着各学科技术的快速发展和内镜诊治技术的不断提高,临床上对结直肠出血的诊断和治疗研究有了很大的进展。国内尚缺乏急性下消化道出血的流行病学资料。虽然大多数急性下消化道出血患者出血会自行停止,并且预后良好,但在老年患者和有并发症的患者中,发病率和死亡率有所增加。结直肠出血诊治流程图见附图3-1。

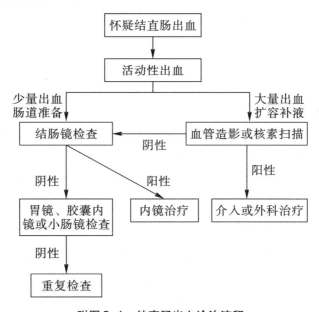

附图3-1　结直肠出血诊治流程

【病因】

1. 常见病因　结肠肿瘤、缺血性结肠炎、结肠憩室病、急性感染性肠炎、结肠溃疡性病变、结肠病变外科或者内镜治疗术后出血等。近年来服用非甾体抗炎药或其他抗血小板药物、抗凝药物也逐渐成为结直肠出血的重要病因。

2. 少见病因　结肠血管畸形、Dieulafoy病、放射性肠炎、孤立性直肠溃疡、直肠静脉曲张及物理化学损伤等。某些全身疾病,如肝肾功能障碍、凝血机制障碍、血液系统恶性肿瘤、结缔组织病等也可引起结直肠出血。

【临床诊断标准】

典型临床表现为突然发作的便血,即暗红色或鲜红色血液通过直肠排出,出血量较大时可以伴有头晕、黑蒙、面色苍白、心率增快、血压下降等周围循环衰竭征象。然而,在少数情况下,来自右半结肠的出血患者可表现为黑便。此外,便血也可能在急性上消化道出血患者中发现,约15%的假定急性下消化道出血患者最终发现出血来源于上消化道。痔疮、肛裂等肛门疾病引起的出血在临床上也非常常见,诊断急性下消化道出血(结直肠)时需除外肛门疾病引起的出血。结肠恶性肿瘤常有乏力、消瘦、大便习惯改变等表现,药物相关的结直肠出血患者多有明确的用药史,缺血性结肠炎患者在便血前多有突发的痉挛性腹痛。

【检查诊断】

1. 体格检查　皮肤黏膜检查:是否有皮疹、紫癜、毛细血管扩张,是否存在浅表淋巴结肿大;腹部体格检查:是否存在腹部压痛及腹部包块;肛门指检。

2. 辅助检查

(1)影像学检查:影像学检查是结直肠出血病因诊断和定位诊断的重要手段。常用的影像学检查手段是腹部增强CT或者腹部CT血管重建。CT检查有助于发现结肠占位性病变及肠壁增厚水肿等炎症性改变,并能提示可能的出血部位。行增强CT时需采取措施预防造影剂肾病等不良反应。应用放射核素标记红细胞的核素检查也是明确消化道出血部位的手段之一,因需要使用放射性核素及准备复杂等原因临床上较少采用。核磁共振诊断消化道空腔脏器疾病的价值有限,临床上也较少采用。

(2)内镜检查:结肠镜检查是明确结直肠出血原因和部位的最重要手段,并且可以在内镜直视下进行止血治疗。为了更好地发现出血部位,进镜和退镜过程中均需仔细检查结肠黏膜,还需要将肠腔内的粪水和积血冲洗干净。结肠镜检查中除了完成结肠的检查,需要尽可能深地插入回肠末端,以除外来自小肠的出血。国外指南推荐,对于有高危风险的结直肠出血患者或者活动性出血的患者,入院24 h内行急诊结肠镜可以早期明确出血原因并能内镜下止血。对于病情平稳的结直肠出血患者可以等出血停止并肠道准备后完善结肠镜检查,对于活动性出血或者可能需要内镜下止血的患者,在告知患者结肠镜检查的获益与风险并获得患者知情同意后可在24 ~ 48 h内行急诊结肠镜检查。推荐服用复方聚乙二醇溶液进行肠道准备,充分的肠道准备有利于发现病变,紧急情况下可用灌肠或其他方法替代。

三、下消化道出血的治疗

下消化道出血的基本处理原则为快速评估,稳定血流动力学,定位及定性诊断,按需治疗。治疗措施包括支持治疗、药物治疗、内镜下治疗、血管栓塞治疗及外科治疗等。

1. 支持治疗 下消化道出血患者,尤其是对于急性大出血患者,应先复苏再治疗。首先要根据患者的生命体征、循环容量缺失程度、出血速度、年龄和并发症情况,建立有效的静脉通路(深静脉置管),给予适当的止血、补液、输血等治疗,以维持生命体征稳定,防止并发症出现。同时建议尽快启动包括消化科、内镜中心、重症医学科、影像科及外科在内的多学科协作诊治。紧急输血的指征为血红蛋白低于 70 g/L,对于大量出血、合并心血管基础疾病或者预估短期内无法进行止血治疗的患者,应维持血红蛋白在 90 g/L 以上。如在补充血容量的同时患者血压仍较低而危及生命者,可适量静脉滴注多巴胺、间羟胺等血管活性药物,将收缩压暂时维持在 90 mmHg 以上,以避免重要器官的血流灌注不足时间过长,为进一步抢救争取时间。应注意的是,在失血性休克时,应尽快补充血容量,而不宜过早使用血管收缩剂。大多数慢性或间歇性出血患者都存在不同程度的缺铁性贫血,因此口服或静脉给予铁剂是轻度小肠出血的主要治疗方法。这不仅有助于维持血红蛋白的稳定,而且在更严重的情况下可减少输血的频率。对于需要长期使用抗血小板药物的小肠出血患者,目前并没有前瞻性研究证实停止抗血小板治疗可降低复发性出血的风险。

2. 药物治疗

(1)小肠出血的药物治疗:出血病变部位不明或病变弥漫,不适用内镜治疗、手术治疗或血管造影栓塞治疗和治疗无效者,可考虑采用药物治疗。针对小肠出血的药物治疗研究有限,性激素类药物已被证实无效,生长抑素及其类似物和沙利度胺有一定疗效。生长抑素及其类似物在急性消化道出血治疗中的短期应用较为广泛,长期应用对胃肠道毛细血管扩张和蓝色橡皮大疱痣综合征引起的慢性肠道出血有一定的治疗作用,其机制包括通过抑制血管生成,减少内脏血流量,增加血管阻力和改善血小板聚集来减少出血。推荐用法为先用奥曲肽 100 μg 皮下注射,3 次/d,共 4 周,第 2 周起采用长效奥曲肽 20 mg 每月肌内注射 1 次,疗程 6 个月;或兰瑞肽(一种长效生长抑素八肽类似物)90 mg 每月肌内注射 1 次。沙利度胺为谷氨酸衍生物,对血管扩张引起的小肠出血有效,可能与其抑制表皮生长因子的抗血管生成作用有关。推荐用法为每日 1 次或分次服用 100 mg。

(2)结直肠出血的药物治疗:临床上常用的止血药物有生长抑素、垂体后叶素、蝮蛇蛇毒血凝酶(巴曲亭)、去甲肾上腺素等,但目前尚缺乏科学的临床研究评价药物止血的疗效。

3. 内镜下治疗

(1)热凝固治疗:对于血管畸形病变出血,氩离子凝固术是目前常用的方法。非接触热凝固治疗使用简便、安全且效果更好,能够有效提高患者血红蛋白水平并减少输血的频次。对于肠壁较薄的右半结肠,建议选用 30~45 W 的较低功率,氩气流速控制在 1 L/min,以减少穿孔的风险。探头距离黏膜面的距离应保持在 1~3 mm 且发射 1~2 s 脉冲。对于面积较大(>10 mm)及位于右半结肠的血管扩张,可在行凝固治疗之前使用生理盐水进行黏膜下注射,从而减少并发症的发生。对于一些息肉切除术后或内镜黏膜下剥离术后出血的患者,由于出血部位有溃疡形成,有时金属夹夹闭止血无效或者一些病例很难释放金属夹,可以考虑使用非接触式的热凝固治疗止血。

(2)金属夹止血:小肠溃疡表面裸露血管所致的活动性出血及 Dieulafoy 溃疡应用内镜下钛夹止血的效果较好。金属夹设计的改进,如闭合力量的增加,可旋转及在释放前能够开闭的能力都使其可更简易地用于止血。使用金属夹治疗憩室出血时可以直接夹闭出血部位,也可以"拉链"的方式封闭憩室开口来达到止血的目的。当有活动性出血时,可以使用稀释的肾上腺素于憩室内或憩室旁注射以减慢出血速度,获得更好的视野,从而方便金属夹的止血。

(3)黏膜下注射:对于较局限的小出血病灶,尤其是血管性病变,或者视野不清晰无法进行镜下治疗时,可经结肠镜插入注射针进行局部黏膜下注射治疗。1:10 000 肾上腺素是黏膜下注射最常用的药物。其作用机制有两个方面:①直接作用于血管,引起血管收缩;②局部组织扩张会引起压迫作用。通常黏膜下注射治疗需与其他方法联合使用,否则止血成功率较低且再出血风险大。

(4)联合方法:研究证实,对于一些高危的下消化道出血患者,尤其是憩室出血和息肉切除后出血的患者,两种或多种内镜下止血方法联合应用,能够显著降低再出血、手术及死亡的风险。

4. 血管栓塞治疗　该法适用于下消化道活动性出血,尤其是常规内科止血治疗无效者。目前常用微小线圈、聚乙烯醇颗粒或水溶性明胶进行超选择性栓塞治疗,从而提高治疗成功率并减少肠坏死等不良事件的发生。

5. 外科治疗　随着内镜技术的不断发展,外科手术已不再是治疗小肠出血的重要手段。但小肠肿瘤、经保守治疗无效的大出血、小肠穿孔、小肠梗阻和不明原因的小肠反复出血等仍是手术治疗的指征。手术探查的困难在于难以发现小肠腔内微小的病灶,尤其是血管扩张性病变,因而可能发生术后再出血。术中内镜检查有助于明确病因,提高小肠出血的疗效。腹腔镜探查在小肠出血诊治中是一种较为高效、安全的方法,若辅以术中内镜检查,则可进一步提高小肠出血的确诊率,缩短手术时间,并减少小肠切除的长度。大部分结直肠出血患者经过恰当的药物治疗、内镜治疗或血管栓塞治疗后都能成功止血,复发率也较低,只有那些反复发生的难治性憩室出血需要行手术治疗。对于已经明确病变部位和性质的患者,如有手术适应证,应择期手术。急诊手术适应证包括:①急性大量出血合并肠梗阻、肠套叠、肠穿孔、腹膜炎者;②出现失血性休克,血流动力学不稳定,经正规内科治疗后仍不能纠正者;③反复多次不明原因出血导致患者贫血,再次复发出血者。术前确定出血部位十分重要,以避免盲目的结肠切除。

附录三　胃食管反流病诊疗指南

胃食管反流病(GERD)是指胃十二指肠内容物反流入食管引起反酸、烧心等症状。反流也可引起口腔、咽喉、气管等食管邻近的组织损害,出现食管外表现,如哮喘、慢性咳嗽、特发性肺纤维化、声嘶、咽喉炎和牙蚀症等。GERD 是世界范围内的常见病,西方国家 GERD 患病率为 10%~20%,国内尚缺乏大规模流行病学资料,有 Meta 分析显示国内 GERD 的患病率为12.5%,且呈现出南低北高的特点,可能与饮食习惯等因素有关。虽然目前我国 GERD 患病率较西方国家低,但随着我国生活方式西化、人口的老龄化,GERD 患病呈逐年上升趋势。

本指南只是帮助医师对 GERD 的诊断和治疗做出正确决策,不是强制性标准,因此,临床医师在针对某一具体患者时,应充分了解本病的最佳临床证据和现有医疗资源,并在全面考虑患者的具体病情及其意愿的基础上,根据自己的知识和经验,制定合理的诊疗方案。

【临床诊断标准】

1. 根据临床表现来诊断

(1)食管症状:反流和烧心是 GERD 最常见的典型症状。反流是指胃内容物在无恶心和不用力的情况下涌入咽部或口腔的感觉,含酸味或仅为酸水时称反酸;烧心是指胸骨后或剑突下烧灼感,常由胸骨下段向上延伸。烧心和反流常在餐后 1 h 出现,卧位、弯腰或腹压增高时可加重,部分患者烧心和反流症状可在夜间入睡时发生。胸痛、上腹痛、上腹部烧灼感、嗳气等为 GERD 的不典型症状;胸痛由反流物刺激食管引起,发生在胸骨后。严重时可为剧烈刺痛,酷似心绞痛,可伴有或不伴有烧心和反流。注意胸痛患者需先排除心肺疾病因素后才能行胃食管反流评估。上腹痛、上腹部烧灼感、嗳气等见于部分患者,可能是由于消化道功能紊乱所致,症状呈间歇性,进食固体或液体食物均可发生。

(2)食管外表现:GERD 可伴随食管外表现,包括哮喘、慢性咳嗽、特发性肺纤维化、声嘶、咽喉症状和牙蚀症等。对病因不明、久治不愈的上述疾病患者,要注意是否存在 GERD,伴有烧心和反流症状有提示作用。临床医师对上述发作性咳、喘、胸闷和气短等呼吸道症状通常做出哮喘的诊断,对症治疗可暂缓症状,但疾病往往持续进展,应引起临床高度重视。

(3)体征:GERD 患者缺乏比较特异的体征。

2. 诊断标准

(1)有反酸、烧心症状。

(2)内镜下发现反流性食管炎的表现。

(3)食管过度酸反流的客观证据

若有典型的烧心和反酸症状,可做出 GERD 的初步诊断,内镜下若发现有反流性食管炎并能排除其他原因引起的食管病变,本病诊断可成立;若内镜检查阴性,但食管 pH 监测证实存在食管过度酸反流,则可建立 GERD 的诊断。对拟诊 GERD 的患者,可考虑先使用 PPI 经验性治疗,症状多会在 1~2 周内得到改善,若给予治疗后症状消失,可确立 GERD 的诊断。对于症状不典型,特别是合并食管外症状的患者,常需结合多种检查手段进行综合分析来做出诊断。

【发病机制】

胃食管反流的发生取决于抗反流防线与反流物攻击能力之间的平衡。反流发生时,胃酸、胃蛋白酶、胆汁等反流物可直接刺激食管黏膜造成损伤,抗反流防御机制减弱可导致胃食管反流事件增多,而食管清除能力下降使反流物接触食管黏膜的时间延长,易导致攻击和损伤。

1. 抗反流屏障结构和功能异常

(1)贲门切除术后、食管裂孔疝、腹内压增高(妊娠、肥胖、腹水等)可导致食管下括约肌(LES)结构受损。

(2)某些激素(如缩胆囊素、胰高血糖素、血管活性肠肽等)、食物(如高脂肪、巧克力等)、药物(如钙通道阻滞剂、地西泮等)可引起 LES 压力下降。

(3)食管裂孔疝时,部分胃经过膈肌的食管裂孔进入胸腔,易导致反流发生。

2. 食管清除反流物功能降低 食管清除功能包括推进性蠕动、唾液的中和、食团的重力。其中推进性蠕动最为重要,近半数 GERD 患者合并有食管中部失蠕动、食管远端运动功能障碍。

3. 食管黏膜屏障作用减弱 食管黏膜屏障包括 3 个方面:①上皮前因素为黏液层、黏膜表面的 HCO_3^- 浓度。②上皮因素为上皮细胞间连接结构和上皮运输、细胞内缓冲系统、细胞代谢功能等。③上皮后因素为组织的基础酸状态和血液供应情况等。长期吸烟、饮酒及刺激性食物等可使食管黏膜抵御反流物的损害能力下降。

【影像学检查】

1. 上消化道内镜检查 上消化道内镜检查对评估 GERD 的严重程度及排除由于其他原因导致反流的疾病具有重要价值。建议有条件的医院对初诊的患者先行内镜检查,以了解是否有食管炎及其严重程度,同时结合病理活检结果排除肿瘤等疾病,对确诊的 GERD 患者,如出现报警征象,也应及时复查内镜。内镜下 GERD 分级如下。正常:指食管黏膜没有破损;A 级:指有 1 个或 1 个以上食管黏膜破损,长径<5 mm;B 级:指有 1 个或 1 个以上食管黏膜破损,长径>5 mm,但没有融合性病变;C 级:指黏膜破损有融合,但<75% 食管周径;D 级:指黏膜破损融合,至少达到 75% 的食管周径。内镜下

正常食管黏膜呈均匀粉红色,当其被化生的柱状上皮替代后呈橘红色,多发生于胃食管连接处的齿状线近侧,可为环形、舌形或岛状,此为 Barrett 食管。

2. 质子泵抑制剂(PPI)试验　对于合并典型反流症状拟诊 GERD 或疑有反流相关食管外症状的患者,尤其是上消化道内镜检查阴性时,可采用 PPI 诊断性治疗。对表现为食管症状的患者,服用标准剂量 PPI,如奥美拉唑 20 mg、2 次/d,疗程 2~4 周,治疗的最后 1 周如症状完全消失或仅有 1 次轻度的反流症状,则可诊断为 PPI 试验阳性。对表现为食管外症状的患者,一般疗程至少 4 周,PPI 试验阳性的判断标准目前尚无共识。抗反流药物可能对部分 GERD 无效,故 PPI 试验阴性并不能完全排除 GERD。

3. 食管反流监测　食管反流监测是 GERD 的有效检查方法,包括食管 pH 值监测、食管阻抗 pH 值监测和无线胶囊监测,对未使用 PPI 的患者可选择该项检查以明确食管存在酸反流并指导治疗。难治性 GERD 患者可使用食管阻抗 pH 值监测判断症状持续存在的原因。采用多电极监测食管 pH 值,可全面了解患者食管内反流情况,包括酸性和(或)碱性物质反流,特别是对反流水平(即是否存在高位反流、咽喉反流)的评价有帮助,在分析和解读 pH 值监测结果时,要注意反流事件和症状的关联。

4. 食管测压　可帮助了解食管体部的动力功能状态、下食管括约肌的压力、一过性下食管括约肌松弛的频率以及上食管括约肌的功能。高分辨食管测压有助于了解胃食管连接部的解剖生理功能,食管动力学监测结果有助于治疗方案的选择,也是评估 GERD 患者是否适合手术治疗及预测手术疗效和术后并发症的重要指标。但需要注意的是,GERD 患者的食管动力异常不具有特异性,不能作为诊断 GERD 的直接证据。

5. 食管钡剂造影　食管钡餐检查可显示有无食管病变及胃食管反流,对诊断有补充作用,有助于鉴别诊断,但敏感性较低,不被推荐为 GERD 的诊断方法。

【中医辨证】

1. 肝胃不和证

主症:①反酸;②胸胁胀满;③嗳气;④腹胀。

次症:①纳差;②情绪不畅则加重;③恶心欲吐;④胸闷喜太息。

舌脉:舌质淡红,舌苔白或薄白,脉弦。

证型确定:具备主症 2 项和次症 1 或 2 项,参考舌脉象。

2.肝胃郁热证

主症:①反酸;②胸骨后灼痛;③嘈杂。

次症:①心烦易怒;②两胁胀满;③口干口苦;④大便秘结。

舌脉:舌质红,舌苔黄,脉弦滑。

证型确定:具备主症2项和次症1项或2项,参考舌脉象。

3.中虚气逆证

主症:①反酸;②泛吐清涎;③嗳气;④胃脘隐痛。

次症:①食少纳差;②胃脘痞满;③神疲乏力;④大便稀溏。

舌脉:舌质淡红,苔薄白或白腻,脉沉细或细弱。

证型确定:具备主症2项和次症1项或2项,参考舌脉象。

4.气郁痰阻证

主症:①咽喉不适如有痰梗,情志不畅则加重;②胸膺不适;③烧心反酸。

次症:①嗳气或反流;②声音嘶哑;③胃脘胀满;④精神抑郁。

舌脉:舌质淡红,舌苔腻或白厚,脉弦滑。

证型确定:具备主症2项和次症1项或2项,参考舌脉象。

5.气滞血瘀证

主症:①反酸时久;②胸骨后刺痛或疼痛部位固定;③吞咽困难。

次症:①嗳气;②胸胁胀满;③呕血便血;④情绪不畅则加重。

舌脉:舌质暗或有瘀斑,舌苔白,脉弦细或弦涩。

证型确定:具备主症2项和次症1项或2项,参考舌脉象。

6.寒热错杂证

主症:①胸骨后或胃脘部烧灼不适;②反酸或泛吐清水;③胃脘隐痛,喜温喜按。

次症:①食欲缺乏;②神疲乏力;③肠鸣便溏;④手足不温。

舌脉:舌质红,苔白,脉虚弱。

证型确定:具备主症2项和次症1项或2项,参考舌脉象。

【治疗】

治疗胃食管反流病的目标:缓解症状,治愈食管炎,提高生命质量,预防复发和并发症。

（一）西医治疗

1. 生活方式干预　改变生活方式是治疗 GERD 的基础,而且应贯穿于整个治疗过程。

（1）减轻体重:尽量将 BMI 控制在 <25 kg/m^2。

（2）改变睡眠习惯:抬高床头 15°~20°,睡前 3 h 不再进食。

（3）戒烟、限制饮酒。

（4）避免降低 LES 压力的食物,如浓茶、咖啡、可乐、巧克力等。

（5）避免降低 LES 压力和影响胃排空的药物,如硝酸甘油、抗胆碱能药物、茶碱、钙通道阻滞剂等。

（6）减少引起腹压增高因素:避免肥胖、便秘、穿紧身衣、长时间弯腰劳作等。

2. 药物治疗

（1）PPI:具有不可逆抑制 H$^+$-K$^+$-ATP 酶的作用,抑酸起效迅速,作用持久,是 GERD 治疗的首选药物。短期或长期应用 PPI 不良反应均相对较少,适用于症状重、有严重食管炎的患者。奥美拉唑一般为 20 mg、2 次/d 口服;其他 PPI 包括艾司奥美拉唑、兰索拉唑、泮托拉唑和雷贝拉唑等。推荐疗程一般为 8 周。经规范 PPI 治疗后,大部分 GERD 患者的反酸、烧心等症状可完全缓解,但仍有高达 30% 的 GERD 患者症状控制欠佳,如经标准剂量 PPI 治疗 8 周后,GERD 症状仅部分缓解或完全无缓解,被认为是难治性 GERD,需调整治疗方案:单剂量 PPI 无效可改用双倍剂量,一种无效可换用另一种 PPI。对于出现食管裂孔疝等并发症的患者,PPI 剂量通常需要加倍。PPI 短期应用的潜在不良反应包括白细胞减少、头痛、腹泻、食欲减退。长期应用的不良反应包括维生素缺乏、矿物质缺乏、继发性感染、骨质疏松、髋部骨折、肠道菌群移位等。不良反应明显者可更换 PPI。

（2）H$_2$ 受体拮抗剂（H$_2$RA）:通过抑制胃黏膜壁细胞 H$_2$ 受体,能减少 50%~70% 24 h 基础胃酸分泌,该类药物易受饮食影响,抑酸持续时间短且患者容易快速耐受,适合于轻、中症患者。常用药物有西咪替丁、雷尼替丁、法莫替丁和罗沙替丁等,一般采用常规剂量,分次服用。H$_2$RA 用于短程治疗和维持治疗时,食管炎的治愈率和症状缓解率不如 PPI。H$_2$RA 安全性虽好,但如患者年龄大、伴肾功能损害和其他疾病时,易产生不良反应,常见腹泻、头痛、嗜睡、疲劳、便秘等,因此老年 GERD 患者需慎用 H$_2$RA。

(3)促胃动力药:可以增加 LES 压力、刺激食管蠕动及增强食管收缩幅度、促进胃排空,从而达到减少胃内容物食管反流及减少其在食管的暴露时间。多潘立酮为一种作用较强的多巴胺受体拮抗剂,具有外周阻滞作用,可增加食管下部括约肌张力,防止胃食管反流,在基层医疗机构较为普及,剂量为 10 mg、3 次/d。莫沙必利为新型 $5-HT_4$ 受体激动剂,直接作用于肠肌间神经丛,促进乙酰胆碱释放,增强胃及十二指肠运动,生物利用度高,不良反应少。伊托必利是一种新型促动力药,具有阻断多巴胺 D2 受体及抑制乙酰胆碱酯酶活性的双重作用,能抑制 TLESR,但对食管蠕动及 LES 压力无明显影响。促动力药不推荐单独用于 GERD 的治疗,多与抑酸药联合使用。促动力药物存在一定的不良反应,如腹痛、腹泻、口干等消化系统及心悸、心电图 QT 间期延长等心血管系统不良反应,多潘立酮亦可使血催乳素水平升高,引起非哺乳期泌乳等。

(4)黏膜保护剂:主要包括铝碳酸镁、硫糖铝和三钾二枸橼酸铋等,此类药物能快速中和胃酸、在受损黏膜表面形成保护膜以隔绝有害物质的侵袭,从而有利于受损黏膜的愈合。但药效持续时间较短,不能充分治愈食管炎及预防 GERD 并发症。

(二)中医治疗

1.中医辨证治疗

(1)肝胃不和证

治法:疏肝理气,和胃降逆。

方药:柴胡疏肝散加减(《景岳全书》),药用柴胡、白芍、陈皮、枳实、香附、川芎、海螵蛸、浙贝母等。

加减:胸骨后或胃脘部疼痛者,加川楝子、延胡索行气止痛;大便秘结者,加火麻仁、决明子泻热通便;嗳气频作者,加砂仁、旋覆花下气降逆;伴脘腹胀满者,加厚朴、佛手行气除满;反酸烧心甚者,加龙胆草清肝泻火。

(2)肝胃郁热证

治法:清肝泻火,和胃降逆。

方药:左金丸合大柴胡汤加减(《丹溪心法》《伤寒论》),药用黄连、吴茱萸、柴胡、黄芩、半夏、白芍、枳实、浙贝母、煅瓦楞子、大黄等。

加减:大便秘结者,加决明子、全瓜蒌泻热导滞;反流味苦者,加龙胆草、旋覆花清胆和胃。

（3）中虚气逆证

治法：和胃降逆，健脾益气。

方药：六君子汤合旋覆代赭汤加减（《医学正传》《伤寒论》），药用党参、茯苓、炒白术、半夏、陈皮、生姜、旋覆花、代赭石等。

加减：呕吐清水者，加竹茹、生姜和胃止呕；神疲乏力，大便溏薄者，加（炮）干姜温中补虚；胀连肋胁或背痛者，加川楝子、延胡索行气止痛。

（4）气郁痰阻证

治法：化痰祛湿，和胃降逆。

方药：温胆汤合半夏厚朴汤加减（《三因极—病证方论》《金匮要略》），药用陈皮、法半夏、茯苓、生姜、竹茹、炒枳实、厚朴、苏梗、旋覆花等。

加减：心神失养者，加炙甘草、浮小麦、大枣以甘缓养心；咽部红肿、痒痛者，加金银花、连翘、板蓝根清热利咽。

（5）气滞血瘀证

治法：疏肝理气，活血化瘀。

方药：血府逐瘀汤加减（《医林改错》），药用柴胡、赤芍、枳壳、桔梗、牛膝、当归、川芎、桃仁、红花、地黄、旋覆花、郁金、煅瓦楞子等。

加减：胸痛明显者，加丹参、降香、乳香（炙）、没药（炙）活血化瘀；呕血便血者，加三七粉、白及、仙鹤草活血止血；吞咽困难者，加威灵仙、王不留行破瘀开咽。

（6）寒热错杂证

治法：辛开苦降，和胃降气。

方药：半夏泻心汤加减（《伤寒论》），药用法半夏、黄连、黄芩、干姜、煅瓦楞子、陈皮、茯苓、吴茱萸、白术、海螵蛸、浙贝母等。

加减：腹泻便溏者，加山药、炒薏苡仁健脾渗湿止泻；不寐者，加合欢皮、夜交藤养血安神；胸痛重者，加川楝子、延胡索行气止痛。

2.中成药治疗

（1）气滞胃痛颗粒：柴胡、延胡索（炙）、枳壳、香附（炙）、白芍、甘草（炙）。具舒肝理气，和胃止痛之功。适于肝气犯胃证（肝郁气滞）。5 g/次，3 次/d，冲服。

（2）达立通颗粒：柴胡、枳实、木香、陈皮、清半夏、蒲公英、山楂（炒焦）、焦槟榔。具清热解郁，和胃降逆，通利消滞之功。适用于肝胃郁热证。

6 g/次,3 次/d,饭前冲服。

(3)荆花胃康胶丸:土荆芥、水团花。具理气散寒,清热化瘀之功。适用于寒热错杂证。2 粒/次(160 mg),3 次/d,饭前口服。

(4)越鞠丸类:香附(醋制)、川芎、栀子(炒)、苍术(炒)、六神曲(炒)。具有疏肝解郁、理气宽中,消痞之功,适用于气郁痰阻证。6~9 g/次,2 次/d,口服。

(5)左金丸类:黄连、吴茱萸。具有泻火,疏肝,和胃,止痛之功。适于肝胃郁热证。3~6 g/次,2 次/d,口服。

(6)胃逆康胶囊:柴胡(醋)、白芍、枳实、黄连、川楝子、半夏(制)、陈皮、吴茱萸、莪术、瓦楞子(煅)、蒲公英、甘草。具有疏肝泄热,和胃降逆,制酸止痛之效。适于肝胃郁热证。1.6 g/次,3 次/d,饭前口服。

3.中医特色治疗 针刺疗法、推拿疗法、穴位贴敷疗法、穴位注射疗法、穴位按压法、热敏灸疗法、穴位埋线疗法等对于 GERD 治疗有一定效果,其临床疗效确切性及长期有效性有待进一步验证。

(1)针刺疗法:采用电针治疗。取穴:膻中、天突、中脘、期门、足三里、内关、太冲。操作方法:患者仰卧,局部常规消毒,取 28~30 号毫针,天突穴先直刺 0.2 寸,然后将针尖转向下方,紧靠胸骨后方,刺入 1 寸,膻中穴,期门平刺 0.5 寸,中脘直刺 1 寸,足三里直刺 1.5 寸,内关、太冲直刺 1 寸,以上穴位得气后,通电针治疗,采用连续波,根据患者的耐受程度,调整电流强度,逐渐增大,以所刺穴位颤动为度,每次治疗时间 30 min,每日 1 次,14 次为 1 个疗程。或取双侧足三里、上巨虚、下巨虚、阳陵泉、委中、委阳,针刺部位常规消毒后,采用 0.35 mm×40 mm 毫针进行针刺,针刺手法选用迎随补泻法,即针刺足三里、上巨虚、下巨虚时针尖向下斜刺 35 mm,由徐到疾,捻转速度约为 150 r/min,高频捻转 1~2 min;针刺阳陵泉时针尖向上斜刺 30 mm,由徐到疾,捻转速度约为 120 r/min,高频捻转 2~3 min;针刺委中时针尖向上逆膀胱经脉走向斜刺 35 mm;针刺时委阳针尖顺膀胱筋脉走向斜刺 35 mm。以针下沉紧、患者自觉酸胀得气为准,留针 30 min,每日 1 次,共治疗 4 周。

(2)推拿疗法:部位选上腹部、神阙穴及周围、背部夹脊穴。具体操作:①患者取仰卧位,两手自然放在身体两旁,医者立于患者左侧,用摩法或揉法,按顺时针方向在上腹部神阙穴及周围反复操作 20~30 次,腹部手法要深透有力,以患者自感腹部出现灼热即可。②令患者取坐位,医者站于患者背后,用双手捏、拿、提脊柱两侧的夹脊穴,从下至上反复操作 20～30 次,以皮肤潮红为度。

(3)穴位贴敷疗法:以中药脐疗,组方为生大黄、干姜、丁香、乌药、木香、肉桂、姜半夏、冰片,按照一定比例配成中药贴剂,每次取 5 g,每日用药 1 次;或以壮药穴位贴敷。药方组成:八角茴香 30 g,两面针 30 g,穿破石 30 g,丁香 10 g,吴茱萸 10 g,肉桂 30 g,香附 30 g,沙姜 30 g,加工方法:把上述药物粉碎后,过筛,加入鲜姜汁调和成膏状。取穴:脾俞、胃俞、膈俞、三焦俞、天枢、足三里、气海穴,每日换药一次,以 4 周为 1 疗程。

(4)穴位注射疗法:半夏泻心汤加味口服同时给予维生素 B_6 注射液每穴 50 mg,双足三里穴位注射,隔日 1 次,连续治疗 4 周。

(5)穴位按压法:耳穴按压治疗,以 75% 乙醇对耳郭进行皮肤消毒,按耳穴定位标准,取神门、皮质下、小肠、大肠、胃等穴,行王不留行籽,定位后用拇指、示指进行按压治疗,各穴位 1～2 min,每天 3 次,共治疗 10 d。取患者双侧缺盆、气舍、水突、气户、公孙、肝俞、足三里、脾俞、胃俞、委中、太溪、期门、行间、太冲等穴位,以及气海、膻中、中脘等穴位,先后进行揉法、点按法操作,每次操作 30 min,每日 2 次,上、下午各 1 次,连续治疗 8 周为 1 个疗程。

(6)热敏灸疗法:探测足阳明胃经穴位,以及中脘、天枢两水平线间区域。手持点燃的艾条,在距离选定部位的 3 cm 高度实施温和灸,当患者感到热感从皮肤表面向深层穿透或扩散、传热等时,即腧穴热敏化现象,该探测点即为热敏点。然后分别在热敏点上施行温和灸,直至透热、扩热,甚至感传现象消失为一次施灸剂量。施灸时间一般以热敏穴的透热、扩热或传热现象消失为标准,时间 5～55 min,每日 1 次,连续治疗 14 d 为 1 个疗程。

(7)穴位埋线疗法:将 00 号医用羊肠线剪成长约 1 cm 的线段若干,浸泡在 75% 的酒精内备用。在无菌条件下,将羊肠线从针尖入口处穿入一次性注射器针头,将 0.30 mm×40 mm 长针灸针从注射针的针尾插入。准确定位双侧脾俞穴、胃俞穴、肝俞穴、胆俞穴、足三里穴,常规消毒局部皮肤,将注射针刺入穴位所需深度,出现针感后轻推针灸针,同时退出注射针,将肠线埋入穴位内,局部以无菌干棉球按压片刻即可,每周 1 次,连续 6 周。

(三)中西医结合诊治要点

1.重视饮食、情绪、行为方式的调整　饮食方面,注意戒烟限酒,避免睡前进食,避免浓茶、咖啡、巧克力、薄荷、留兰香、过甜过咸高脂饮食等;情绪方面,注意避免长时间处于抑郁、焦躁等不良情绪状态;行为方式方面如注意保持健康体重、抬高床头。

2.针对 GERD 不同类型和合并症进行治疗　在应用 PPI 及中药辨证论治的基础上,针对 RE 治疗,可考虑重点针对食管黏膜损伤选用中药促进创面愈合;针对 BE 治疗,可考虑结合活检病理结果,选用对异型增生有治疗效果的中药;针对 NERD 治疗,重点针对内脏高敏感的中药进行治疗;针对食管狭窄,在扩张治疗之外,可考虑运用中药活血化瘀散进行治疗。

3.难治性胃食管反流病的治疗　减肥对症状缓解有一定的疗效。PPI 是主要治疗药物,增加 PPI 剂量,更换 PPI 种类可提高部分患者疗效,采用藻酸盐、对夜间酸突破患者应用 H_2 受体拮抗剂也可使部分患者受益。研究表明,腹腔镜下胃底折叠术可有效改善酸及弱酸反流,术后有较高的症状缓解率,但尚无高质量的对照试验评价抗反流手术的治疗效果,选择时需慎重。对非酸反流者不建议手术治疗。巴氯芬可通过减少 TLESR 而改善 GERD 症状,但因其耐受性差而临床应用受限。中西医结合治疗有利于改善难治性胃食管反流病的症状与生活质量等。

附录四　消化性溃疡诊疗指南

消化性溃疡(peptic ulcer,PU)是指在各种致病因子的作用下,黏膜发生的炎症反应与坏死性病变,病变深达黏膜肌层,常发生于与胃酸分泌有关的消化道黏膜,其中以胃、十二指肠最常见。临床表现为起病缓慢,病程迁延,上腹痛具有周期性、节律性等特点,伴反酸、嗳气、上腹部有局限性压痛,可有神经功能综合征,是消化系统的一种常见多发性疾病。近年来消化性溃疡的发病率虽有下降趋势,但目前仍是常见的消化系统疾病之一。

本指南只是帮助医师对消化性溃疡的诊断和治疗做出正确决策,不是强制性标准,也不可能解决消化性溃疡诊疗中的所有问题。因此,临床医师在针对某一具体患者时,应充分了解本病的最佳临床证据和现有医疗资源,并在全面考虑患者的具体病情及其意愿的基础上,根据自己的知识和经验,制定合理的诊疗方案。由于消化性溃疡的研究进展迅速,本指南将需要不断更新和完善。

【临床表现】

1. 症状　典型的 PU 临床表现具有慢性、周期性、节律性上腹痛的特点。胃溃疡疼痛部位在上腹偏左，十二指肠溃疡疼痛部位在上腹偏右；疼痛多呈隐痛、灼痛或胀痛；胃溃疡饭后 30 min 后痛，至下次餐前缓解；十二指肠溃疡有空腹痛、半夜痛，进食可以缓解；常伴反酸、烧心、嗳气等症状，可伴心理症候群。

2. 体征　上腹部有局限性压痛。胃溃疡压痛位于上腹部正中或偏左，十二指肠溃疡位于上腹部偏右。

3. 并发症　PU 主要并发症有出血、穿孔、梗阻和癌变，部分 PU 患者以溃疡的并发症为首诊症状。

【检查诊断】

1. 电子胃镜检查　电子胃镜是确诊 PU 的首选方法。在胃镜直视下，PU 通常呈圆形、椭圆形或线形，边缘锐利，基本光滑，为灰白色或灰黄色苔膜所覆盖，周围黏膜充血、水肿，略隆起。根据溃疡发展过程及胃镜下表现，按照日本崎田隆夫的分期法将溃疡分为活动期（A 期）、愈合期（H 期）和瘢痕期（S 期），而每期又分为 2 个阶段，分别为 A1 期、A2 期、H1 期、H2 期、S1 期、S2 期。A1 期：溃疡呈圆形或椭圆形，中心覆盖厚白苔，可伴有渗血或血痂，周围潮红，充血水肿明显；A2 期：溃疡覆盖黄色或白色苔，无出血，周围充血水肿减轻。H1 期：溃疡处于愈合中，其周围充血、水肿消失，溃疡苔变薄、消退，伴有新生毛细血管；H2 期：溃疡继续变浅、变小，周围黏膜皱襞向溃疡集中。S1 期：溃疡白苔消失，呈现红色新生黏膜，称红色瘢痕期；S2 期：溃疡的新生黏膜由红色转为白色，称白色瘢痕期。

2. 钡餐检查　PU 的主要 X 射线下影像是壁龛或龛影，是钡悬液填充溃疡的凹陷部分所造成。正面观，龛影呈圆形或椭圆形，边缘整齐。因溃疡周围的炎症水肿而形成环形透亮区。胃溃疡的龛影多见于胃小弯，且常在溃疡对侧见到痉挛性胃切迹。十二指肠溃疡的龛影常见于球部，通常比胃的龛影小。

3. HP 感染检测

（1）非侵入性检测：临床应用的非侵入性 HP 检测试验中，尿素呼气试验是最受推荐的方法，单克隆粪便抗原试验可作为备选，血清学试验限于一些特定情况(PU出血、胃MALT淋巴瘤和严重胃黏膜萎缩)。非侵入性HP检测试验包括尿素呼气试验、粪便抗原试验和血清学试验。尿素呼气试验,包括^{13}C-尿素呼气试验和^{14}C-尿素呼气试验,是临床最常应用的非侵入性试验,具有HP检测准确性相对较高、操作方便和不受HP在胃内灶性分布影响等优点。但当检测值接近临界值时,结果不可靠,可间隔一段时间后再次检测或用其他方法检测。胃部分切除术后患者用该方法检测HP准确性显著下降,可采用快速尿素酶试验和(或)组织学方法检测。

(2)血清学检测:基于单克隆抗体的粪便抗原试验检测HP准确性与尿素呼气试验相似,在尿素呼气试验配合欠佳人员(儿童等)检测中具有优势。常规的血清学试验检测HP抗体IgG,其阳性不一定是现症感染,不能用于根除治疗后复查,因此其临床应用受限。PU出血、胃MALT淋巴瘤和胃黏膜严重萎缩等疾病患者存在HP检测干扰因素或胃黏膜HP菌量少,此时用其他方法检测可能会导致假阴性,而血清学试验则不受这些因素影响,阳性可视为现症感染。

(3)胃镜下活检:若患者无活组织检查(以下简称活检)禁忌,胃镜检查如需活检,推荐快速尿素酶试验作为HP检测方法。最好从胃窦和胃体各取1块活检。HP快速尿素酶试验具有快速、简便和准确性相对较高的优点,完成胃镜检查后不久就能出HP检测结果,阳性者即可行根除治疗。HP在胃内呈灶性分布,多点活检可提高检测准确性。多数情况下,有经验的病理医师采用胃黏膜常规染色(苏木精-伊红染色)即可做出HP感染诊断。存在慢性活动性胃炎而组织学检查未发现HP时,可行特殊染色检查。

(4)细菌培养与分子生物技术:如准备行HP药物敏感试验,可采用培养或分子生物学方法检测。培养诊断HP感染特异性高,培养出的HP菌株可用于药物敏感试验和细菌学研究。但培养有一定技术要求,敏感性偏低,因此不推荐单纯用于HP感染的常规诊断。随着分子生物学技术的发展,用该技术检测HP耐药基因突变预测耐药的方法已具有临床实用价值。

【诊断标准】

对怀疑有PU的患者,应做以下检查。①明确有无溃疡:对具有慢性、周期性、节律性上腹痛特点的患者应考虑有PU的可能,应进行电子胃镜、上消化道气钡双重造影等检查,其中胃镜检查是确诊的主要方法。②排除恶性溃疡:内镜下恶性溃疡直径>2 cm,外形不规则或火山喷口状,边缘不规整、隆起,底部凹凸不平、出血、坏死,周围黏膜皱襞中断或增粗呈结节状。于溃疡边缘取活检病理检查是区分溃疡良恶性的关键。③确定溃疡的类型:根据溃疡发生的部位明确是胃溃疡、十二指肠溃疡、复合性溃疡或特殊类型的溃疡。④判断溃疡分期:应根据溃疡的特点判断溃疡所处的期和阶段,临床一般分为 A1 期、A2 期、H1 期、H2 期、S1 期、S2 期。⑤明确 PU 的病因:检查 HP,明确是否为 HP 相关性溃疡;了解服药史,明确是否为 NSAID 相关性溃疡。⑥了解有无并发症:根据血常规、胃镜结果、影像学、腹部 B 超、病理学等结果,判断有无贫血、活动性出血、穿孔、梗阻甚至癌变等并发症。

诊断标准:2011 年中国中西医结合学会消化系统疾病专业委员会公布的《消化性溃疡中西医结合诊疗共识意见》规定了 PU 的临床诊断标准。①初步诊断:慢性、周期性、节律性上腹痛伴反酸者,②基本诊断:伴有上消化道出血、穿孔史或现症者,③确定诊断:胃镜发现 PU 病灶。

【中医辨证】

1. 辨证要点　辨治本病,当分寒热、虚实、在气在血。如肝胃不和、脾胃湿热、瘀血停滞等属实证;胃阴不足、脾胃气虚、脾胃虚寒等属虚证;若久病可因实致虚或因虚致实,虚实夹杂,属本虚标实。病位在胃,与肝脾二脏相关。基本病机为胃之气机阻滞或络脉失养,致胃失和降,不通则痛,失荣则痛。临床证型常分为以下几种。

2. 分型

(1)肝胃不和证:胃脘胀痛,窜及两胁,遇情志不畅加重,嘈杂,嗳气频繁,反酸,舌质淡红,舌苔薄白或薄黄,脉弦。

(2)脾胃虚弱(寒)证:胃脘隐痛,喜暖喜按,空腹痛重,得食痛减,畏寒肢冷,倦怠乏力,泛吐清水,纳呆食少,便溏腹泻,舌淡胖、边有齿痕,舌苔薄白,脉沉细或迟。

(3)脾胃湿热证:胃脘灼热疼痛,身重困倦,口干口黏,恶心呕吐,食少纳呆,舌质红,苔黄厚腻,脉滑。

(4)肝胃郁热证:胃脘灼热疼痛,口干口苦,胸胁胀满,泛酸,烦躁易怒,大便秘结,舌质红,苔黄,脉弦数。

(5)胃阴不足证:胃脘隐痛或灼痛,饥不欲食,纳呆干呕,口干,大便干燥,舌质红,少苔,脉细。

(6)胃络瘀阻证:胃脘胀痛或刺痛,痛处不移,夜间痛甚,口干不欲饮,可见呕血或黑便,舌质紫暗或有瘀点、瘀斑,脉涩。

【治疗】

(一)西医治疗

PU 的治疗目的在于缓解症状、促进溃疡愈合、防止并发症、预防复发,治疗的重点在于削弱各种损害因素对胃及十二指肠黏膜的损害、提高防御因子以增强对黏膜的保护。具体的方法包括消除病因、降低胃酸、保护胃黏膜、根除 HP 等。通常十二指肠溃疡治疗 4~6 周,胃溃疡治疗 6~8 周,特殊类型溃疡的治疗时间要适当延长。

1.降低胃内酸度　降低胃内酸度是缓解疼痛、促进溃疡愈合的主要措施,常用降低胃酸药物有抑酸剂、制酸剂。抑酸剂首选 PPI,常用的药物有奥美拉唑、兰索拉唑、泮托拉唑、埃索美拉唑、雷贝拉唑、艾普拉唑等,一般标准剂量 1~2 次/d,早餐前 0.5 h 或睡前服药;抑酸治疗也可选用 H_2 受体拮抗剂,常用药物有西咪替丁、雷尼替丁、法莫替丁、罗沙替丁等,一般标准剂量 2~3 次/d。制酸剂如氢氧化铝、铝碳酸镁等,一般用于临时给药以缓解症状,不做长期治疗。

2.黏膜保护剂　黏膜保护剂是促进黏膜修复、提高溃疡愈合质量的基本手段,联合应用胃黏膜保护剂可提高 PU 的愈合质量,有助于减少溃疡的复发。对老年人 PU、难治性溃疡、巨大溃疡、复发性溃疡建议在抗酸、抗 HP 治疗同时,配合应用胃黏膜保护剂。常用胃黏膜保护剂有铋剂(枸盐酸铋钾、胶体果胶铋等)、硫糖铝、米索前列醇(喜克溃)、复方谷氨酰胺、吉法酯、膜固思达、施维舒等,标准剂量,3 次/d,口服;胆汁结合剂适用于伴胆汁反流者,有消胆胺、甘羟铝、铝碳酸镁等,后者兼有抗酸、黏膜保护作用,常用剂量是 1 g/次,3 次/d,内服。

3.根除 HP 治疗　对 HP 阳性的 PU,无论初发或复发,有无并发症均应根除 HP,这是促进溃疡愈合和防止复发的基本措施。由于既往含克拉霉素三联疗法和 HP Maas-tricht-4 共识推荐用的非铋剂四联方案(PPI+阿莫西林+克拉霉素+甲硝唑)及序贯疗法、伴同疗法根除率下降,难以获得高根除率,故 Maas-tricht-5 共识不予推荐。目前推荐铋剂四联(PPI+铋剂+2 种抗生素)作为主要的经验性治疗根除 HP 方案(推荐 7 种方案)。

4.NSAID 诱发溃疡的治疗　对 NSAID 诱发的溃疡,应首选 PPI 治疗,疗程与剂量同 PU。PPI 能高效抑制胃酸分泌,显著改善患者的胃肠道症状,预防消化道出血,并能促进溃疡愈合。H_2 受体拮抗剂仅能预防 NSAIDs 十二指肠溃疡的发生,而不能预防胃溃疡的发生。胃黏膜保护剂可增加 PG 合成、清除并抑制自由基、增加胃黏膜血流等作用,对 NSAID 溃疡有一定的治疗作用。HP 感染会增加 NSAID 相关消化道并发症的风险,是一个独立的危险因素,在接受长期 NSAID 治疗前检查并根除 HP 对患者有益。对于 NSAID 所致的溃疡,建议停用 NSAID 药物,如因原发疾病治疗的需要而不能停药者,可换用选择性环氧合酶(COX-2)抑制剂,并同时服用 PPI。

5.饮食治疗　PU 的进食原则是易消化、富营养、少刺激。应避免刺激性食物、烟酒、咖啡、浓茶和 NSAID。

6.心理治疗　神经精神和心理因素与 PU 的关系十分密切,调节神经功能,避免精神刺激,调整心态十分重要。应保持心情舒畅、乐观、平和,树立战胜疾病的信心,针对患者实际情况,进行心理疏导,可酌情给予镇静剂或抗抑郁药。

7.对症治疗　PU 对症治疗的要点是调节胃肠功能。根据患者症状酌情分别给予解痉剂(屈他维林、阿托品等)、促动力剂(伊托比利、莫沙比利等)、抗胆汁反流剂(铝碳酸镁、消胆胺、甘羧铝片等)。

8.并发出血的治疗　PU 并发急性出血时,应尽可能做急诊胃镜检查,24 h 内的胃镜干预能够改善高危患者的预后。合并活动性出血的首选治疗方法是胃镜下止血,对于 Forrest 分级Ⅰa 级～Ⅱb 级患者,应在胃镜下进行适当的止血治疗,同时使用大剂量 PPI,可有效预防再出血,减少外科手术率与病死率。不建议对胃镜治疗的患者进行常规胃镜复查,但再出血风险高的患者除外。对于无条件行胃镜治疗或胃镜治疗失败时,也可以考虑放射介入治疗或外科手术治疗。

9.手术治疗　手术治疗不是 PU 的首选方法,有上消化道大出血、幽门梗阻、难治性溃疡、球部或球后明显狭窄等,经内科治疗无效者;有急性穿孔或巨型溃疡、重度异型增生甚至恶变倾向者应考虑外科手术治疗。

(二)中医治疗

1.内治法

(1)肝胃不和证

治法:疏肝理气,和胃止痛。

推荐汤剂:柴胡疏肝散。

药物组成:柴胡10 g、香附10 g、川芎10 g、陈皮10 g、枳壳10 g、白芍15 g、炙甘草6 g。

加减:肝火旺者,加栀子10 g、牡丹皮15 g;阴虚者,加石斛15 g、沙参10 g;阳虚者,加高良姜10 g、肉桂5 g;反酸者,加浙贝母10 g、瓦楞子15 g。煎服法:水煎服,一日一剂,150 mL,3 次/d。

中成药:常用中成药如下。①气滞胃痛颗粒,药物组成:柴胡10 g、延胡索(炙)10 g、枳壳10 g、香附(炙)10 g、白芍10 g、炙甘草10 g。功能主治:舒肝理气,和胃止痛。用于肝郁气滞,胸痞胀满,胃脘疼痛。用法用量如下。片剂:口服,一次6片,3 次/d;颗粒:开水冲服,一次5 g,3 次/d;胶囊:口服,一次6粒,3 次/d。②胃苏颗粒,药物组成:紫苏梗15 g、香附10 g、陈皮10 g、香橼10 g、佛手10 g、枳壳10 g、槟榔10 g、鸡内金(制)15 g。功能主治:理气消胀,和胃止痛。主治气滞型胃脘痛,症见胃脘胀痛,窜及两胁,得嗳气或矢气则舒,情绪郁怒则加重,胸闷食少,排便不畅等证候者。用法用量:一次1袋,3 次/d。③健胃愈疡片,药物组成:柴胡、党参、白芍、延胡索、白及、珍珠层粉、青黛、甘草。功能主治:疏肝健脾,生肌止痛。主治肝郁脾虚,肝胃不和所致的胃痛,症见脘腹胀痛,嗳气吞酸,烦躁不适,腹胀便溏。用法用量:口服,一次4~5片,4 次/d。

(2)脾胃虚弱(寒)证

治法:温中健脾,和胃止痛。

推荐汤剂:黄芪建中汤。

药物组成:黄芪30 g、白芍15 g、桂枝10 g、炙甘草10 g、生姜10 g、饴糖30 g、大枣15 g。

加减:阳虚明显、腹痛较剧者加吴茱萸5 g、椒目5 g或制附片(先煎)10 g;吐酸者加海螵蛸10 g;伴肠鸣腹泻者加防风10 g、猪苓10 g;阴血亏虚明显者加枸杞子10 g;睡眠不佳者加生龙骨15 g、生牡蛎30 g。煎服法:水煎服,一日一剂,150 mL,3 次/d。

中成药:常用中成药如下。①安胃疡胶囊,药物组成:甘草黄酮类化合物。功能主治:补中益气,解毒生肌。主治胃及十二指肠球部溃疡。对虚寒型和气滞型患者有较好的疗效。并可用于溃疡愈合后的维持治疗。用法用量:口服。一次2粒,4 次/d。②小建中胶囊(颗粒),药物组成:白芍、大枣、桂枝、炙甘草、生姜、饴糖。功能主治:温中补虚,缓急止痛。脾胃虚寒,脘腹疼痛,喜温喜按,嘈杂吞酸,食少心悸。用法用量如下。胶囊:口服,一次 2 ~ 3 粒,3 次/d;颗粒:口服,一次 15 g,3 次/d。虚寒胃痛冲剂,药物组成:黄芪、甘草、桂枝、党参、白芍、高良姜、大枣、干姜。功能主治:温胃止痛,健脾益气。用于脾虚胃弱,胃脘隐痛,喜温喜按,遇冷或空腹痛重等症。用法用量:一次 5 g,3 次/d。

(3)脾胃湿热证

治法:清利湿热,和胃止痛。

推荐汤剂:连朴饮。

药物组成:黄连 5 g、厚朴 10 g、石菖蒲 10 g、半夏 10 g、淡豆豉 15 g、栀子 10 g、芦根 15 g。

加减:偏热者,加蒲公英 20 g、黄芩 10 g;偏湿者,加白扁豆 15 g、苍术 10 g、藿香 10 g。恶心偏重者,加橘皮 10 g、竹茹 10 g;反酸者,加瓦楞子 15 g、海螵蛸 10 g。煎服法:水煎服,一日一剂,150 mL,3 次/d。

中成药:常用中成药为三九胃泰颗粒,药物组成为三叉苦、九里香、两面针、木香、黄芩、地黄、白芍。功能主治:清热燥湿,行气活血,柔肝止痛,消炎止痛,理气健脾。用于湿热内蕴、气滞血瘀所致的胃痛,症见脘腹隐痛、饱胀反酸、恶心呕吐、嘈杂纳减。用法用量:开水冲服,每次 2.5 g,2 次/d。

(4)肝胃郁热证

治法:清胃泻热,疏肝理气。

推荐方药:化肝煎合左金丸。

药物组成:陈皮 10 g、青皮 10 g、牡丹皮 10 g、栀子 10 g、白芍 15 g、浙贝母 10 g、黄连 5 g、吴茱萸 3 g。

加减:口干明显者,加北沙参 10 g、麦冬 15 g;恶心者,加姜半夏 9 g,竹茹 10 g;舌苔厚腻者,加黄连 5 g、苍术 10 g;便秘者加火麻仁 15 g、郁李仁 10 g。煎服法:水煎服,一日一剂,150 mL,3 次/d。

中成药:常用中成药为胃热清胶囊,药物组成为救必应、大黄、延胡索(醋制)、甘松、青黛、珍珠层粉、甘草。功能主治:清热理气,活血止痛。用于郁热或兼有气滞血瘀所致的胃脘胀痛,有灼热感,痛势急迫,食入痛重,口干而苦,便秘易怒,舌红苔黄等症;胃及十二指肠溃疡见上述证候者。用法用量:口服,一次 4 粒,4 次/d。

(5)胃阴不足证

治法:养阴益胃。

推荐汤剂:益胃汤。

药物组成:沙参10 g、麦冬10 g、细生地10 g、玉竹10 g。

加减:若情志不畅者加柴胡10 g、佛手10 g;食滞者加炒麦芽10 g、鸡内金10 g;口干口苦者,加黄芩10 g、知母10 g;胃痛明显者加延胡索15 g、川楝子9 g;恶心呕吐者加竹茹9 g、姜半夏9 g。煎服法:水煎服,一日一剂,150 mL,3 次/d。

中成药:常用中成药为养胃舒胶囊,药物组成为党参、陈皮、黄精(蒸)、山药、玄参、乌梅、山楂、北沙参、干姜、菟丝子、白术(炒)。功能主治:滋阴养胃。用于症见胃脘灼热胀痛,隐隐作痛者。用法用量:口服,一次3粒,2次/d。

(6)胃络瘀阻证

治法:活血化瘀,行气止痛。

推荐汤剂:失笑散合丹参饮。

药物组成:生蒲黄10 g、五灵脂15 g、丹参15 g、檀香5 g、砂仁(后下)10 g。

加减:呕血加黑便者,加三七3 g、白及15 g、地榆炭15 g、蒲黄炭10 g;阳虚者,加炮姜10 g、桂枝10 g;气虚者,加黄芪30 g、党参20 g、白术15 g;阴虚者,加沙参10 g、生地黄15 g、麦冬15 g。煎服法:水煎服,一日一剂,150 mL,3 次/d。

中成药:常用中成药如下。①元胡止痛片,药物组成:三七、延胡索、香附、吴茱萸、瓦楞子、枯矾、甘草、白芍、白及、川楝子、氧化镁、碳酸氢钠、颠茄流浸膏。辅料为淀粉、滑石粉、硬脂酸镁。功能主治:制酸止痛,理气化瘀,温中健脾。用于胃脘痛,胃酸过多;慢性浅表性胃炎见上述症状者。用法用量:口服,一次4~6片,3次/d。②康复新液,药物组成:美洲大蠊干燥虫体提取物。功能主治:通利血脉,养阴生肌。用于瘀血阻滞,胃痛出血,胃、十二指肠溃疡。用法用量:口服,一次10 mL,3次/d。③荆花胃康胶丸,药物组成:土荆芥、水团花。功能主治:理气散寒,清热化瘀。用于寒热错杂症、气滞血瘀所致的胃脘胀闷、疼痛、嗳气、反酸、嘈杂、口苦;十二指肠溃疡见上述症候者。用法用量:饭前服,一次2粒,3次/d。

2.外治法

（1）穴位埋线疗法

1）常用穴位：中脘、胃俞（双）、脾俞（双）、足三里（双）、肝俞（双）。采用羊肠线埋于这些穴位皮下。

2）操作步骤及要求

工具选择：根据操作部位的不同选择不同种类和型号的埋线工具和线体。

体位选择：患者取舒适、便于医生操作的体位。常用体位有卧位、坐位。建议首选卧位。

器械消毒：根据器械不同选择适当的消毒或灭菌方法，应达到国家规定的医疗用品卫生标准以及消毒与灭菌标准，参见 GB 15981。一次性使用的医疗用品还应符合 GB 15980 的有关规定。

穴位消毒：用 0.5% 碘伏对施术穴位及穴周皮肤由中心向外环形擦拭。

术者消毒：术者术前洗手，再用 75% 酒精棉球擦拭双手，戴无菌手套。

施术方法：患者取舒适、便于医生操作的体位，调匀呼吸。根据操作部位的不同选择适当的线体。对拟操作的穴位消毒后，术者双手戴无菌手套，一手持一次性无菌埋线针或套管针，一手持无菌镊子，夹起事先浸泡在生理盐水中的线体，放入针管的前端，后接针芯，一手拇、示指绷紧或捏起进针部位皮肤，一手持针，刺入所需深度。腹部穴位根据局部脂肪层与肌肉层的厚度控制刺入深度。当出现针感后，边推针芯，边退针管，将线体埋入穴位内。同时用消毒棉球按压针孔数秒后贴敷医用胶贴。

疗程：治疗间隔及疗程根据所选部位对线的吸收程度而定，通常每 2 周治疗 1 次，3 次为 1 个疗程。

（2）针灸疗法　根据不同症状、证型选择相应的腧穴进行针灸治疗，主穴取中脘、足三里，根据不同证型配穴。①脾胃虚寒证：胃俞、脾俞、内关穴；②气滞血瘀证：胃俞、脾俞、内关、膈俞穴；③肝郁气滞证：胃俞、脾俞、期门穴；④肝气犯胃证：内关、太冲穴；⑤脾胃虚弱证：胃俞、脾俞；⑥胃寒证：胃俞、脾俞、内关、公孙穴；⑦胃阴不足证：胃俞、脾俞、内关、三阴交穴；⑧痰湿壅滞证：胃俞、脾俞、内关、阴陵泉、肝俞穴。

（三）并发症预防

消化性溃疡的常见并发症包括上消化道出血、穿孔，幽门梗阻和癌变等。目前,中药或者西药对于溃疡的近期愈合疗效明显,但是如何防止溃疡复发是预防并发症的首要措施之一。抑制胃酸分泌疗法治愈溃疡者 1 年内复发率为 60% ~80%。吸烟、使用 NSAID 药、HP 感染、高胃酸分泌、合并并发症等是导致溃疡复发的重要危险因素,应尽可能地消除上述危险因素。对 HP 感染阳性的溃疡者,根除 HP 感染后,溃疡的复发率明显降低。溃疡的愈合不仅是缺损黏膜的修复,更需要黏膜下组织结构的修复与重建,从而具备完整的黏膜防御功能。溃疡高质量愈合者 1 年溃疡复发率明显低于低质量愈合者,因此应同时加强胃黏膜保护剂的应用。维持抑酸治疗是预防溃疡复发的一种治疗方法,但维持治疗长期服药,停药后溃疡仍会复发,而根除 HP 后,大部分溃疡患者复发率明显降低。因此,维持抑酸和根除 HP 互补治疗能更有效预防溃疡复发和减少并发症。维持治疗的指征:有复发史的非 HP、非 NSAID 溃疡者;根除 HP 感染后溃疡仍复发者;长期服用 NSAID 者。维持治疗的方法:每日 2 次或睡前 1 次服用 H_2 受体拮抗剂(H_2RA),也可用标准 PPI 剂量,根据病情维持 3~6 个月,长者 1~2 年,3 个月后可减为半量维持,对于老年人治疗时间甚至更长。对于胃溃疡患者,尤其病理提示有上皮内瘤变者,应定期复查胃镜,如发现恶变,及时手术治疗。康复调摄消化性溃疡的复发是综合因素造成的,季节因素、饮食因素、精神情志因素、环境因素、体质因素、药物因素及一些未知因素等都可导致溃疡病复发,避免这些负性因素对于预防本病复发具有重要意义。应注意以下几方面。①生活方面:按时规律进餐,忌进食过饱及睡前进食,戒烟酒,忌大量饮用浓茶或咖啡,忌辛辣等刺激性食物、避免过度劳累及精神紧张。②药物方面:慎用对胃黏膜有损害的药物,如 NSAID、肾上腺皮质激素、利血平等。③HP 根除:HP 为消化性溃疡病重要发病原因和复发因素之一,故对消化性溃疡 HP 阳性者,无论溃疡是活动期或者静止期都应行 HP 根除治疗。

附录五　幽门螺杆菌感染诊疗指南

幽门螺杆菌(HP)是一种革兰氏染色阴性螺旋状细菌,主要通过口口途径在人与人之间传播。HP 从口腔进入人体后特异地定植于胃型上皮,定植后机体难以自发清除,从而造成持久或终生感染。HP 感染几乎均可引起胃黏膜活动性炎症,在慢性炎症活动的基础上部分患者还可发生消化性溃疡和胃癌等一系列疾病。全球自然人群HP感染率已超过50%,在发达国家感染率约为30%,在发展中国家则可高达80%。在我国,多个中心的大规模自然人群中HP感染的流行病学调查结果显示,我国HP感染率为40%~90%,平均为59%。人类是目前HP感染唯一明确的传染源,现有研究从感染患者的胃肠道分泌物、唾液、牙龈和粪便中分离出HP,表明胃口、口口传播和粪口传播是可能的重要传播途径。亲密接触,尤其是家庭内父母与孩子之间的亲密接触,可能是导致HP感染非常重要的因素。

HP感染还与多种胃肠道外疾病(如缺铁性贫血、特发性血小板减少性紫癜、自身免疫病、心血管疾病、脑血管疾病等)密切相关。HP相关疾病不仅危害人类健康,还加重了社会和家庭的卫生保健负担。因此,根除HP以减少相关疾病的发生尤为紧迫。

本指南只是帮助医师对HP感染的诊断和治疗做出正确决策,不是强制性标准,因此,临床医师在针对某一具体患者时,应充分了解本病的最佳临床证据和现有医疗资源,并在全面考虑患者的具体病情及其意愿的基础上,根据自己的知识和经验,制定合理的诊疗方案。

【病因及发病机制】

(一)危险因素

1.年龄 HP感染率与年龄有关,25岁人群的HP感染率接近50%,35岁人群感染率>60%,70岁以上的老年人感染率达80%。儿童期是HP感染的高危年龄段,我国HP感染获得的年龄较小,感染率随年龄的增长而增加。

2.生活区域 由于地理环境、生活环境及生活习惯等的不同,HP在不同的生活区域呈现不同的感染率。按地区划分,感染率由高到低依次为华西地区、华东地区、华南地区、华北地区,其中以西藏地区感染率最高,达90%。

3.生活习惯及条件 HP感染率与不同的生活习惯及条件相关。多项研究报告显示经常食用腌制蔬菜、饮用不洁水源、习惯植物油烹饪、吸烟等与HP感染呈正相关,而食用生蔬菜、喝茶、食用大蒜等与HP感染呈负相关。

4.家族聚集性 有Meta分析报告父母均阳性者的子女HP感染率显著

高于父母均阴性者,子女 HP 感染与父母有密切关系,呈现家庭聚集现象。一项研究调查了夫妻间 HP 感染情况,发现夫妻一方 HP 阳性,其另一方阳性率高达 78.94%,也存在明显的家族聚集性。

(二)发病机制

HP 为革兰氏阴性微需氧菌,仅寄居于胃上皮细胞表面,其致病机制与以下因素有关:①HP 产生多种酶,如尿素酶及其代谢产物氨、过氧化氢酶、蛋白溶解酶、磷脂酶 A 等,对黏膜有破坏作用。②HP 分泌的细胞毒素,如含有细胞毒素相关基因(CagA)和空泡毒素基因(VacA)的菌株,可导致胃黏膜细胞的空泡样变性及坏死。③HP 诱导上皮细胞释放白细胞介素-8,诱发炎症反应,后者损伤胃黏膜。④HP 抗体可造成自身免疫损伤。

(三)病理生理

HP 感染后机体难以自发清除,如不进行治疗,往往造成终生感染,即长期存在慢性活动性胃炎。慢性活动性胃炎在部分患者中可表现消化不良症状;以胃窦胃炎为主者中部分可发生十二指肠溃疡;在 HP 毒力因素、遗传因素和环境因素共同作用下,部分患者可发生胃黏膜萎缩/肠化生,并在此基础上少部分患者发生胃溃疡,极少部分(<1%)患者发生胃癌。此外,感染者中极少部分患者会发生胃黏膜相关淋巴组织(MALT)淋巴瘤。HP 胃炎在胃内分布部位(胃窦为主胃炎、胃体为主胃炎和全胃炎)在很大程度上决定了 HP 感染后胃酸分泌的变化,胃酸分泌的高低则影响了 HP 胃炎的结局。例如,胃窦感染为主者多数胃酸分泌增加,这些患者十二指肠溃疡发生的风险增加(十二指肠溃疡表型胃炎),而胃癌发生风险则降低。胃体感染为主者多数胃酸分泌降低,这些患者发生胃癌的风险增加(胃癌表型胃炎),而发生十二指肠溃疡的风险则降低。多数轻度全胃炎患者胃酸分泌无明显改变(单纯慢性胃炎表型)。

【诊断】

1.临床表现 HP 感染是人类最常见的慢性感染,其感染可导致不同结局:从无症状的慢性活动性胃炎、消化不良(约 10%)、消化性溃疡(10% ~ 15%)直至胃恶性肿瘤(约 1%),并产生相应临床表现。HP 感染也与一些胃肠外的疾病发生有关,如不明原因缺铁性贫血、特发性血小板减少性紫癜等。

2.诊断方法　HP感染的检测方法包括侵入性和非侵入性两类。

（1）侵入性方法：包括组织学检测、快速尿素酶试验（RUT）、HP培养和聚合酶链反应（PCR）检测。胃镜检查如需活检且患者无活检禁忌，临床上推荐RUT检测HP，病理组织学检测可作为备选。

（2）非侵入性方法：包括尿素呼气试验（UBT）、HP粪便抗原（HPSA）检测和血清学检测，其中UBT是临床上最受推荐的方法，具有HP检测准确性相对较高、操作方便和不受HP在胃内灶性分布的限制等优点。

常规的血清学试验检测HP抗体IgG，其阳性不一定是现症感染，不能用于根除治疗后复查，因此其临床应用受限，通常用于流行病学调查。如被检测者既往未接受抗HP治疗，HP抗体阳性可视为现症感染。消化性溃疡出血、胃MALT淋巴瘤和胃黏膜严重萎缩等疾病患者存在HP检测干扰因素或胃黏膜HP菌量少，此时用其他方法检测可能会导致假阴性，而血清学试验则不受这些因素影响，HP抗体阳性亦可视为现症感染。

HP检测前必须停用质子泵抑制剂（PPI）至少2周，停用抗菌药物、铋剂和某些具有抗菌作用的中药至少4周。PPI抑制胃酸分泌，显著提高胃内pH值水平，从而抑制HP尿素酶活性。抗菌药物、铋剂和某些具有抗菌作用的中药可以抑制HP生长，降低其活性。HP检测前服用这些药物可显著影响基于尿素酶活性（RUT、UBT）试验的HP检出，造成假阴性。血清学试验检测HP抗体，分子生物学方法检测HP基因，不受这些药物的影响。

3.诊断标准　符合下述3项之一者可判断为HP现症感染：①胃黏膜组织RUT、组织切片染色或细菌培养3项中任一项阳性。②^{13}C或^{14}CUBT阳性。③HPSA检测（经临床验证的单克隆抗体法）阳性。血清HP抗体检测（经临床验证、准确性高的试剂）阳性提示曾经感染，从未治疗者可视为现症感染。

【治疗】

（一）根除HP指征

根除HP可促进消化性溃疡愈合和降低溃疡并发症发生率，预防溃疡复发，根除HP可使约80%早期胃MALT淋巴瘤获得缓解。与无症状或无并发症的HP感染者相比，上述患者根除HP的获益显然更大。胃癌发生高风险个体[有胃癌家族史、早期胃癌内镜下切除术后和胃黏膜萎缩和（或）肠化生等]根除 HP 预防胃癌的获益高于低风险个体。多次根除治疗失败后治疗难度增加,应再次评估治疗的获益风险比,进行个体化处理。HP 胃炎作为一种感染性疾病,似乎所有 HP 阳性者均有必要治疗。但应该看到,目前我国 HP 感染率仍达约 50%,主动筛查所有 HP 阳性者并进行治疗并不现实。现阶段仍然需要遵从根除 HP 指征(附表 5-1),以便主动对获益较大的个体进行 HP 检测和治疗。

附表 5-1　HP 阳性患者 HP 根除指征

指征	级别
消化性溃疡(无论是否活动和有无并发症史)	强烈推荐
胃黏膜相关淋巴组织淋巴瘤	强烈推荐
慢性胃炎伴消化不良症状	推荐
慢性胃炎伴胃黏膜萎缩、糜烂	推荐
早期胃肿瘤已行内镜下切除或手术胃次全切除	推荐
长期服用质子泵抑制剂	推荐
胃癌家族史	推荐
计划长期服用非甾体抗炎药(包括低剂量阿司匹林)	推荐
不明原因的缺铁性贫血	推荐
特发性血小板减少性紫癜	推荐
其他 HP 相关性疾病(如淋巴细胞性胃炎、增生性胃息肉、Ménétrier 病)	推荐
证实有 HP 感染	推荐

(二)治疗方案

HP 耐药是全球面临的重要难题,我国的 HP 耐药形势更为严峻。总体而言,HP 对克拉霉素、甲硝唑和左氧氟沙星的耐药率(包括多重耐药率)呈上升趋势,而对阿莫西林、四环素和呋喃唑酮的耐药率仍很低。传统抗菌药物耐药率的逐年上升导致传统三联方案根除率不断降低,传统三联方案在我国大部分地区不再适合作为一线 HP 根除方案。《第五次全国幽门螺杆菌感染处理共识报告》推荐铋剂四联方案作为主要的经验性治疗根除 HP 方案,总共包括 7 种方案,各方案的剂量及用法等情况见附表 5-2。除含左氧氟沙星的方案不作为初次治疗方案外,根除治疗不分一线、二线,应尽可能将疗效高的方案用于初次治疗。我国多数地区为抗菌药物高耐药地区,推荐经验性铋剂四联治疗方案疗程为 14 d,除非当地的研究证实 10 d 治疗有效(根除率>90%)。根除方案中抗菌药物组合的选择应参考当地人群中监测的 HP 耐药率和个人抗菌药物使用史。此外,方案的选择应该权衡疗效、费用、潜在不良反应和药物可获得性,做出个体化抉择。初次治疗失败后,可在其余方案中选择一种方案进行补救治疗。方案的选择需根据当地的 HP 抗菌药物耐药率和个人药物使用史,权衡疗效、药物费用、不良反应和药物可获得性。

附表 5-2 幽门螺杆菌根除四联方案中抗菌药物组合剂量、用法[a] 和评价

方案	抗菌药物 1	抗菌药物 2	疗效[b]	费用	不良反应率
1	阿莫西林 1 000 mg、2 次/d	克拉霉素 500 mg、2 次/d	C,B	中到高	低
2	阿莫西林 1 000 mg、2 次/d	左氧氟沙星 500 mg、1 次/d 或 200mg、2 次/d	C,B	低	中到高
3	阿莫西林 1 000 mg、2 次/d	呋喃唑酮 100 mg、2 次/d	C,B	低	中到高
4	四环素 500 mg、3～4 次/d	甲硝唑 400 mg、3～4 次/d	C,B	低	中到高
5	四环素 500 mg、3～4 次/d	呋喃唑酮 100 mg、2 次/d	C,B	低到中	中
6	阿莫西林 1 000 mg、2 次/d	甲硝唑 400 mg、3～4 次/d	C,B	低	中
7	阿莫西林 1 000 mg、2 次/d	四环素 500 mg、3～4 次/d	C,B	低	中到高

注:[a] 标准剂量质子泵抑制剂+标准剂量铋剂(2 次/d,餐前半小时口服)+2 种抗菌药物(餐后口服)。标准剂量质子泵抑制剂为艾司奥美拉唑 20 mg、雷贝拉唑 10 mg(或 20 mg)、奥美拉唑 20 mg、兰索拉唑 30 mg、泮托拉唑 40 mg、艾普拉唑 5 mg,以上选一;标准剂量铋剂为枸橼酸铋钾 220 mg(果胶铋标准剂量待确定);[b] 疗效按 Graham 分级:C 级为 85%～89%,B 级为 90%～94%。

【疾病管理】

(一)基层医疗机构 HP 感染管理流程

1. 因消化不良症状就诊患者 存在消化不良症状的患者管理流程见附图 5-1。

2. 个人要求检测 HP 针对无症状个人要求检测 HP 的人群,年龄<14 岁者不推荐进行相关检查,年龄≥14 岁者,根据附图 5-1 流程进行检测,HP

阳性者给予根除 HP 治疗,根除失败者需转诊上级医院进行相关诊疗。

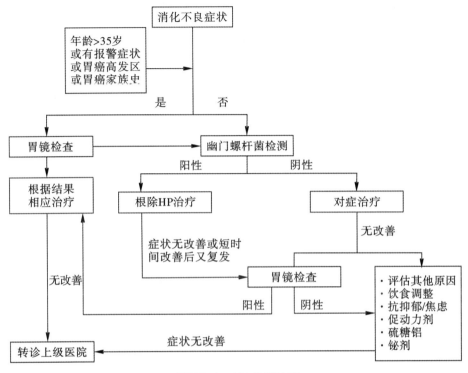

附图 5-1　HP 检测流程

(二)筛查

1.建议筛查对象　①胃癌高发区人群(年龄>14 岁)。②胃癌高风险个体(年龄>14 岁):早期胃癌内镜下切除术后、有胃癌家族史、已证实有胃黏膜萎缩和(或)肠化生或来自胃癌高发区等均属于胃癌高风险个体。

2.筛查方法　以非侵入性 HP 检测方法为主。如患者有胃癌报警症状(包括消化道出血、呕吐、消瘦、上腹部包块等)或属于胃癌高风险个体,建议联合内镜进行早癌筛查等。

(三)随访评估

推荐所有患者均应在根除治疗后行 HP 复查。多数患者根除治疗后不需要复查胃镜,可采用非侵入性方法检测 HP,UBT 是其中的最佳选择。评估应在根除治疗结束后 4~8 周进行,此期间服用抗菌药物、铋剂和某些具有抗菌作用中药或 PPI 均会影响检测结果。对于胃癌高风险人群,建议根除

HP 治疗后定期随访检测 HP。

（四）健康管理

1.避免家庭性感染：HP 感染主要在家庭内传播,避免导致母婴传播的不良喂食习惯,并提倡分餐制减少感染 HP 的机会,餐具定期消毒。

2.保持口腔健康,戒烟。

3.改善饮食习惯：避免喝生水、吃生的食物,同时食物应多样化,避免偏食,注意补充多种营养物质;不吃霉变食物;少吃熏制、腌制、富含硝酸盐和亚硝酸盐的食物,多吃新鲜食品;避免过于粗糙、浓烈、辛辣食物及大量长期饮酒。

4.保持良好心理状态及充足睡眠。

【预后】

单纯 HP 胃炎预后良好。根除 HP 可改善胃黏膜炎症反应,阻止或延缓胃黏膜萎缩、肠化生发生和发展,部分逆转萎缩,但难以逆转肠化生。在胃黏膜发生萎缩和（或）肠化生前根除 HP 几乎可完全预防肠型胃癌发生,但已发生胃黏膜萎缩和（或）肠化生时根除 HP 不足以完全消除这一风险,因此需要对这些个体进行随访。

附录六　便秘诊疗指南

便秘（constipation）是指一种（组）临床症状,表现为排便困难和（或）排便次数减少、粪便干硬。排便困难包括排便费力、排出困难、肛门直肠堵塞感、排便不尽感、排便费时以及需手法辅助排便。排便次数减少指每周排便<3 次,慢性便秘的病程应≥6 个月。随着生活节奏加快、饮食结构改变和社会心理因素的影响,便秘患病率呈上升趋势。我国成人患病率为 7.0%～20.3%,且随着年龄的增长,便秘患病率有所升高,我国老年人患病率为15%～20%。便秘在阿尔茨海默病、肝性脑病及结直肠癌等疾病的发生、发展中可能发挥重要的作用。患有基础性疾病的患者,如脑血管意外、急性心肌梗死时便秘可导致病情加重发生意外,甚至有死亡的风险。部分便秘与肛肠疾病如肛裂、痔疮等均有密切的关系。慢性便秘患者生命质量下降,造

成明显的经济和社会负担。

本指南只是帮助医师对便秘的诊断和治疗做出正确决策,不是强制性标准,也不可能解决便秘诊疗中的所有问题。因此,临床医师在针对某一具体患者时,应充分了解本病的最佳临床证据和现有医疗资源,并在全面考虑患者的具体病情及其意愿的基础上,根据自己的知识和经验,制定合理的诊疗方案。

【病因及发病机制】

(一)诱因和病因

1.诱因 ①低纤维素食物、水分摄入不足可增加便秘发生的可能性。②生活节奏加快、工作环境改变、精神心理因素(如抑郁、焦虑等)。③滥用或不合理应用泻药可加重便秘。④文化程度低、低体重指数(BMI)、女性、人口密集区生活者更易发生便秘。

2.病因 便秘主要由器质性疾病、功能性疾病及药物三大类病因所致,常见病因有:功能性疾病(功能性便秘、功能性排便障碍、便秘型肠易激综合征);肠道疾病(结肠肿瘤、憩室、肠腔狭窄或梗阻、巨结肠、结直肠术后、肠扭转、直肠膨出、直肠脱垂、痔、肛裂、肛周脓肿和瘘管、肛提肌综合征、痉挛性肛门直肠痛);内分泌和代谢性疾病(严重脱水、糖尿病、甲状腺功能减退症、甲状旁腺功能亢进症、多发内分泌腺瘤、重金属中毒、高钙血症、高或低镁血症、低钾血症、卟啉病、慢性肾病、尿毒症);神经系统疾病(自主神经病变、认知障碍或痴呆、多发性硬化、帕金森病、脊髓损伤);肌肉疾病(淀粉样变性、皮肌炎、硬皮病、系统性硬化病);药物(抗抑郁药、抗癫痫药、抗组胺药、抗震颤麻痹药、抗精神病药、解痉药、钙拮抗剂、利尿剂、单胺氧化酶抑制剂、阿片类药、拟交感神经药、含铝或钙的抗酸药、钙剂、铁剂、止泻药、非甾体抗炎药)。

(二)发病机制

功能性便秘是指排除器质性病变因素及药物因素所致便秘后,多种病理生理机制作用导致的包括肠道动力障碍、肠道分泌紊乱、内脏敏感性改变、盆底肌群功能障碍和肠神经系统功能紊乱等引起的便秘。按照病理生理学机制,可将功能性疾病所致的便秘分为慢传输型便秘(STC)、排便障碍型便秘、混合型便秘和正常传输型便秘(NTC)。

【诊断】

1.**临床表现** 主要表现为每周排便<3次、有报警征象者,应进行必要的实验室、影像学和结肠镜检查,以明确便秘是否为器质性疾病所致、是否伴有结直肠形态学改变。

2.**诊断标准** 便秘的诊断主要取决于症状,凡有排便困难费力、排便次数减少(每周<3次)、粪便干结、量少,可诊断为便秘,时间≥6个月为慢性便秘。慢性功能性便秘的诊断目前主要采用罗马Ⅳ诊断标准,如下:①必须包括以下2项或2项以上:至少25%的排便感到费力;至少25%的排便为干球粪或硬粪;至少25%的排便有不尽感;至少25%的排便有肛门直肠梗阻感和(或)堵塞感;至少25%的排便需手法辅助,每周自发排便<3次。②不用泻药时很少出现稀便。③不符合肠易激综合征的诊断标准。

【检查诊断】

1.**粪便常规、隐血试验检查** 观察粪便的一般形态,包括其量、性状、颜色、气味、寄生虫等。肠易激综合征患者的粪便伴有较多的黏液。直肠癌或有直肠病变的患者往往表现为粪便变细或粪便一侧有压迹,伴有鲜血。痔疮或肛裂时粪便表面常伴有鲜血。部分消化道肿瘤(如胃癌、大肠癌)患者持续或间断性粪便隐血试验阳性可能是其早期表现。

2.**直肠指检** 肛门直肠指检是一项简单且十分重要的检查方法,常能帮助了解肛门狭窄、粪便嵌塞、痔疮或直肠脱垂、直肠肿块等情况,也可了解肛门括约肌的功能状态、直肠壁的光滑程度,对于便秘的鉴别诊断能提供重要信息。

3.**腹部平片** 腹部平片对于疑似便秘的患者既是一种经济的检查手段,又可作为临床病史及体格检查的补充。如腹部平片显示明显气液平则支持肠梗阻诊断。此外,腹部平片对明显扩张的结肠也能很好地显示,故对诊断巨结肠有一定的价值。

4.**结肠镜检查** 结肠镜检查可以直观地帮助诊断肠腔内息肉、结直肠肿瘤以及其他导致肠腔狭窄的器质性病变,如结合组织病理检查可获得确诊。

5.**结肠传输试验** 口服不透X射线的标志物,并不定时拍摄腹平片,追踪观察标志物在结肠内运行的部位、时间,是判断结肠内容物运行的速度及受阻部位的一种诊断方法,有助于评估便秘是传输型还是出口梗阻型。

6.排粪造影检查 将模拟粪便(一般是钡糊)注入直肠中,模拟生理性排便活动,在放射线下动态观察肛门直肠的功能变化。可用于协助诊断便秘相关的直肠肛门部位疾病,如小肠或乙状结肠疝、内套叠、直肠黏膜脱垂等。磁共振排粪造影分辨率高、无辐射、多平面成像、能同时对比观察盆腔软组织结构。对难治性排便障碍型便秘,排粪造影检查结果能为外科确定手术治疗方式提供参考。

7.肛管直肠压力测定 将压力测定装置置入直肠内,令肛门收缩和放松,检查肛门内外括约肌、盆底、直肠功能及协调情况,对出口梗阻型便秘的识别可提供帮助。

8.球囊逼出试验 可反映肛门直肠对球囊(可用水囊或气囊)的排出能力,正常人可在60 s内排出球囊。球囊逼出试验作为功能性排便障碍的筛查方法,简单、易行,但结果正常并不能完全排除盆底肌不协调收缩的可能。

9.肛门肌电图检查 利用电生理技术检查盆底肌中耻骨直肠肌、外括约肌的功能,能帮助明确便秘是否为肌源性。

【中医辨证】

1.热积秘

主症:①大便干结;②大便臭秽和(或)口干口臭和(或)小便短赤。

次症:①腹胀或腹痛;②面红心烦;③或有身热。

舌脉:舌红,苔黄,脉滑数。

证型确定:主症必备,加次症1~2项即可诊断,参考舌脉象和理化检查。

2.寒积秘

主症:①大便艰涩;②腹痛拘急、得温痛减或腹满拒按。

次症:①手足不温;②畏寒。

舌脉:舌质淡暗,苔薄白腻,脉弦紧。

证型确定:主症必备,加次症1~2项即可诊断,参考舌脉象和理化检查。

3.气滞秘

主症:①大便干结或不甚干结,排便不爽;②腹胀或伴腹痛。

次症:①肠鸣矢气;②情绪不畅时加重;③胸胁痞满,嗳气频作。

舌脉:舌红,苔薄,脉弦。

证型确定:主症必备,加次症1~2项即可诊断,参考舌脉象和理化检查。

4. 气虚秘

主症：①大便不硬,虽有便意,但排便费力;②用力努挣则汗出短气。

次症：①便后乏力;②神疲懒言。

舌脉：舌淡,苔白,脉弱。

证型确定：主症必备,加次症1~2项即可诊断,参考舌脉象和理化检查。

5. 血虚秘

主症：①大便干结;②面色少华,头晕目眩。

次症：①心悸气短;②口唇色淡。

舌脉：舌质淡,脉细弱。

证型确定：主症必备,加次症1~2项即可诊断,参考舌脉象和理化检查。

6. 阴虚秘

主症：①大便干结如羊屎状;②潮热盗汗和(或)手足心热和(或)两颧红赤。

次症：①口干少津;②形体消瘦,头晕耳鸣;③心烦少眠;④腰膝酸软。

舌脉：舌质红,有裂纹,少苔,脉细数。

证型确定：主症必备,加次症1~2项即可诊断,参考舌脉象和理化检查。

7. 阳虚秘

主症：①大便干或不干,排出困难;②面色㿠白,小便清长。

次症：①腹中冷痛;②腰膝酸冷;③四肢不温或畏寒怕冷。

舌脉：舌淡,苔白,脉沉迟。

证型确定：主症必备,加次症1~2项即可诊断,参考舌脉象和理化检查。

【治疗】

目的：缓解症状,恢复正常肠道动力和排便生理功能。强调个体化综合治疗。器质性便秘主要针对病因治疗,也可临时选用泻药以缓解便秘症状,但应避免长期使用刺激性泻药。

(一)西医治疗

1. 基础治疗　调整生活方式,合理膳食、多饮水、运动、建立良好的排便习惯。①膳食：增加纤维素(25~35 g/d)和水分(1.5~2.0 L/d)的摄入。②适度运动：尤其对久病卧床、运动少的老年患者更有益。③排便习惯：结肠活动在晨醒和餐后最为活跃,建议患者在晨起或餐后2 h内尝试排便,排便时集中注意力,减少外界因素的干扰,每次大便时间不宜过长(<10 min/次)。

2. 认知治疗　慢性便秘的危险因素包括高龄、女性、经济状况、文化程度、生活方式、饮食习惯和精神、心理因素等。加强患者的自身认知,对慢性便秘的治疗有重要帮助。有研究对难治性便秘患者进行认知治疗,结果显示71%患者的主观症状得以改善,特殊心理评分也显示出显著改善的结果。

3. 药物治疗　便秘经过4~8周的基础治疗无效,可酌情选用相应药物治疗。可根据病情轻重及便秘类型选择药物。轻、中度便秘患者,可选用容积性或渗透性泻药,必要时联合使用;重度便秘患者经容积性和渗透性药物治疗无效时,可联合选用促动力药或促分泌药。慢传输型便秘表现为大便次数减少、缺乏便意,可选用容积性、渗透性、促动力泻药,必要时可联合用药;排便障碍型便秘主要表现为排便费力、粪便干结、排便不尽感,生物反馈是此型的主要措施,也可适当使用渗透性、容积性泻药;便秘型肠易激综合征应注重心理治疗,可选用渗透性泻药。

便秘的常用治疗药物有:

(1)聚乙二醇4 000散:适用于成人及≥8岁的儿童便秘的症状治疗。口服:10 g/次、1~2次/d,或20 g/次、顿服,每袋内容物溶于一杯水中后服用。可用于糖尿病或需要无糖饮食的患者。

(2)乳果糖口服溶液:主要用于慢性或习惯性便秘。乳果糖除了具有渗透性泻剂的作用,同时还具有益生元的作用,通过调节肠道菌群的平衡起到治疗作用。同时在肝性脑病中也用于治疗和预防肝昏迷或昏迷前状态。

(3)比沙可啶肠溶片:用于急、慢性便秘和习惯性便秘。口服。6岁以上儿童1片/次,成人1~2片/次,1次/d。整片吞服。

(4)利那洛肽:是14个氨基酸组成的多肽,可激活肠上皮细胞的鸟苷酸环化酶-C受体。主要用于便秘型肠易激综合征的治疗,临床研究也证实其在难治性便秘患者中有较好的疗效和安全性。利那洛肽可显著增加患者每周自发排便次数,改善排便费力和粪便性状,并可有效缓解腹胀等腹部不适症状。该药在胃肠道中代谢,极少吸收入血,安全性较好。成人口服1次/d,每次剂量290 μg,至少餐前30 min服用。不建议18岁以下儿童应用。

(5)琥珀酸普芦卡必利片:用于治疗成年女性患者通过轻泻剂难以充分缓解的慢性便秘症状。口服,可在一天中任何时间服用,餐前餐后均可。成人 1 次/d、2 mg/次。老年患者(>65 岁):起始剂量为 1 次/d、1 mg/次,如有需要,可增加至 1 次/d、2 mg/次。

(6)益生菌及益生元:慢性便秘患者存在肠道微生态失衡,研究发现成人慢性便秘患者中双歧杆菌属、乳酸杆菌属等有益菌群的数量显著减少,同时大肠埃希菌、金黄色葡萄球菌等潜在致病菌数量显著增加,且这一趋势与便秘的严重程度相关。补充含双歧杆菌、乳杆菌、枯草杆菌等益生菌的制剂,尤其是双歧杆菌四联活菌、枯草杆菌二联活菌等复合制剂,可通过调节肠道菌群失衡,促进肠道蠕动和胃肠动力恢复改善便秘症状。目前推荐其作为慢性便秘的长期辅助用药。益生元是一类不被吸收但可促进肠道优势菌生长的寡糖类物质。以乳果糖为代表,其一方面可作为渗透性泻剂治疗便秘,同时又作为益生元促进肠道优势菌的生长,通过双重机制治疗便秘。

(7)开塞露:用于小儿、老年体弱便秘者的治疗。用法:将容器顶端刺破或剪开,涂以油脂少许,缓慢插入肛门,然后将药液挤入直肠内,成人 1 支/次,儿童 0.5 支/次。注意事项:刺破或剪开后的注药导管开口应光滑,以免擦伤肛门或直肠。

4. 精神、心理治疗 对于伴有明显的抑郁、焦虑障碍和睡眠障碍的患者,需要进行精神、心理治疗,包括健康教育、心理治疗、认知行为治疗。严重者可予抗抑郁、焦虑药物治疗和(或)转至精神心理科接受专科治疗。尽量避免选用多靶点作用的抗抑郁、焦虑药物。除此之外,盆底肌功能障碍所致便秘,可进行生物反馈治疗。经保守治疗无效或明确有器质性疾病时,可考虑手术,应严格掌握手术适应证,术前应全面评估患者肠道功能及形态学异常。

5. 特殊人群的便秘治疗

(1)老年人:老年人便秘主要与缺乏运动、因病服用相关药物有关,治疗手段主要为改变生活方式、尽量停用致便秘的药物。容积性、渗透性泻药为首选,严重者可短期适量应用刺激性泻药。

(2)妊娠妇女:适当运动、多饮水、增加膳食纤维为主要治疗措施,可选用安全性好的乳果糖、聚乙二醇、容积性泻药。比沙可啶少见致畸的报道,但会引起肠痉挛。应避免使用蒽醌类泻药和蓖麻油。

(3)儿童:基础治疗包括家庭教育、合理饮食和排便习惯训练,对于粪便嵌塞者,可选用开塞露或温生理盐水灌肠。乳果糖、聚乙二醇、容积性泻药证实有效,安全性好。

(4)糖尿病患者:便秘是糖尿病患者最常见的消化道症状,可尝试使用容积性、渗透性和刺激性泻药。

(5)终末期患者:终末期患者发生便秘与运动和进食减少、使用阿片类药物等有关。预防性使用泻药极为重要,可使用刺激性泻药或联合渗透性泻药或灌肠药。

(二)中医治疗

1.中医辨证治疗

(1)热积秘

治则:清热润肠。

方药:麻子仁丸加减;药用火麻仁、芍药、杏仁、大黄、厚朴、枳实等。

(2)寒积秘

治则:温通散积。

方药:温脾汤加减;药用附子、大黄、芒硝、当归、干姜、人参、甘草等。

(3)气滞秘

治则:顺气导滞。

方药:六磨汤、四逆散加减;药用柴胡、白芍、炒枳壳、沉香粉、木香、乌药、瓜蒌仁等。

(4)气虚秘

治则:益气润肠。

方药:黄芪汤加减;药用黄芪、生白术、火麻仁、陈皮、白蜜等。

(5)血虚秘

治则:滋阴养血,润燥通便。

方药:润肠丸加减;药用当归、生地黄、火麻仁、桃仁、枳壳等。

(6)阴虚秘

治则:滋阴润燥。

方药:增液汤加减;药用玄参、麦冬、生地黄、火麻仁、当归、沙参、石斛等。

(7)阳虚秘

治则:温润通便。

方药:济川煎;药用当归、牛膝、附子、肉苁蓉、泽泻、升麻、枳壳等。

针对主症可适当加减,兼便后下血者,加槐花、地榆、仙鹤草、白及、白茅根;大便干结,触及粪块,腹痛难下者,加大黄、芒硝、番泻叶、火麻仁、柏子仁;食滞胃肠者加莱菔子、焦槟榔、焦神曲、厚朴等消食导滞;咳喘便秘者,加苏子、瓜蒌仁、杏仁;忧郁寡言者,加柴胡、白芍、合欢花;素体肝旺,气郁化火者,加栀子、龙胆草;气虚下陷脱肛者,加升麻、柴胡、黄芪、白术、人参、桔梗。

2.中成药治疗

(1)麻仁润肠丸:火麻仁,苦杏仁,大黄,木香,陈皮,白芍;具有润肠通便作用;用于肠胃积热,胸腹胀满,大便秘结;口服,1~2丸/次,2次/d。规格:每丸重6 g。

(2)黄连上清丸:黄连,栀子,连翘,蔓荆子,防风,荆芥穗,白芷,黄芩,菊花,薄荷,酒大黄,黄柏,桔梗,川芎,石膏,旋覆花,甘草;具有清热通便,散风止痛作用;用于上焦内热,症见头昏脑涨,牙龈肿痛,口舌生疮,咽喉红肿,耳痛耳鸣,暴发火眼,大便干燥,小便黄赤;口服,水丸或水蜜丸3~6 g/次,小蜜丸6~12 g(30~60丸),大蜜丸1~2丸,2次/d。规格:水丸每袋装6 g;水蜜丸每40丸重3 g;小蜜丸每100丸重20 g;大蜜丸每丸重6 g。

(3)麻仁丸:火麻仁,苦杏仁,大黄,枳实(炒),厚朴(姜制),白芍(炒);具有润肠通便作用;用于肠燥便秘;口服,水丸6 g/次,小蜜丸9 g/次,大蜜丸1丸/次,1~2次/d。规格:大蜜丸每丸重9 g。

(4)枳实导滞丸:枳实(炒),大黄,黄连(姜汁炙),黄芩,六神曲(炒),白术(炒),茯苓,泽泻;具有消积导滞,清利湿热作用;用于饮食积滞、湿热内阻所致的脘腹胀痛、不思饮食、大便秘结、痢疾里急后重;口服,6~9 g/次,2次/d。

(5)木香槟榔丸:木香、槟榔、青皮、陈皮、广茂、枳壳、黄连、黄柏、大黄、香附子、牵牛;具有行气导滞,攻积泄热作用;用于积滞内停,湿蕴生热证;口服,3~6 g/次,2~3次/d。

(6)四磨汤:乌药、人参、沉香、槟榔;具有破滞降逆,补气扶正作用;用于七情伤感,上气喘息,胸膈满闷,不思饮食;口服,成人20 mL/次,3次/d。

(7)通乐颗粒:何首乌,地黄,当归,麦冬,玄参,麸炒枳壳;具有滋阴补肾,润肠通便作用;用于阴虚便秘,症见大便秘结,口干,咽燥,烦热,以及习惯性、功能性便秘;开水冲服。2袋/次,2次/d。2周为1疗程,或遵医嘱。规格:每袋装6 g。

3.单方单药 大剂量生白术治疗功能便秘有一定的临床疗效。在枳术汤的基础上进行化裁,以大剂量生白术为君药配伍臣药枳实治疗功能性便秘(FC)中辨证属虚证者,有一定的临床疗效。

4.中医特色治疗　①针灸治疗:针灸是治疗FC的可选择治法。FC的针灸取穴,常采用主穴加辨证取穴的思路。治疗FC的针刺常用取穴有:天枢、大肠俞、足三里、支沟、上巨虚、腹结穴、八髎穴。②穴位埋线:穴位埋线是治疗FC的可选择治法。常用取穴为:天枢、大肠俞、足三里、气海、关元、八髎穴等,羊肠线埋线,每15 d 1次。③穴位贴敷:穴位贴敷是治疗FC的可选择治法。穴位敷贴就是将药物研末,用一定的溶媒调成膏状或者糊状,或将药物煎煮取汁浓缩后,加入赋形剂,制成糊状药膏,敷贴固定于选定穴位或脐部。同时可据证酌情考虑中药熨烫、摩腹等外治方法。临床上可在辨证基础上选择具有通便或理气作用的中药复方制剂。④中药灌肠:中药灌肠疗法是治疗FC的可选择治法,可在辨证基础上选用中药复方煎剂灌肠。

附录七　慢性胃炎诊疗指南

慢性胃炎是由多种病因引起的胃黏膜慢性炎症或萎缩性病变。本质是胃黏膜上皮反复受到损害使黏膜发生改变,最终导致不可逆的胃固有腺体的萎缩,甚至消失。慢性胃炎是基层消化内科门诊最常见的疾病,大多数慢性胃炎患者缺乏临床表现,因此在自然人群中的确切患病率难以获得。慢性胃炎发病率在不同国家与地区之间存在较大差异,其发病率与幽门螺杆菌感染的流行病学重叠,并随年龄增长而增加。该病易反复发作,不同程度地影响患者生命质量。

本指南只是帮助医师对慢性胃炎的诊断和治疗做出正确决策,不是强制性标准,也不可能解决慢性胃炎诊疗中的所有问题。因此,临床医师在针对某一具体患者时,应充分了解本病的最佳临床证据和现有医疗资源,并在全面考虑患者的具体病情及其意愿的基础上,根据自己的知识和经验,制定合理的诊疗方案。

【分类】

慢性胃炎的分类尚未统一。国际疾病分类11(ICD11)强调了胃炎的病因学分类,但由于慢性胃炎的主要潜在风险是癌变,而发生胃癌的风险因胃黏膜萎缩的范围及严重程度不同而异,因此对于胃炎的组织学分类及内镜下分类仍是必要的。

1.基于病因分类 HP感染是慢性胃炎的主要病因,可将慢性胃炎分为HP胃炎和非HP胃炎。病因分类有助于慢性胃炎的治疗。

2.基于内镜和病理诊断分类 分为萎缩性和非萎缩性两大类。

3.基于胃炎分布分类 分为胃窦为主胃炎、胃体为主胃炎和全胃炎三大类。胃体为主胃炎尤其伴有胃黏膜萎缩者,发生胃癌的风险增加;胃窦为主者胃酸分泌增多,发生消化性溃疡的风险增加。

4.特殊类型胃炎的分类 包括化学性、放射性、淋巴细胞性、肉芽肿性、嗜酸细胞性以及其他感染性疾病所致。

【病因及发病机制】

(一)病因、诱因或危险因素

1.HP感染 是慢性胃炎最主要的原因,HP感染者几乎都存在胃黏膜活动性炎症,长期感染可致部分患者发生胃黏膜萎缩、肠化生,甚至异型增生、胃癌。

2.饮食和环境因素 进食过冷、过热以及粗糙、刺激性食物等不良饮食习惯可致胃黏膜损伤。流行病学研究显示,饮食中高盐和缺乏新鲜蔬菜、水果与胃黏膜萎缩、肠化生以及胃癌的发生密切相关。

3.自身免疫 自身免疫性胃炎是自身免疫机制所致的慢性萎缩性胃炎,患者体内产生针对胃组织不同组分的自身抗体。北欧多见,我国少有报道,可伴有其他自身免疫病如甲状腺疾病、1型糖尿病、白癜风、脱发、银屑病等。

4.其他因素 胆汁反流、抗血小板药物、非甾体抗炎药(NSAID)等药物、酒精等外在因素也是慢性胃炎相对常见的病因。其他感染性、嗜酸性粒细胞性、淋巴细胞性、肉芽肿性胃炎和其他自身免疫性疾病累及所致的胃炎则比较少见。

(二)发病机制

1.HP感染 HP具有鞭毛,能在胃内穿过黏液层移向胃黏膜,释放尿素酶分解尿素产生氨气从而保持细菌周围中性环境。HP通过产氨作用、分泌空泡毒素A(VacA)等物质而引起细胞损害;细胞毒素相关基因(cagA)蛋白能引起强烈的炎症反应;其菌体胞壁还可作为抗原诱导免疫反应。这些因素可导致胃黏膜的慢性炎症。

2.十二指肠胃反流　与各种原因引起的胃肠道动力异常、肝和胆道疾病及远端消化道梗阻有关。长期反流可削弱胃黏膜屏障功能。

3.药物和毒物　服用 NSAID/阿司匹林,可通过直接损伤胃黏膜或抑制前列腺素等的合成导致胃黏膜的损伤,从而导致慢性胃炎甚至消化道出血的发生。酒精摄入可引起胃黏膜损伤,甚至胃黏膜糜烂、出血。酒精与 NSAID 两者联合作用对胃黏膜产生更强的损伤。

4.自身免疫　体内产生针对胃组织不同组分的自身抗体如抗内因子抗体(致维生素 B_{12} 吸收障碍),抗壁细胞抗体(破坏分泌胃酸的壁细胞),造成相应组织破坏或功能障碍。

5.年龄和饮食环境　老年人黏膜可出现退行性改变,使胃黏膜修复再生功能降低,上皮增殖异常及胃腺体萎缩。饮食结构中高盐和缺乏新鲜蔬菜水果,水土中含有过多硝酸盐和亚硝酸盐、微量元素比例失调也与胃黏膜萎缩、肠化生有关。

【诊断】

1.临床表现　慢性胃炎无特异性临床表现,多数无明显症状,有症状者主要表现为上腹痛、腹胀、早饱感、嗳气等消化不良表现,部分还伴焦虑、抑郁等精神心理症状。心理因素往往加重患者的临床症状。症状的严重程度与内镜所见及病理组织学分级并不完全一致。自身免疫性胃炎可长时间缺乏典型临床症状,首诊症状常以贫血和维生素 B_{12} 缺乏引起神经系统症状为主。

2.内镜检查　上消化道内镜检查是诊断慢性胃炎的最主要方法,对评估慢性胃炎的严重程度及排除其他疾病具有重要价值。有条件的医院对初诊的患者可先行内镜检查,以了解胃黏膜情况,并排除肿瘤等疾病。由于多数慢性胃炎的基础病变都是炎症反应(充血、渗出)或萎缩,因此,将慢性胃炎分为慢性非萎缩性胃炎及慢性萎缩性胃炎是合理的,也有利于与病理诊断的统一。慢性非萎缩性胃炎内镜下可见黏膜红斑、粗糙或出血点,可有水肿、充血、渗出等表现;慢性萎缩性胃炎内镜下表现为黏膜红白相间,白相为主,皱襞变平、血管透见、伴有颗粒或结节状。放大内镜结合色素染色或电子染色能清楚地显示胃黏膜微小结构,可指导活检部位,对胃炎的诊断和鉴别诊断及早期发现上皮内瘤变和肠化生具有参考价值。放大内镜下慢性萎缩性胃炎具有特征性改变,表现为胃小凹增宽、分布稀疏等。

3.病理组织学检查 对慢性胃炎的诊断至关重要,应根据病变情况和需要进行活检。临床实践时可取 2~3 块,分别在胃窦、胃角和胃体部位活检;科学研究时则应参照新悉尼标准,在胃窦和胃体各取 2 块,胃角 1 块;可疑病灶处另外多取活组织检查。病理切片的观察应采用"直观模拟评分法",观察内容包括 5 项组织学变化和 4 个分级,5 项组织学变化即 HP 感染、慢性炎症反应(淋巴细胞、浆细胞和单核细胞浸润)、活动性(中性粒细胞浸润)、萎缩(固有腺体减少)及肠化生;4 个分级为无、轻度、中度和重度 4 级(0、+、++、+++)。临床医师可结合病理结果和内镜所见做出病变范围与程度的判断。

【实验室检查】

1.HP 检测 HP 感染是慢性胃炎的最重要病因,对慢性胃炎患者建议常规检测。常用的 HP 检测方法分侵入性和非侵入性方法。侵入性方法需要通过胃镜获取胃黏膜标本进行检测,主要包括快速尿素酶试验、胃黏膜组织切片染色镜检及细菌培养等。非侵入性方法以 ^{13}C 或 ^{14}C 尿素呼气试验为首选,是评估根除治疗后结果的最佳方法,目前已广泛应用,但需避免抗菌药物、铋剂、抑酸药物的干扰;单克隆粪便抗原试验可作为备选;血清学试验只用于特殊情况,如流行病学调查、消化性溃疡出血、胃黏膜相关淋巴组织(MALT)淋巴瘤、严重的胃黏膜萎缩。

2.胃蛋白酶原(pepsinogen,PG) Ⅰ、Ⅱ 及胃泌素 17(gastrin17,G17)的检测 有助于慢性萎缩性胃炎的诊断。PG Ⅰ是胃蛋白酶的前体,由胃底腺的主细胞和黏液细胞分泌;PG Ⅱ除胃底腺分泌外,胃窦部的幽门腺和十二指肠近端的 Brunner 腺也能分泌。当出现萎缩时,血清 PG Ⅰ和 PG Ⅱ水平均下降,PG Ⅰ下降更显著,PG Ⅰ/PG Ⅱ比值随之降低。胃泌素 17 是由胃窦部 G 细胞分泌,其分泌主要受胃内 pH 值、G 细胞数量和进食的影响。PG Ⅰ、PG Ⅰ/PG Ⅱ比值降低,血清 G17 水平升高,提示胃体萎缩为主;若 PG Ⅰ及 PG Ⅰ/PG Ⅱ比值正常,血清 G17 水平降低,提示胃窦萎缩为主;全胃萎缩者,PG 及 G17 均降低。因此 PG 和 G17 的测定有助于胃黏膜萎缩的范围和程度的判断。

3.血清抗壁细胞抗体、内因子抗体及维生素 B_{12} 水平测定 有助于诊断自身免疫性胃炎。最敏感的血清生物标志物是抗壁细胞抗体,但抗壁细

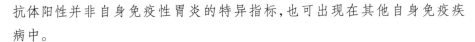

抗体阳性并非自身免疫性胃炎的特异指标,也可出现在其他自身免疫疾病中。

【西医治疗】

治疗的目标是去除病因、缓解症状、改善胃黏膜组织学、提高生命质量、预防复发和并发症。

(一)生活方式干预

饮食习惯的改变和生活方式的调整是慢性胃炎治疗的重要部分,建议患者清淡饮食,避免刺激、粗糙食物,避免过多饮用咖啡、大量饮酒和长期吸烟。对于需要服用抗血小板药物、NSAID 的患者,是否停药应权衡获益和风险,酌情选择。

(二)药物治疗

应根据患者的病因、类型及临床表现进行个体化治疗。增加黏膜防御能力,促进损伤黏膜愈合是治疗基础。

1. 对因治疗

(1)HP 阳性慢性胃炎:根除 HP 有利于胃黏膜的修复,显著改善胃黏膜炎症反应,阻止或延缓胃黏膜萎缩、肠化生的发生和发展,甚至有可能部分逆转萎缩。目前推荐根除治疗方案为铋剂四联方案:质子泵抑制剂(PPI)+铋剂+2 种抗菌药物。需要注意的是,HP 对克拉霉素、甲硝唑和左氧氟沙星的耐药率(包括多重耐药率)高,而对阿莫西林、四环素和呋喃唑酮的耐药率仍很低。我国多数地区为抗菌药物高耐药地区,推荐经验性铋剂四联治疗方案疗程为 14 d,除非当地的研究证实 10 d 治疗有效(根除率>90%)。

(2)伴胆汁反流的慢性胃炎:幽门括约肌功能不全导致胆汁反流入胃,削弱或破坏胃黏膜屏障功能,治疗可应用促动力药和(或)有结合胆酸作用的胃黏膜保护剂。促动力药物如多潘立酮(10 mg/次、3 次/d),莫沙比利(5 mg/次、3 次/d)等;铝碳酸镁(1 g/次、3 ~ 4 次/d)可以结合胆汁酸,增强胃黏膜屏障,减轻或消除胆汁反流所致胃黏膜损伤。熊去氧胆酸可以降低胆汁内的其他胆汁酸,缓解胆汁酸对细胞的毒性,对胃黏膜起保护作用。

(3)药物相关性慢性胃炎:首先根据患者使用药物的治疗目的评估患者是否可停相关药物;对于必须长期服用的患者应进行 HP 检测,阳性者应根除治疗,并根据病情或症状严重程度加强抑酸和胃黏膜保护治疗。PPI 是预防和治疗 NSAID 相关消化道损伤的首选药物,优于 H_2 受体拮抗剂(H_2RA)和黏膜保护剂。常用的 PPI 有奥美拉唑、兰索拉唑、泮托拉唑、艾司奥美拉唑、雷贝拉唑、艾普拉唑等。应避免长期服用,并注意 PPI 的不良反应。

2. 对症治疗 以上腹部灼热感或上腹痛为主要症状者,可根据病情或症状严重程度选用 PPI 或 H_2RA、抗酸剂、胃黏膜保护剂。胃黏膜保护剂具有中和胃酸、保护胃黏膜等作用,有利于黏膜损伤愈合,一般分为外源性(如硫糖铝、铝碳酸镁等)和内源性(如替普瑞酮、瑞巴派特片等),其中内源性黏膜保护剂通过作用更为广泛,可增加黏膜的防御功能,是慢性胃炎治疗的基础。以上腹饱胀、嗳气、早饱、恶心等为主要表现时,可选择促动力药物如莫沙必利、伊托必利等。与进食相关的中上腹部饱胀、纳差等可应用消化酶,如米曲菌胰酶片、复方阿嗪米特肠溶片、复方消化酶等。消化酶联合促动力药效果更为明显。伴焦虑、抑郁等精神心理因素、常规治疗无效和疗效差的患者可给予抗抑郁药物或抗焦虑药物,临床上常用的药物有三环类抗抑郁药如阿米替林以及选择性 5 羟色胺再摄取抑制剂如帕罗西汀等。宜从小剂量开始,注意药物的不良反应。此类药物起效慢,应向患者耐心解释,提高其依从性。如焦虑、抑郁症状比较明显,应建议患者就诊精神卫生专科。

【中医辨证诊治】

本病辨证应分清缓急、寒热、虚实、气血及所涉及的脏腑。慢性胃炎虽多呈慢性起病,但病程中可有急性加重。急性起病或加重者,多因外感寒邪,或恣食生冷,或暴饮暴食;起病渐发者,常由肝郁气滞,或脾胃虚弱。

1. 中医辨证治疗

(1)肝气犯胃证

证候:胃脘胀痛,痛连胁背,嗳气痛轻,气怒痛重,胸脘痞闷,嘈杂吞酸,排便不畅,善喜叹息,舌边红苔白,脉沉弦。

治法:疏肝理气,和胃止痛。

方药:四逆散合金铃子散加减;醋柴胡 12 g,炒白芍 15 g,枳壳 12 g,甘草 6 g,延胡索 12 g,炒川楝子 9 g。

加减:胃部灼热,嘈杂泛酸,加黄连 6 g,吴茱萸 3 g,海螵蛸 15 g 以清胃;不思饮食,脘胁胀满,加茯苓 12 g,白术 12 g,陈皮 6 g 以健脾;嗳气呃逆,加旋覆花(包煎)6 g,代赭石(先煎)24 g 以降逆;胃酸多,加海螵蛸 30 g,煅瓦楞子(先煎)30 g 以制酸。

中成药:①气滞胃痛冲剂,冲服,1次5 g,3次/d;②胃苏冲剂,冲服,1次5 g,3次/d。

(2)寒邪客胃证

证候:胃凉暴痛,遇冷痛重,纳呆喜热,口淡乏味,或有寒热表证,泛吐清水,大便稀溏,小便清长,舌淡苔白,脉弦紧。

治法:温胃散寒,理气止痛。

方药:良附丸合香苏饮加减;高良姜6 g,香附9 g,紫苏12 g,荆芥穗9 g,生姜6 g,厚朴12 g。

加减:恶寒发热,头痛身痛,加防风9 g,白芷9 g,淡豆豉9 g以发汗解表;兼夹食滞,加枳实12 g,炒莱菔子15 g,焦三仙30 g,鸡内金12 g以行滞消食;胃寒轻症,可予生姜红糖汤。

中成药:胃气止痛丸,口服,1次6 g,3次/d。

(3)饮食伤胃证

证候:伤食胃痛,脘腹饱胀,厌食拒按,嗳腐酸臭,恶心欲吐,吐后症轻,大便不爽,舌苔厚腻,脉弦滑。

治法:消食导滞,下气宽中。

方药:枳实导滞丸合保和丸加减;枳实12 g,炒莱菔子15 g,大黄(后下)6 g,焦三仙各12 g,鸡内金12 g,厚朴9 g,半夏曲12 g。

加减:恶寒发热,加广藿香12 g,紫苏叶9 g,荆芥穗9 g以解表;呕恶呃逆,加橘皮6 g,生姜3 g,姜半夏9 g,旋覆花(先煎)6 g以降逆。

中成药:①加味保和丸,口服,1次6 g,1日3次;②越鞠保和丸,口服,1次6 g,3次/d。

(4)湿热阻胃证

证候:胃脘热痛,胸脘痞满,口苦口黏,头身重着,纳呆嘈杂,肛门灼热,大便不爽,小便不利,舌苔黄腻,脉滑数。

治法:清化湿热,理气和胃。

方药:连朴饮加减;黄连6 g,黄芩9 g,厚朴12 g,法半夏9 g,广藿香12 g,陈皮9 g,茯苓12 g,滑石9 g。

加减:湿重,加薏苡仁15 g,佩兰12 g,荷叶9 g以化湿。

中成药:肠胃康冲剂,冲服,1次1包,3次/d。

(5)瘀血停胃证

证候:胃痛如割,痛久拒按,痛处不移,呕血黑便,入夜痛甚,痛彻胸背,食后痛重,舌底脉络紫暗,舌质暗红或有瘀斑,脉弦涩。

治法:活血化瘀,理气和胃。

方药:丹参饮合失笑散加减;丹参 15 g,蒲黄(包煎)9 g,炒五灵脂(包煎)9 g,砂仁(后下)6 g,檀香 4.5 g,三七粉(冲服)3 g。

(6)脾胃虚寒证

证候:胃凉隐痛,喜按喜热,纳少便溏,畏寒肢冷,得食痛减,遇冷痛重,餐后饱胀,口淡流涎,舌淡有齿痕,舌苔薄白,脉沉细迟。

治法:益气健脾,温胃止痛。方药:黄芪建中汤合理中汤加减;炙黄芪 15 g,党参 12 g,炒白术 12 g,桂枝 9 g,白芍 15 g,干姜 6,延胡索 12 g,大枣 6 g,炙甘草 6 g。

加减:泛吐清水痰涎,加陈皮 6 g,姜半夏 9 g,茯苓 12 g 以温化痰饮;兼嘈杂泛酸,加海螵蛸 15 g,煅瓦楞子(先煎)15 g,吴茱萸 3 g 以温中和胃;脾阳虚甚,加附子(先煎)9 g,去桂枝改用肉桂 6 g 以温脾助阳。

中成药:①理中丸,口服,1 次 9 g,2 次/d;②温胃舒胶囊,口服,1 次 4 粒,2 次/d。

(7)胃阴亏虚证

证候:胃热隐痛,口干舌燥,大便干燥,手足心热,纳呆干呕,空腹症重,似饥不食,舌红少津,裂纹无苔,脉细数。

治法:养阴生津,益胃止痛。

方药:益胃汤合芍药甘草汤加减;北沙参 15 g,麦冬 9 g,生地黄 15 g,玉竹 9 g,白芍 30 g,川楝子 9 g,佛手 9 g,甘草 6 g 等。

加减:灼痛嘈杂反酸,加黄连 6 g,少佐吴茱萸 1 g 以辛开苦降;肝火伤阴,加牡丹皮 9 g,栀子 9 g,石斛 15 g 以养阴清火;阴虚伴有气郁者,以一贯煎加减治之。

中成药:养胃舒胶囊,口服,1 次 4 粒,2 次/d。

2.其他疗法

(1)单方验方:海螵蛸、浙贝母等分研细末,口服,1 次 3 g,适用于胃脘痛泛酸明显者;香附 6 g,高良姜 3 g,水煎服,适用于胃脘痛寒凝证和气滞证;三七粉 3 g,延胡索粉 2 g,沉香粉 1 g,分 1~2 次冲服,适用于胃脘痛气滞血瘀证。

（2）针刺：体针，主穴中脘、内关、足三里、公孙。肝气犯胃者，加期门、太冲；寒邪客胃者，加神阙、梁丘；饮食伤胃者，加梁门、建里；湿热阻胃者，加内庭、厉兑；瘀血停胃者，加膈俞、血海；脾胃虚寒者，加神阙、气海、脾俞、胃俞；胃阴亏虚者，加胃俞、太溪、三阴交。实证针用泻法，虚证针用补法。寒邪客胃和脾胃虚寒者，加灸。

耳针：取穴神门、胃、交感、十二指肠、肝、脾。每次选用 3~5 穴，毫针轻中度刺激，也可用王不留行贴压。

（3）推拿：用拇指在患者中脘穴、内关穴、足三里穴和至阳穴重压揉按，用力由轻至重，由重到轻，脘痛缓解后再按压 5 min。适用于胃脘痛诸证。

（4）刮痧：在患者上脘、中脘、下脘部和胸骨柄及脊椎两侧，用 75% 酒精消毒后，用汤匙或牛角梳由上往下刮动，重复 20~30 次，用力适度，以皮肤出现紫红色皮下出血点为度。适用于胃脘痛实证、热证。

（5）熨敷：食盐适量炒热，乘热敷熨胃痛部位，民间用治胃寒作痛。

【预防及健康教育】

（一）一级预防

1. 在一般人群中开展健康教育，使其建立良好的生活和饮食习惯，如避免暴饮暴食，避免辛辣刺激食物，少吃熏制、腌制、富含亚硝酸盐和硝酸盐的食物，避免长期大量饮酒、吸烟，避免浓茶、咖啡、烟酒，多食用新鲜水果、蔬菜。

2. 保持心身健康：要保持积极乐观的心理状态，生活规律，保证充足的睡眠；服用抗焦虑/抑郁药物者要遵医嘱规律服药，坚持随诊。

3. HP 主要通过人与人密切接触的口口或粪口传播，应提倡公筷及分餐制，减少感染 HP 的机会。

（二）二级预防

对于慢性萎缩性胃炎、肠上皮化生、异型增生，一级亲属中患有胃癌的危险人群纳入管理，定期随访。对于低叶酸水平患者，可适量补充叶酸，改善慢性萎缩性胃炎的状态。HP 感染者应给予根除治疗，选择最有效的根除方案和规范治疗有助于提高初次治疗的根除率。对于符合转诊条件的患者，应及时转诊上级医院。

（三）三级预防

针对慢性胃炎患者,指导合理用药,控制症状。HP 感染的慢性胃炎患者,根除治疗后遵医嘱复诊,情况允许时慎用对胃黏膜有损伤的药物。对于慢性胃炎伴有上皮内瘤变或早期癌变,需内镜下治疗者,同时应根据具体情况定期随访。慢性胃炎伴有中、重度萎缩和肠化生或上皮内瘤变者要定期内镜检查随诊。

附录八　肠易激综合征诊疗指南

肠易激综合征(irritable bowel syndrome,IBS)是一种功能性肠病,表现为反复发作的腹痛,与排便相关或伴随排便习惯改变。典型的排便习惯异常可表现为便秘、腹泻或便秘与腹泻交替,同时可有腹胀、腹部膨胀的症状。本病可持续或反复发作,结合肝功能、肾功能、消化系统肿瘤标志物、结肠镜等各项理化检查均提示无器质性疾病及代谢异常。

IBS 可发生在人群的各个年龄段,有调查结果表明中青年(年龄为 18 ~ 59 岁)发病率较高,老年人(年龄≥60 岁)IBS 患病率反而下降。我国普通人群 IBS 总患病率为 1.4% ~11.5%,到医院就诊的 IBS 患者仅 25%。本病的易复发、难根治等特点严重影响了患者心理健康、工作状态及生活质量。有研究显示,IBS 使患者生活质量下降会导致患者出现焦虑、抑郁等心理问题。本病病情漫长且极易复发,患者常出现抑郁情绪,严重影响人们的生活质量,病情反复发作迁延不愈有可能进一步发展,给患者的生活质量、心理和经济方面带来巨大的压力。

本指南只是帮助医师对 IBS 的诊断和治疗做出正确决策,不是强制性标准,因此,临床医师在针对某一具体患者时,应充分了解本病的最佳临床证据和现有医疗资源,并在全面考虑患者的具体病情及其意愿的基础上,根据自己的知识和经验,制定合理的诊疗方案。

【发病机制】

IBS 的病因与发病机制尚未明确,目前世界范围内通过研究其发病机制认为 IBS 是由多种因素共同作用的结果,包括胃肠动力异常、内脏高敏感性、脑-肠轴相互作用、肠道菌群紊乱及代谢异常、肠道感染和免疫因素、精神心理因素、食物不耐受等。其中,内脏高敏感和胃肠道动力异常是 IBS 主要的病理生理基础。

【诊断】

1. 临床表现　肠易激综合征的典型症状根据其类型的不同主要包括腹痛、腹泻、便秘等。可以合并上消化道症状如烧心、早饱、恶心、呕吐等,也可有其他系统症状如疲乏、背痛、心悸、呼吸不畅、尿频、尿急、性功能障碍等。部分患者伴有明显的焦虑、抑郁倾向。常无特异性临床体征。

2. IBS 西医诊断标准(罗马Ⅳ)　反复发作的腹痛,近 3 个月内平均发作至少每周 1 d,伴有以下 2 项或 2 项以上:①与排便相关;②伴有排便频率的改变;③伴有粪便性状(外观)改变。诊断前症状出现至少 6 个月,近 3 个月符合以上诊断标准。

3. 分型标准　IBS 分型(罗马Ⅳ)应使用 Bristol 粪便性状量表进行 IBS 亚型诊断。IBS 亚型应基于患者排便异常时的 Bristol 粪便性状分类,当患者每月至少有 4 d 排便异常时 IBS 亚型分类更准确。主导型的排便习惯是基于粪便性状,至少有一次排便不正常的天数[IBS 分型与排便习惯异常有关(IBS-C、IBS-D 和 IBS-M),评定时患者应停用针对排便异常的药物]。①IBS 便秘型(IBS-C):>1/4(25%)的排便为 Bristol 粪便性状 1 型或 2 型,且<1/4(25%)的排便为 Bristol 粪便性状 6 型或 7 型。②IBS 腹泻型(IBS-D):>1/4(25%)的排便为 Bristol 粪便性状 6 型或 7 型,且<1/4(25%)的排便为 Bristol 粪便性状 1 型或 2 型。③IBS 混合型(IBS-M):>1/4(25%)的排便为 Bristol 粪便性状 1 型或 2 型,且>1/4(25%)的排便为 Bristol 粪便性状 6 型或 7 型。④IBS 不定型(IBS-U):患者符合 IBS 的诊断标准,但其排便习惯无法准确归入以上 3 型中任何一型,故称之为不定型。

【中医辨证分型】

肠易激综合征临床上应先区分临床亚型,在临床亚型中进一步进行辨证论治,符合临床实际。肠易激综合征临床辨证应当"审证求因",对于肠易激综合征混合型或肠易激综合征不定型尤需以见症为凭。本指南参考《肠易激综合征中西医结合诊疗共识意见(2017)》,列出各亚型常见证型,为临床提供参考,需要说明的是,这些常见证型并不是临床的全部,本指南并不排斥其他证型。

1.肠易激综合征腹泻型

(1)肝气乘脾证:腹痛即泻,泻后痛缓;发作与情绪变动有关;肠鸣矢气;胸胁胀满窜痛;腹胀不适。舌淡红或淡暗,苔薄白;脉弦细。

(2)脾虚湿盛证:餐后大便溏泻;畏生冷饮食;腹胀肠鸣;易汗出;食少纳差;乏力懒言。舌质淡,或有齿痕,苔白;脉细弱。

(3)肾阳虚证:黎明即泻,腹部冷痛,得温痛减;腰膝酸软;大便或有不消化食物;形寒肢冷。舌质淡胖,边有齿痕,苔白滑;脉沉细。

(4)大肠湿热证:腹痛即泻;泄下急迫或不爽;脘腹不舒;渴不欲饮;口干口黏;肛门灼热。舌红,苔黄腻;脉滑或脉滑数。

2.肠易激综合征便秘型

(1)肝郁气滞证:腹痛伴排便,大便干结难解;每于情志不畅时便秘加重;胸胁不舒;腹痛腹胀;嗳气频作,心情不畅时明显。舌质淡或暗淡,苔薄白;脉弦。

(2)大肠燥热证:腹痛伴排便,大便秘结;大便干硬;腹部胀痛,按之明显;口干口臭。舌质红,苔黄少津;脉细或脉细数。

3.肠易激综合征混合型

寒热夹杂证:腹痛伴排便,腹泻便秘交作;腹胀肠鸣;口苦;肛门下坠;排便不爽。舌暗红,苔白腻;脉弦细或弦滑。

【西医治疗】

(一)西医治疗

1.一般治疗

(1)心理治疗:建立良好的医患关系。告知患者 IBS 是一种良性的功能性疾病,纠正其恐惧心理,治疗的依从性也会更好,更有助于医疗活动的开展。对于伴有心理障碍的患者,可通过专业的心理评估,给予相应的治疗方案,避免心理因素与临床症状之间的恶性循环,调整患者的心理状态,使患者积极配合治疗。

(2)运动疗法:相比久坐人群,经常运动的人排便频率更高,其结肠运输更快。研究表明,IBS 患者通过为期 12 周有规律的运动干预,相比无运动对照组患者的整体症状改善更为显著。而在一项 5 年中位随访时间的研究中推荐患者可以采取每周 3~5 d、每次进行 20~60 min 中等强度及以上的体育锻炼,较对照组能显著改善其症状严重程度和心理症状评分。另外,其他以运动为基础的自我调节行为对 IBS 患者亦有好处,如瑜伽有助于减轻 IBS 躯体症状的严重程度,步行有助于改善整体胃肠道症状、焦虑和负面影响。鉴于此,提出应鼓励 IBS 患者增加体育锻炼,但其疗效是否会因 IBS 亚型而异尚不清楚。

(3)饮食治疗:健康平衡的饮食有助于缓解患者胃肠功能紊乱的症状。避免摄入诱发或加重症状的食物是治疗 IBS 的关键。建议 IBS-D 患者保持合理的饮食习惯,避免摄入富含 FODMAP 等成分的食物;避免高脂、高糖、辛辣、酸凉等刺激性食物,多食易消化、富含营养的食物;一旦患者明确食物的过敏原,则应避免摄入含有该过敏原成分的食物。

2. 药物治疗

(1)解痉剂:多项研究证实解痉剂可以有效缓解 IBS 患者腹痛症状,对 IBS-D 患者腹部不适等临床症状的疗效要优于安慰剂,并能改善患者总体症状。目前用于临床治疗的解痉剂主要包括抗胆碱药物、选择性钙离子通道阻滞剂、外周阿片受体激动剂等。美国胃肠病学会肠易激综合征学组统计研究发现,解痉药东莨菪碱、西托溴胺和匹维溴胺可在短时期内明显改善患者的腹部疼痛或不适。

(2)益生菌:IBS 患者体内肠道菌群相比于正常人菌群的结构和数量都发生了改变,研究显示益生菌的使用可以有效改善 IBS 患者肠道内菌群结构,有利于患者肠易激症状的缓解。益生菌的确切作用机制尚不确定,可能与改善肠道黏膜通透性从而减少毒素的吸收,调节内脏感觉,刺激肠黏膜产生抗炎因子从而改善肠道局部及系统免疫功等有关。

(3)止泻药:止泻药可有效缓解 IBS 患者的腹泻症状。临床上止泻药物种类繁多,最具代表性的药物是洛哌丁胺。研究证实其可增加 IBS 患者粪便硬度,降低患者排便频率并能改善排便失禁的症状,且不良反应小。通过增加肛门括约肌收缩力,降低肛门直肠敏感性,降低结肠肌电活动,延缓肠道传输,从而增加肠道水分吸收,达到止泻、缓解便意的目的。

(4)美沙拉嗪治疗:美沙拉嗪是一种新型的 5-氨基水杨酸制剂,口服药物在结肠内抑制炎症因子的释放发挥抗炎作用,被广泛用于溃疡性结肠炎和克罗恩病的治疗。美沙拉嗪可以抑制环氧化酶和前列腺素的合成,不仅可抑制肠道局部炎症,还可以提高患者体内水通道蛋白的水平,促进水通道蛋白的合成,进一步改善患者的临床症状。

(5)抗生素治疗:近年来常用于治疗 IBS 的抗生素主要是利福昔明。利福昔明是一种不可吸收的抗生素,相对安全,没有明显的药物不良反应,可成为 IBS-D 患者初始或二线治疗的选择。

(6)粪菌移植治疗:粪菌移植是指利用胃肠镜技术或者是鼻空肠管将正常的肠道菌群内的功能性细菌菌群移植到患者远端十二指肠或者是近端空肠,试图改变患者紊乱的肠道菌群、建立正常的肠道微生态系统,从而治疗因菌群紊乱导致的肠病。

(二)中医治疗

本病的治疗应当首先区分肠易激综合征亚型,在各自亚型的基础上分证论治。临床当首分虚实,辨别为肝郁、湿热、燥热或是阳虚、阴亏;次分病位在肝、脾、肾、大肠。根据实则泻之、虚则补之的原则进行治疗。对于虚实杂夹、寒热错杂者,应根据具体临床情况,分清标本缓急、寒热轻重,确定相应的治法。常用的治法有内治法及针灸疗法。

1. 内治法

(1)肠易激综合征腹泻型

1)肝气乘脾证

治法:抑肝扶脾。

推荐汤剂:痛泻要方加减。药物组成:白术 15 g、白芍 15 g、防风 9 g、陈皮 15 g 等。

加减:气短、乏力者加生黄芪、党参;胸胁胀满者加用柴胡、香附、郁金;腹胀明显者加用厚朴、莱菔子、木香。煎服法:水煎服,一日 1 剂,150 mL,3 次/d。

中成药:痛泻宁颗粒。药物组成:白芍、青皮、薤白、白术。功能主治:柔肝缓急、疏肝行气、理脾运湿。用于肝气犯脾所致的腹痛、腹泻、腹胀、腹部不适等症,肠易激综合征(腹泻型)等见上述证候者。用法用量:口服,每次 5 g,3 次/d。

2)脾虚湿盛证

治法:健脾化湿。

推荐汤剂:参苓白术散加减。药物组成:党参 15 g、白术 15 g、茯苓 15 g、莲子肉9 g、薏苡仁15 g、砂仁6 g、桔梗3 g、白扁豆15 g、山药15 g、炙甘草6 g等。

加减:腹部畏寒者加用干姜、肉豆蔻;表虚易汗者加用炙黄芪、防风、浮小麦。煎服法:水煎服,一日1剂,150 mL,3次/d。

中成药:参苓白术颗粒。药物组成:人参、茯苓、白术、山药、白扁豆、莲子、薏苡仁、砂仁、桔梗、甘草。功能主治:健脾、益气。用于体倦乏力,食少便溏。用法用量:开水冲服,每次6 g,3次/d。

人参健脾丸,药物组成:人参、白术、茯苓、山药、陈皮、木香、砂仁、黄芪、当归、酸枣仁、远志。功能主治:健脾益气,和胃止泻。用于脾胃虚弱所致的饮食不化、脘闷嘈杂、恶心呕吐、腹痛便溏、不思饮食、体弱倦怠。用法用量:口服,水蜜丸每次8 g,大蜜丸每次2丸,2次/d。

3)脾肾阳虚证

治法:温补脾肾。

推荐汤剂:附子理中汤合四神丸加减。药物组成:附子9 g、党参15 g、炒白术15 g、干姜9 g、五味子9 g、补骨脂9 g、肉豆蔻9 g、吴茱萸6 g、炙甘草6 g等。

加减:脾虚失运,食滞不化加用炒莱菔子、焦槟榔、焦神曲;形寒肢冷者加用桂枝。煎服法:水煎服,一日1剂,150 mL,3次/d。

中成药:补脾益肠丸。药物组成:黄芪、党参、砂仁、白芍、当归、白术、肉桂、延胡索、荔枝核、干姜、甘草、防风、木香、补骨脂、赤石脂。功能主治:益气养血,温阳行气,涩肠止泻。用于脾虚气滞所致的泄泻,症见腹胀疼痛、肠鸣泄泻。用法用量:口服,每次6 g,3次/d。

四神丸,药物组成:肉豆蔻、补骨脂、五味子、吴茱萸、大枣。功能主治:温肾散寒,涩肠止泻。用于肾阳不足所致的泄泻,症见肠鸣腹胀、五更溏泻、食少不化、久泻不止、面黄肢冷。用法用量:口服,每次9 g,1~2次/d。

固本益肠片,药物组成:党参、白术、补骨脂、山药、黄芪、炮姜、当归、白芍、延胡索、木香、地榆炭、赤石脂、儿茶、甘草。功能主治:健脾温肾、涩肠止泻。用于脾肾阳虚所致的泄泻,症见腹痛绵绵、大便清稀或有黏液、食少腹胀、腰酸乏力、形寒肢冷,舌淡苔白,脉虚;慢性肠炎见上述证候者。用法用量:口服,每次4片,3次/d。

4）大肠湿热证

治法：清热利湿。

推荐汤剂：葛根芩连汤加减。药物组成：葛根 15 g、黄芩 9 g、黄连 9 g、炙甘草 6 g 等。

加减：口苦者加用龙胆草、栀子；口干口渴者加用天花粉、生牡蛎、乌梅。煎服法：水煎服，一日 1 剂,150 mL,3 次/d。

中成药：葛根芩连丸。药物组成：葛根、黄连、黄芩、炙甘草。功能主治：解肌透表,清热解毒,利湿止泻。用于湿热蕴结所致的泄泻腹痛、便黄而黏、肛门灼热。用法用量：口服,每次 3 g,3 次/d。

香连丸,药物组成：木香、黄连(吴茱萸制)。功能主治：清热燥湿,行气止痛。用于泄泻腹痛,便黄而黏。用法用量：口服,每次 3～6 g,2～3 次/d。

克痢痧胶囊,药物组成：白芷、苍术、石菖蒲、细辛、荜茇、鹅不食草、猪牙皂、丁香、硝石、白矾、雄黄、冰片。功能主治：解毒辟秽,理气止泻。用于泄泻和痧气(中暑)。用法用量：口服,每次 2 粒,3～4 次/d。

胃肠安丸,药物组成：木香、沉香、枳壳(麸炒)、檀香、大黄、厚朴(姜炙)、人工麝香、巴豆霜、大枣(去核)、川芎。功能主治：芳香化浊,理气止痛,健胃导滞。用于湿浊中阻、食滞不化所致的腹泻、纳差、恶心、呕吐、腹胀、腹痛；消化不良、肠炎、痢疾见上述证候者。用法用量：口服,成人一次 4 丸,3 次/d。

（2）肠易激综合征便秘型

1）肝郁气滞证

治法：疏肝理气。

推荐汤剂：六磨汤加减。药物组成：沉香 6 g、木香 12 g、槟榔 15 g、乌药 9 g、枳实 12 g、生大黄 6 g 等。

加减：胸胁不舒者加柴胡、香附；腹痛者加用白芍、川芎、延胡索；嗳气频作者加用丁香、柿蒂。煎服法：水煎服,一日 1 剂,150 mL,3 次/d。

中成药：四磨汤口服液。药物组成：木香、枳壳、槟榔、乌药。功能主治：顺气降逆,消积止痛。用于中老年气滞、食积证,症见脘腹胀满、腹痛、便秘。用法用量：口服,每次 20 mL,3 次/d。

2）大肠燥热证

治法：泻热润肠通便。

推荐汤剂:麻子仁丸加减。药物组成:麻子仁 15 g、白芍 18 g、枳实 15 g、生大黄 6 g、厚朴 15 g、杏仁 6 g、白蜜适量。加减:口干者加用沙参、麦冬;大便干结明显者加用芒硝。煎服法:水煎服,一日 1 剂,150 mL,3 次/d。

中成药:麻仁润肠丸。药物组成:火麻仁、苦杏仁、大黄、木香、陈皮、白芍。功能主治:润肠通便。用于肠胃积热,胸腹胀满,大便秘结。用法用量:口服,一次 1~2 丸,2 次/d。

六味能消胶囊,药物组成:大黄、诃子、干姜、藏木香、碱花、寒水石。功能主治:宽中理气,润肠通便,调节血脂。用于胃脘胀痛、厌食、纳差及大便秘结。用法用量:口服,每次 2 粒,3 次/d。

(3)肠易激综合征混合型:寒热夹杂证。

治法:平调寒热。

推荐汤剂:乌梅丸加减。药物组成:乌梅 6 g、细辛 3 g、干姜 6 g、黄连 6 g、当归 9 g、附子(先煎)6 g、蜀椒 6 g、桂枝 6 g、党参 15 g、黄柏 6 g 等。

加减:口苦者加龙胆草、栀子;腹胀肠鸣者加用厚朴、生姜。煎服法:水煎服,一日 1 剂,150 mL,3 次/d。

2.外治法 针灸治疗:泄泻取足三里、天枢、三阴交,实证用泻法,虚证用补法。脾胃虚弱加脾俞、章门;脾肾阳虚加肾俞、命门、关元,也可用灸法;肝郁加肝俞、行间。便秘取背俞穴、腹部募穴及下合穴为主,一般取大肠俞、天枢、支沟、丰隆,实证宜泻,虚证宜补,寒证加灸。热秘加合谷、曲池;气滞加中脘、行间,用泻法。

【康复调摄】

1.良好的认知有助于肠易激综合征的治疗 肠易激综合征是功能性疾病,目前尚没有证据显示肠易激综合征可以直接进展成严重的器质性疾病或恶性肿瘤;该病症状容易反复发作,对患者的影响主要体现为影响患者的生活质量。强调生活方式的调整,通过生活方式调整,以及适当的药物治疗,多数患者的肠易激综合征症状是可以比较理想地得到改善。

2.肠易激综合征患者应当注意生活方式、饮食习惯和心理的调整 生活方式和社会行为的调整能够减轻肠易激综合征症状。如减少烟酒摄入、注意休息、充足睡眠等行为改善。肠易激综合征患者应当避免长期过度劳累;在冬春季节尤需注意生活调摄,避免受凉;宜经常锻炼,传统的中医保健功法如太极拳等对调整胃肠功能有一定的作用。

限制的食物种类包括：①富含 FODMAP（即难吸收的短链碳水化合物，如果糖、乳糖、多元醇、果聚糖、低乳半聚糖）等成分的食物；②高脂肪、辛辣、麻辣和重香料的食物；③高膳食纤维素食物可能对便秘有效（但对腹痛和腹泻不利），寒凉食物可能会加重腹泻；④一旦明确食物过敏原，应避免摄入含有该过敏原成分的食物。肠易激综合征患者应保持心情舒畅，培养积极的生活心态，避免不良情绪的刺激，必要时可向心理医师咨询；加强对肠易激综合征患者的心理疏导对缓解其症状发作、减轻症状，提高生活质量有一定的帮助。

3.发现报警征象，应及时就医，明确病因　对有报警症状者应及时就医，并行相关检查，明确病因，防止其他器质性疾病的发生。

附录九　贲门失弛缓症诊疗指南

贲门失弛缓症是一种发病率较低的食管原发疾病，以吞咽困难为主要表现，严重影响患者生活质量，自最早文献描述300余年以来，一直没有真正明确其发病机制和有效的治疗方式。

为进一步规范贲门失弛缓症的诊断、治疗和疗效评估，本指南结合最新的国内外临床研究结论及专家意见，结合我国实际，对贲门失弛缓症的临床诊治方法进行了总结和推荐，旨在进一步规范贲门失弛缓症的诊治流程。

本指南只是帮助医师对贲门失弛缓症的诊断和治疗做出正确决策，不是强制性标准，也不可能解决贲门失弛缓症诊疗中的所有问题。因此，临床医师在针对某一具体患者时，应充分了解本病的最佳临床证据和现有医疗资源，并在全面考虑患者的具体病情及其意愿的基础上，根据自己的知识和经验，制定合理的诊疗方案。

【流行病学及发病机制】

贲门失弛缓最初由 Thomas William 于 1672 年在文献上描述，当时称为"贲门痉挛"。其病因及机制尚未完全明确，可能的因素有免疫、神经、精神、炎症、病毒感染、遗传等，西方国家发病率约为3/10万，与年龄、种族无明显关系，男性患者略高于女性。现在一般认为，该病属神经源性疾病，近年来多倾向于感染后的自身免疫，是基因易感性的人群由免疫介导对病毒的反应。自身免疫导致神经退行性病变,影响食管体和食管下端括约肌(lower esophageal sphincter,LES)功能。其原因主要是特发的、不可逆的奥厄巴赫(Auerbach)肠肌神经丛节后抑制性神经元的丢失,由于释放一氧化氮的抑制性神经的缺失导致一氧化氮所执行的功能降低,因此 LES 的松弛降低。胆碱能神经较少受到损伤,仍能执行收缩的功能,故在吞咽时食物不能通过LES 进入胃内;在疾病早期,食管体部蠕动可能仍然存在,随着疾病发展,蠕动会逐渐消失,吞咽时不能推进食物,加上 LES 不能松弛,故产生吞咽困难。以吞咽困难为主要临床表现的还有"伪贲门失弛缓",主要有利士曼原虫感染导致的查加斯病,食管末端、胃贲门或者食管附近肿瘤;其他还有继发性淀粉样变,外周神经病变,脑部肿瘤、脑炎导致的神经病变。在更为少见的一种显性基因遗传病三 A 综合征的患者中,有75%的患者具有贲门失弛缓症状。

【诊断】

　　根据临床表现怀疑患者患有贲门失弛缓后,可进行包括上消化道钡餐造影、食管测压、胃镜的检查。食管钡餐显示上段食管呈现不同程度的扩张、延长与弯曲,无蠕动波,典型的钡餐上消化道造影食管下段扩张,末端变细,LES 处紧闭呈"鸟嘴"征,特异度约为75%,如予硝酸甘油或硝苯地平片舌下含化,则可见下端弛缓。食管测压对于贲门失弛缓的诊断标准较高,贲门失弛缓食管测压特点:①食管蠕动收缩消失;②吞咽时 LES 松弛障碍;③LES 基础压升高;④食管体部静息压高于胃内压。其中①和②是必需的,贲门失迟缓患者 LES 压力升高者只约有50%,LES 压力、食管体部静息压也可正常或降低;食管测压还能够将贲门失迟缓和弥漫性食管痉挛、LES 高压、胡桃夹食管等其他食管动力病变区分开来。根据高分辨率测压结果,可将贲门失弛缓分为 3 型:①末梢食管压力没有增加多少的经典贲门失弛缓(21.2%的患者);②压力升高的贲门失弛缓(49.5%的患者);③伴有食管痉挛的贲门失弛缓(29.3%的患者)。不同类型的贲门失弛缓对于药物或手术治疗效果不同,第二种类型治疗效果最好,第三种效果最差。约44%的疑似贲门失弛缓的患者胃镜检查是正常的,但食管蠕动停止还见于胃食管反流病、糖尿病、血管疾病等,且测压检查不能区分伪贲门失弛缓,故所有疑诊患者必须进行胃镜检查;胃镜检查可见食管扩张、体部张力降低,LES 处紧缩或关闭,但稍用力镜身一般都可通过,除区分肿瘤等伪贲门失弛缓外,胃镜还可发现食管炎等黏膜病变。

【治疗】

由于该病发病原因不是十分明确,目前还没有预防的方案,治疗主要是缓解症状,改善患者生活质量,减轻或改善食管的扩张,减少食管癌的发生。目前治疗原则主要是降低 LES 压力,促进重力引起的食管排空。治疗方法主要有药物治疗、内镜下治疗和手术治疗。

1. 一般治疗 该病患者应避免生气及情绪波动,宜少食多餐,细嚼慢咽,少吃辛辣刺激及过热过冷饮食,部分患者可采用 Valsalva 等增加胸压动作,促使食物进入胃内。药物治疗的机制是抑制平滑肌的正常收缩,从而松弛 LES 压力,用于治疗的药物主要有钙离子拮抗剂、硝酸酯类,但效果不大,而且有头痛、低血压等不良反应,最后会出现耐药而无效。其他少用的药物有抗胆碱能药物、β 受体激动剂、茶碱类。

2. 内镜下治疗 内镜下治疗贲门失弛缓症的方法主要有扩张和肉毒素注射。内镜下肉毒素注射治疗的机制是使肉毒素和突触前受体结合,抑制神经末梢乙酰胆碱的释放,从而达到使 LES 松弛的目的,肉毒素注射疗法即刻效果好,但长期疗效不尽人意,在治疗 1 个月后79%的患者症状减轻,3 个月后减少到70% ,6 个月后只有53%的患者症状可以缓解,12 个月后就只有41%患者症状有改善。有研究者以反复注射的方法治疗该病,以期获得更好效果,但症状缓解一样不耐久,66%症状缓解的患者会在 2 年内复发。而且,LES 压力升高明显的年轻(<55 岁)患者可能不能获益,扩张或手术治疗效果会较好。肉毒素注射会导致黏膜和肌层纤维化,注射疗法失败后采取手术治疗,则会加大手术风险,增加手术难度。因此,现在肉毒素注射疗法已少用于临床,仅用于不能耐受手术或扩张,或者有手术、扩张禁忌证的老年患者;或者作为手术失败的替代疗法。扩张治疗的机制是利用外力造成 LES 的撕裂,达到松弛的目的,目前主要是内镜下球囊扩张,已广泛用于临床。内镜下球囊扩张相对安全,并发症主要是穿孔。

3. 手术治疗 贲门失迟缓的手术治疗主要是贲门肌的切开术,通过对沿食管纵轴贲门肌切开并在黏膜外的剥离,以松弛 LES,由于打破 LES 的环形包绕,效果较好。Heller 最早于 1913 年在莱比锡实施第 1 例贲门肌切开术治疗贲门失迟缓,因 Heller 最早实施,后将贲门肌切开术称"Heller 括约肌切开术",可经腹、经胸,或使用腹腔镜、胸腔镜实施,其中腹腔镜下贲门肌切开术疗效明显优于其他 3 种途径。由于经胸、经腹手术创伤较大,在微创手术没有开展之前,选择手术的患者和医师较少,到 20 世纪 80 年代末,内镜下扩张一直是首选疗法。

附录十　食管癌诊疗指南

食管癌(esophageal cancer,EC)是起源于食管黏膜上皮的恶性肿瘤,是临床常见的恶性肿瘤之一,在全球范围内食管癌的发病率在恶性肿瘤中居第 8 位,死亡率为第 6 位。我国是食管癌最高发的国家之一,每年食管癌新发病例超过 22 万例,死亡约 20 万例。我国食管癌以鳞癌多见,约占 90% 以上,多发生在胸中段食管。

为进一步规范食管癌的诊断、治疗和疗效评估,本指南结合最新的国内外临床研究结论及专家意见,结合我国实际,对食管癌的临床诊治方法进行了总结和推荐,旨在进一步规范食管癌的诊治流程(附图 10-1)。

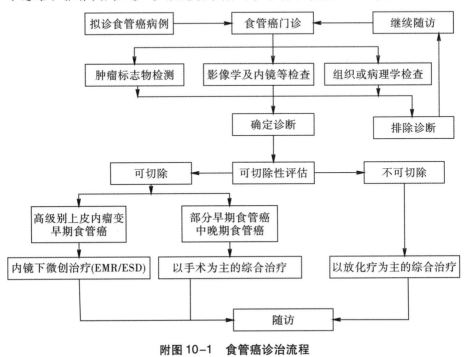

附图 10-1　食管癌诊治流程

本指南只是帮助医师对食管癌的诊断和治疗做出正确决策,不是强制性标准,也不可能解决食管癌诊疗中的所有问题。因此,临床医师在针对某一具体患者时,应充分了解本病的最佳临床证据和现有医疗资源,并在全面考虑患者的具体病情及其意愿的基础上,根据自己的知识和经验,制定合理的诊疗方案。

【诊断规范】

1.临床诊断

(1)高危因素:年龄40岁以上,长期饮酒吸烟、直系家属有食管癌或恶性肿瘤病史、具有上述癌前疾病或癌前病变者。

(2)高危人群:具有上述高危因素的人群,尤其是生活在食管癌高发区,年龄在40岁以上,有肿瘤家族史或者有食管癌的癌前疾病或癌前病变者、长期饮酒和吸烟者。

2.食管癌的临床表现

(1)症状:吞咽食物时有哽噎感、异物感、胸骨后疼痛,或明显的吞咽困难等,考虑有食管癌的可能,应进一步检查。早期食管癌的症状一般不明显,常表现为反复出现的吞咽食物时有异物感或哽噎感,或胸骨后疼痛。一旦上述症状持续出现或吞咽食物有明显的吞咽哽噎感或困难时提示食管癌已为中晚期。当患者出现胸痛、咳嗽、发热等,应考虑有食管穿孔的可能。当患者出现声音嘶哑、吞咽梗阻、明显消瘦、锁骨上淋巴结肿大或呼吸困难时常提示为食管癌晚期。

(2)体征:查体时大多数食管癌患者无明显相关阳性体征。当患者出现头痛、恶心或其他神经系统症状和体征,骨痛、肝大、胸腹腔积液、体重明显下降、皮下结节,颈部淋巴结肿大等提示有远处转移的可能,需要进一步检查确诊。有上述症状和体征者需进一步进行以下检查进行确诊和鉴别诊断。

【辅助检查】

1.血液生化检查 食管癌患者实验室常规检查的目的是评估患者的一般状况以及是否适于采取相应的治疗措施,包括血常规、肝肾功能、肝炎、梅毒、艾滋病等抗原抗体检查、凝血功能等其他必要的实验室检查。食管癌患者血液碱性磷酸酶或血钙升高考虑骨转移的可能;血液谷氨酰转肽酶、碱性磷酸酶、谷草转氨酶、乳酸脱氢酶或胆红素升高考虑肝转移的可能。进食不适感,特别是晚期吞咽困难的食管癌患者,可用前白蛋白和白蛋白水平评估患者营养状况。

2.肿瘤标志物检查 目前常用于食管癌辅助诊断、预后判断、放疗敏感度预测和疗效监测的肿瘤标志物有细胞角蛋白片段 19(cytokeratin−19−fragment,CYFRA21−1)、癌胚抗原(carcino embryonic antigen,CEA)、鳞状上皮细胞癌抗原(squarmous cell carcinomaantigen,SCC)和组织多肽特异性抗原(tissue polypeptide specificantigen,TPS)等。上述标志物联合应用可提高中晚期食管癌诊断和预后判断及随访观察的准确度。目前应用于食管癌早期诊断的肿瘤标志物尚不成熟。

3.影像学检查

(1)气钡双重对比造影:它是目前诊断食管癌最直接、最简便、最经济而且较为可靠的影像学方法,食管气钡双重对比造影可发现早期黏膜表浅病变,对中晚期食管癌诊断价值更大,对于食管癌的位置和长度判断较直观。但对食管外侵诊断正确率较低,对纵隔淋巴结转移不能诊断。

(2)计算机断层成像(CT):作为一种非创伤性检查手段,CT 被认为是对食管癌分期及预后判断较好的方法之一,在了解食管癌外侵程度,是否有纵隔淋巴结转移及判断肿瘤可切除性等方面具有重要意义,CT 的分辨率高,特别是多排螺旋 CT,扫描速度极快,数秒内即可完成全食管扫描,避免了呼吸及心跳等运动伪影;进行多期动态增强扫描,最小扫描层厚为 0.5 mm,用于判断食管癌位置、肿瘤浸润深度、肿瘤与周围结构及器官的相对关系、区域淋巴结转移以及周围血管肿瘤侵犯,为临床上准确分期提供可靠的依据。推荐检查胸部+上腹部增强 CT 扫描,如果病变位于颈部或胸段食管癌距环咽肌<5 cm,建议行颈部+胸部+上腹部 CT 扫描,如果患者有 CT 静脉造影的禁忌证,可以考虑(颈部)胸部/上腹腔平扫 CT、颈部及腹部超声。CT 检查特点,可以在术前明确病变范围、淋巴结有无转移、远处有无转移等情况,也可用于术后(放化疗后)疗效评价,不足之处有组织分辨率不高,无法准确评估肿瘤外侵情况及小淋巴结转移情况。关于临床分期,CT 判断 T 分级的准确度58%左右,判断淋巴结转移的准确度54%左右,判断远隔部位如肝、肺等处转移的准确度37% ~66%。

(3)磁共振成像(MRI):无放射性辐射,组织分辨率高,可以多方位、多序列成像,对食管癌病灶局部组织结构显示优于 CT。特别是高场强磁共振设备的不断普及和发展,使磁共振扫描速度大大加快,可以和 CT 一样完成薄层、多期相动态增强扫描,对病变侵犯范围、与周围器官的关系及淋巴结的检出率均有提高。另外,功能成像技术(如弥散加权成像、灌注加权成像和波谱分析)均可为病变的检出和定性提供有价值的补充信息。磁共振检查组织分辨率高,多平面、多参数扫描,可以比 CT 更有效评估肿瘤分期;不足之处在于扫描时间较长,受呼吸及心跳伪影干扰较多,一般不用于疗效评价。

(4)超声检查:超声通常并不能显示食管病灶,食管癌患者的超声检查主要应用于颈部淋巴结、肝脏、肾脏等部位及脏器转移瘤的观察,为肿瘤分期提供信息。超声还可用于胸腔、心包腔积液的检查及抽液体前的定位。超声引导下穿刺可对颈部淋巴结、实质脏器的转移瘤进行穿刺活检获得标本进行组织学检查。

(5)正电子发射计算机断层成像(PET-CT)检查:正电子发射计算机断层成像(PET-CT)可确定食管癌原发灶的范围,了解周围淋巴结有否转移及转移的范围,准确判断肿瘤分期。与胃镜及螺旋 CT 相比,^{18}F-FDGPET-CT 在食管癌病灶检测方面有更高的敏感度及特异度,因而能更精确地进行 TNM 分期。PET 检查较胸部 CT 能发现更多的远处转移。在常规检查阴性的患者中,PET 可以发现 15% ~ 20% 的患者存在远处转移。另外 PET-CT 还可用于食管癌的疗效评价,术前放疗及化疗均推荐应用 PET-CT 检查,目前认为 PET-CT 是用于评估治疗效果和预后指标前景发展很好的检查工具。建议局部进展期食管癌在手术前、术前治疗时、根治性放化疗时,应用 PET-CT 或 PET 提高分期检查的准确度,和作为术前治疗、根治性放化疗后常规评价疗效手段的补充。但 SUV 的临界值和治疗后行 PET-CT 的时间尚没有统一标准化,治疗后行 PET-CT 的时间可能会影响 PET-CT 判断的准确度。因为在某些情况下如放射性食管炎和与活检相关的炎症发生时实施 PET-CT 可能影响对于病灶的判读。因此,建议在治疗后 2 周,且无任何活检检查的情况下进行 PET-CT 检查。对于无远处转移的患者来说,PET-CT 评估范围为颅底至大腿根部。对于怀疑远处转移者应考虑全身检查。上述几种重要的影像学检查技术,各有特点,优势互补,应该强调综合检查运用,全面评估。

4.内镜检查

（1）普通白光纤维胃镜：在普通胃镜观察下，早期食管癌可以表现为食管黏膜病灶，有以下几种状态。①红区，即边界清楚的红色灶区，底部平坦；②糜烂灶，多为边界清楚、稍凹陷的红色糜烂状病灶；③斑块，多为类白色、边界清楚、稍隆起的斑块状病灶；④结节，直径在 1 cm 以内，隆起的表面黏膜粗糙或糜烂状的结节病灶；⑤黏膜粗糙，指局部黏膜粗糙不规则、无明确边界的状态；⑥局部黏膜上皮增厚的病灶，常遮盖其下的血管纹理，显示黏膜血管网紊乱、缺失或截断等特点。内镜医师应提高对上述形态特征的认识，在检查时注意观察黏膜的细微变化，对可疑病灶多点活检是提高早癌检出率的关键。然而，多数早期食管癌在普通内镜下表现不典型，可能会被漏诊，病灶范围亦不清晰，因而检查中结合色素或电子染色的方法进行观察有助于提高病变检出率。中晚期食管癌的内镜下所见比较明确且容易辨认，主要表现为结节状或菜花样肿物，食管黏膜充血水肿、糜烂或苍白发僵，触之易出血，还可见溃疡，部分有不同程度的管腔狭窄。如 CT 显示食管病变位于胸中上段或颈段，与气管膜部或左主支气管关系密切，应同时作纤维支气管镜检查，以观察气管、支气管是否受侵。

（2）色素内镜：将各种染料散布或喷洒在食管黏膜表面后，使病灶与正常黏膜在颜色上形成鲜明对比，更清晰地显示病灶范围，并指导指示性活检，以提高早期食管癌诊出率。色素内镜常用染料有碘液、甲苯胺蓝等，可单一染色，也可联合使用。

（3）超声内镜（endoscopic ultra sound，EUS）：EUS 下早期食管癌的典型表现为局限于黏膜层且不超过黏膜下层的低回声病灶。EUS 可清楚显示食管壁层次结构的改变、食管癌的浸润深度及病变与邻近脏器的关系，T 分期的准确度可达 74%～86%，但 EUS 对病变浸润深度诊断的准确度易受病变大小及部位的影响。EUS 诊断局部淋巴结转移的敏感度为 80%，明显高于 CT（50%）及 PET（57%），但特异度（70%）略低于后二者（83% 和 85%）。EUS 对食管癌腹腔淋巴结转移的诊断敏感度和特异度分别为 85% 和 96%，均高于 CT（42% 和 93%）。EUS 联合 FNA 可进一步提高对可疑淋巴结转移的诊断效能。由于超声波穿透力有限，EUS 难以用于远处转移的评估，应结合 CT、MRI 或 PET-CT 等影像学检查。

5.其他检查

(1)心电图:术前筛查患者是否有心律失常及心肌梗死史。

(2)肺功能:术前筛查患者肺容量和肺通气功能及弥散功能。

(3)运动心肺功能:当上述检查不能判断患者的心肺功能是否可以耐受手术时,推荐做运动心肺功能检查进一步判断。

(4)超声心动图:对既往有心脏病史的患者推荐超声心动图检查,明确患者的心脏结构改变和功能状况。

(5)心脏冠脉造影:对高龄和有冠心病史者推荐行心脏冠脉造影检查以明确患者的心脏供血状况和评估手术风险。

【诊断】

1.临床诊断　根据上述临床症状、体征及影像学和内镜检查,符合下列之一者可作为临床诊断依据。

(1)吞咽食物时有哽噎感、异物感、胸骨后疼痛或出现明显的吞咽困难,食管造影发现食管黏膜局限性增粗、局部管壁僵硬、充盈缺损或龛影等表现。

(2)吞咽食物时有哽噎感、异物感、胸骨后疼痛或出现明显的吞咽困难,胸部 CT 检查发现食管管壁的环形增厚或不规则增厚。临床诊断食管癌病例需经病理学检查确诊。不宜依据临床诊断做放化疗,也不提倡进行试验性放化疗。

2.病理诊断　根据临床症状、体征及影像学和内镜检查,经细胞学或组织病理学检查,符合下列之一者可确诊为食管癌。

(1)纤维食管镜检查刷片细胞学或活检为癌。

(2)临床诊断为食管癌,食管外转移病变(锁骨上淋巴结、皮肤结节等)经活检或细胞学检查明确诊断为食管癌转移病灶。

【治疗规范】

(一)治疗原则

临床上建议采取个体化综合治疗的原则,即根据患者的机体状况,肿瘤的病理类型、侵犯范围(病期)和发展趋向,有计划、合理地应用现有的治疗手段,以期最大幅度地根治、控制肿瘤和提高治愈率,改善患者的生活质量。对拟行放疗、化疗的患者,应做 KPS 或 ECOG 评分。

(二)手术治疗

外科手术治疗是食管癌的主要根治性手段之一,在早期阶段外科手术治疗可以达到根治的目的,在中晚期阶段,通过以手术为主的综合治疗可以使其中一部分患者达到根治,其他患者生命得以延长。目前我国手术入路存在左胸和右胸2种入路,在2000年以前我国食管癌外科治疗的主要入路以左胸入路为主,由于左胸主动脉弓遮挡和弓上三角狭小导致上纵隔淋巴结清扫不完全,因此,食管癌左胸入路治疗后下颈和上纵隔淋巴结复发率高达30%～40%,严重影响长期生存。导致我国以左胸入路外科治疗食管癌术后5年生存率近30年来一直徘徊在30%～40%。随着近年我国食管癌规范化巡讲的开展和食管癌胸腹腔镜微创手术的推广应用,右胸入路逐渐增多,但我国北方地区仍有较多医院继续开展左胸入路治疗食管癌。目前左右胸比例约各占50%。右胸入路由于没有主动脉弓的遮挡,有利于胸部淋巴结的完全清扫,腹部游离胃时为平躺体位,因此,也有利于腹部淋巴结的清扫。目前我国小部分医院已常规开展颈胸腹三野淋巴结清扫。大部分医院颈部淋巴结清扫为选择性。相比较左胸入路,经右胸入路行完全胸腹二野或颈胸腹三野淋巴结清扫能降低术后颈部和胸部淋巴结转移复发率,可提高5年生存率约10%,使术后总体5年生存率提高至50%左右。以手术为主的综合治疗主要为术前新辅助和术后辅助治疗,术前新辅助主要为化疗、放疗及放化疗,依据文献报道,术前放化疗优于术前化疗或放疗,因此,对于术前手术切除有困难或有2个以上淋巴结转移胸段食管癌患者(T3～T4aN0～2M0),目前我国大部分医院采用术前放化疗,小部分医院采用化疗或放疗为主。术前新辅助治疗后如果有降期,通常在6～8周后给予手术治疗。不降期者给予继续放化疗或手术治疗。术后辅助治疗主要为化疗或放疗,或放疗+化疗。主要对未能完全手术切除的患者或有高危因素的食管癌患者,包括姑息切除、淋巴结阳性、有脉管瘤栓、低分化等患者,术后可适当给予术后化疗/放疗。

(三)放射治疗

放射治疗是食管癌综合治疗的重要组成部分。我国70%的食管癌患者就诊时已属中晚期,失去根治性手术切除的机会。而我国食管癌病理95%以上均为鳞状细胞癌,对放射线相对敏感。此时,就需要术前放疗联合手术或根治性放化疗的综合治疗模式来改善患者生存。可手术食管癌,经术前放疗后,5年生存率可由33%提高至47%。不可手术食管癌,也在应用先进的调强放疗技术和同步放化疗后,5年生存率从单纯放疗时代的5%提高到现在的15%～20%。因此,目前对于中、晚期的可手术、不可手术或拒绝手术的食管癌,术前同步放化疗联合手术或根治性同步放化疗是重要的治疗原则。

(四)药物治疗

早期食管癌的临床症状不明显,难于发现;大多数食管癌患者在确诊时已为局部晚期或存在远处转移。因此,以控制播散为目的的化疗在食管癌的治疗中占有重要的地位。近年来,随着分子靶向治疗、免疫治疗新药的不断发现,药物治疗在食管癌综合治疗中的作用前景广阔。目前,药物治疗在食管癌中主要应用领域包括针对局部晚期患者的新辅助化疗和辅助化疗,以及针对晚期患者的化疗、分子靶向治疗和免疫治疗。临床研究有可能在现有标准治疗基础上或失败后,给部分患者带来获益。鉴于食管癌的药物治疗在很多情形下缺乏标准方案,因此鼓励患者在自愿前提下参加与适宜的临床研究。食管是重要的消化器官,原发病灶的存在直接影响患者的营养状况,同时可能存在出血、消化道梗阻、穿孔等各种并发症,因此在整个抗肿瘤治疗过程中,需要特别关注患者营养状况的维持、并发症的积极预防和及时处理,尽量维持患者的生活质量。

常用化疗方案:

(1)顺铂+5-FU:顺铂75～100 mg/m^2,静脉注射,输注4 h,第1天;5-FU 750～1 000 mg/m^2,静脉注射,持续输注,第1～4天。每3～4周重复。

(2)紫杉醇+顺铂:紫杉醇135～175 mg/m^2,静脉注射,输注3 h,第1天;顺铂75 mg/m^2,静脉注射,第1天。每3周重复。

(3)紫杉醇+顺铂:紫杉醇90～150 mg/m^2,静脉注射,输注3 h,第1天;顺铂50 mg/m^2,静脉注射,第1天。每2周重复。

(4)表柔比星+顺铂+5-FU(ECF):表柔比星50 mg/m^2,静脉注射,推注,第1天;顺铂60 mg/m^2,静脉注射,推注,第1天;5-FU 200 mg/m^2,静脉注射,持续输注,第1～21天。每3周重复,5-FU持续给药。

(5)表柔比星+奥沙利铂+卡培他滨(EOX):表柔比星50 mg/m^2,静脉注射,推注,第1天;奥沙利铂130 mg/m^2,静脉注射,输注2 h,第1天;卡培他滨625 mg/m^2,每天2次,口服,每日,第1～21天。每3周重复,卡培他滨持续口服。

（6）奥沙利铂+亚叶酸钙+5-FU(FLO)：奥沙利铂 85 mg/m^2，静脉注射，输注 2 h，第 1 天；亚叶酸钙 200 mg/m^2，静脉注射，输注 2 h，第 1 天；之后 5-FU 2 600 mg/m^2，静脉注射，输注 24 h，第 1 天。每 2 周重复。

（7）多西他赛+顺铂+5-FU(改良的 DCF 方案)：多西他赛 60 mg/m^2，静脉注射，输注 1 h，第 1 天；顺铂 60 mg/m^2，静脉注射，输注 1~3 h，第 1 天；5-FU 750 mg/m^2，静脉注射，持续输注，第 1~4 天。每 3 周重复。

（8）伊立替康+5-FU/亚叶酸钙：伊立替康 80 mg/m^2，静脉注射，输注 30 min，第 1 天；亚叶酸钙 500 mg/m^2，静脉注射，输注 2 h，第 1 天；5-FU 2 000 mg/m^2，静脉注射，输注 22 h，第 1 天。每周重复，连用 6 周后休 2 周。

（9）伊立替康+5-FU/亚叶酸钙：伊立替康 180 mg/m^2，静脉注射，输注 30 min，第 1 天；亚叶酸钙 125 mg/m^2，静脉注射，输注 15 min，第 1 天；5-FU 400 mg/m^2，静脉注射，推注 22 h，第 1 天。5-FU 1 200 mg/m^2，静脉注射，每日输注 24 h，第 1~2 天，每 2 周重复。

【中西医结合治疗食管癌】

1. 中医药联合化疗

（1）中医药联合含紫杉醇类方案：中医药联合含紫杉醇类方案能够减轻紫杉醇类药物引起的周围神经毒性，改善末梢神经感觉异常，如肢端疼痛、麻木、无力等症状，提高患者生活质量。周围神经毒性的中医病机为寒凝血瘀，气血不达四末。推荐通络散洗剂外用（中日友好医院协定方，"十一五"国家科技支撑计划研究验证）。功效：温经通络、活血化瘀。药物组成：老鹳草 20 g、川乌 10 g、桂枝 15 g、红花 10 g。用法：水煎 400~500 mL 药液，将药液至于恒温足浴桶，加温水至 1 000 mL，温度 35~37 ℃，浸泡手足，每次 20 min，2 次/d，14 d 为 1 个疗程。

（2）中医药联合含氟尿嘧啶类方案：中医药联合氟尿嘧啶类化疗药物如氟尿嘧啶、卡培他滨，能够改善其临床常见不良反应——手足综合征。手足综合征的中医病机为"寒凝络阻、筋脉失养"，温经通络中药能够降低患者 NCI 分级，减轻疼痛，提高化疗完成率。推荐温络通洗剂外用（中日友好医院协定方，"十二五"国家科技支撑计划研究验证）。功效：温经活血、通络止痛。药物组成：黄芪 30 g、红花 12 g、紫草 20 g、当归 20 g。用法：水煎 400~500 mL 药液，将药液至于恒温足浴桶，加温水至 1 000 mL，温度 35~37 ℃，浸泡手足,每次 20 min,2 次/d,14 d 为 1 个疗程。

(3)中医药联合含伊立替康方案:伊立替康常见剂量相关性毒性为迟发性腹泻,其中医病机为脾虚湿盛,水谷不化,升降失调,清浊不分。推荐生姜泻心汤口服(中日友好医院,临床研究推荐)。功效:和中降逆、消痞散结。临床应根据 UGT1A1 不同基因型调整伊立替康剂量:UGT1A16/6 予正常剂量,UGT1A16/7 予正常剂量+密切观察,UGT1A17/7 予减半剂量+密切观察。并根据前一周期出现腹泻的程度,在下一周期减量用药。

(4)中医药联合含铂类方案:中医药联合含铂类方案主要解决其消化道反应,包括恶心呕吐、食欲缺乏等,以提高化疗耐受性和依从性。①恶心呕吐:化疗所致恶心呕吐应以预防为主,根据化疗方案呕吐发生风险,推荐单独或联合应用 5-HT3 受体拮抗剂、糖皮质激素或 NK-1 受体拮抗剂等药物。恶心呕吐的中医病机为"胃失和降、胃气上逆"。推荐丁香柿蒂汤口服,功效:温中益气、降逆止呕,主要适用于化疗后恶心呕吐,伴有腹胀纳少、腹痛喜温喜按、大便溏泄的脾胃虚寒呕逆患者。②食欲缺乏:建议口服营养制剂或增强食欲的药物如甲地孕酮等。中医药能够增进食欲,改善患者营养状态。食欲缺乏的中医病机为"正气亏虚、脾运失健"。推荐中成药健脾丸、香砂平胃颗粒口服。

2.中医药联合放疗　放射线作为一种热毒之邪,易耗气伤阴、灼伤津液,放疗期间合理应用中药可以发挥增效减毒作用,中医治则为清热解毒、凉补气血、生精润燥及健脾和胃。

推荐方药:生黄芪 30 g、生地黄 30 g、山豆根 15 g、连翘 15 g、射干 9 g、板蓝根 30 g、玄参 9 g、陈皮 9 g、清半夏 9 g、焦白术 9 g、焦神曲 15 g、全瓜蒌 15 g。水煎服,每日 1 剂。

推荐中成药:安多霖胶囊、贞芪扶正颗粒、健脾益肾颗粒。